常见病护理操作实践

操作实践

Practice of Nursing Operations
for Common Diseases

胡 静　张 静　张洁瑜　主编

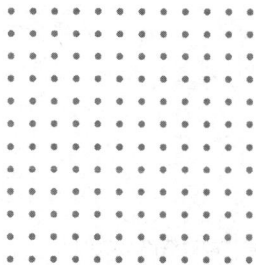

化学工业出版社

·北京·

内 容 简 介

本书首先介绍了护理操作技术；随后系统地阐述了急诊、心血管内科、神经内科、呼吸内科、骨科、妇科等科室常见疾病护理，分别从护理诊断、护理评估、护理措施等方面展开了详细介绍。

本书适合各级医院临床护理工作者参考使用。

图书在版编目（CIP）数据

常见病护理操作实践／胡静，张静，张洁瑜主编
——北京：化学工业出版社，2023.9.
ISBN 978-7-122-44534-6

Ⅰ.①常⋯　Ⅱ.①胡⋯　②张⋯　③张⋯　Ⅲ.①常见病
-护理　Ⅳ.①R47

中国国家版本馆 CIP 数据核字（2023）第 228944 号

责任编辑：张　蕾
责任校对：王鹏飞
装帧设计：史利平

出版发行：化学工业出版社
　　　　　（北京市东城区青年湖南街 13 号　邮政编码 100011）
印　　装：北京云浩印刷有限责任公司
850mm×1168mm　1/32　印张 11¾　字数 306 千字
2025 年 6 月北京第 1 版第 1 次印刷

购书咨询：　010-64518888
售后服务：　010-64518899
网　　址：　http：//www.cip.com.cn

凡购买本书，如有缺损质量问题，本社销售中心负责调换。

定　　价：69.80 元　　　　　　　　版权所有　违者必究

编写人员名单

主　编　胡　静　张　静　张洁瑜

副主编　段启云　闫　彬　邹良君
　　　　　刘　敏　毛丽燕　宋燕俊

编　者（按姓氏笔画排序）
　　　　　毛丽燕（江山市人民医院）
　　　　　刘　敏（菏泽医学专科学校附属医院）
　　　　　闫　彬（菏泽医学专科学校附属医院）
　　　　　邹良君（齐齐哈尔医学院附属第三医院）
　　　　　宋燕俊（聊城市退役军人医院）
　　　　　张　静（菏泽医学专科学校附属医院）
　　　　　张洁瑜（烟台市北海医院）
　　　　　胡　静（烟台市中医医院）
　　　　　段启云（菏泽医学专科学校附属医院）

前言

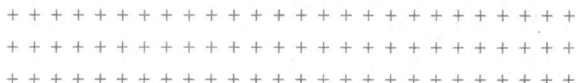

护理学是医学领域中的重要学科之一,其对于现代医学发挥着不可替代的作用。伴随着社会经济和科学的发展,护理学研究中开始思考某些传统的护理程序或护理技术的合理性、科学性和有效性,并提出任何临床决策都应综合科学证据、专家经验、患者意愿及临床资源进行决策的理念,但如何审慎地使用证据进行护理实践成为临床护理工作者的工作难点。为分享最新护理学理论,帮助广大护理工作者进一步规范护理操作技术,提高临床实践能力,特编写了本书。

本书以有价值的、可信的科学研究结果为证据,重视以研究指导实践、以研究带动实践。本书首先介绍了护理操作技术;随后,系统地阐述了急诊、心血管内科、神经内科、呼吸内科、骨科、妇科等科室常见疾病护理,分别从护理诊断、护理评估、护理措施等方面展开了详细介绍。本书在编写过程中,致力于将专家、学者的临床经验和研究结果融入其中,以更贴合临床实际情况为目的,努力提高本书的使用价值和临床指导价值。本书力图结构安排合理,内容丰富,在撰写过程中力求用词严谨,专业性强,逻辑清晰,语言精练,适合各级医院临床护理工作者参考使用。

由于护理学正在蓬勃发展,加之编者编写时间有限、编写经验不足,在编写过程中难免存在疏漏之处,恳请广大读者给予批评指正,以便共同进步。

编者

2025 年 1 月

目 录

第七章

妇科护理　　　　　　　　　　　　　　　　　221

第八章

肿瘤科护理　　　　　　　　　　　　　　　　245

第九章
康复科护理

参考文献

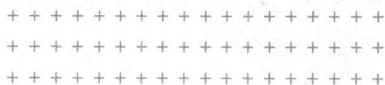

第一章

护理操作技术

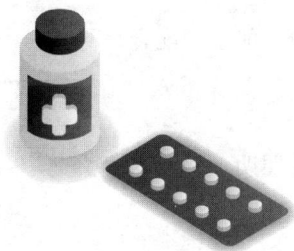

第一节 ▌ 肌内注射

肌内注射是将一定量药液注入肌肉组织内的方法。自肌内注射的药物可通过毛细血管壁到达血液内，吸收较完全且生效迅速。

一、目的

（1）不宜或不能做静脉注射，要求比皮下注射更迅速发生疗效时采用。

（2）用于注射刺激性较强或药量较大的药物。

二、准备

（一）操作者准备

穿戴整齐，修剪指甲，洗手，戴口罩。

（二）用物准备

皮肤消毒液、无菌棉签、2 mL 或 5 mL 注射器、按医嘱准备药物、弯盘、医嘱本、手消毒液等。

（三）患者准备

了解注射的目的、方法及注意事项，能主动配合。

（四）环境准备

清洁、安静、光线适宜或有足够的照明。

三、操作程序

（1）查对，并向患者解释操作的目的和过程。

（2）协助患者取合适的体位，确定注射部位。如选用臀大肌肌内注射，用"十字法"或"连线法"定位。

①"十字法"：从臀裂顶点向左或向右划一水平线，再从髂嵴最高点做一垂直线，将一侧臀部分为四个象限，外上象限避开内角为注射部位。

②"连线法"：髂前上棘与尾骨连线的外上 1/3 处为注射部位。

（3）取出无菌棉签，蘸取消毒液。

（4）常规分别消毒安瓿和注射部位皮肤。

（5）用无菌纱布包住安瓿的瓶颈及以上部分，折断安瓿。

（6）检查注射器包装，取出注射器，吸取药液，排尽空气，二次查对。

（7）左手拇指和示指绷紧注射部位皮肤，右手持注射器并固定针栓，针头与皮肤垂直，用手臂带动腕部的力量，快速刺入肌肉（切勿将针头全部刺入），左手放松绷紧的皮肤，抽动活塞观察无回血后，固定针栓并缓慢推注药物。

（8）注射完毕，用无菌棉签轻压进针处，快速拔出针头，按压片刻。

（9）再次核对，观察患者有无不良反应。

（10）整理床单位，协助患者躺卧舒适。

（11）清理用物，洗手，记录。

四、注意事项

（1）严格执行查对制度和无菌操作原则。

（2）同时注射两种药物时，应注意配伍禁忌。

（3）对 2 岁以下婴幼儿不宜选用臀大肌肌内注射，因其臀大肌尚未发育好，注射时有损伤坐骨神经的危险，最好选择臀中肌或臀小肌肌内注射。

（4）对需长期注射者，应交替更换注射部位，并选用细长针头，以避免或减少硬结的发生。

（5）注意职业防护，用后的针头及时放入锐器盒。

第二节 ▌ 皮下注射

皮下注射是将少量药液或生物制剂注入皮下组织的方法。常用的部位有上臂三角肌下缘、前臂外侧、腹部、后背和大腿外侧。

一、目的

（1）注入小剂量药物，用于不宜口服给药而需在一定时间内产生药效时。

（2）局部麻醉用药。

（3）预防接种。

二、准备

（一）操作者准备

穿戴整齐，修剪指甲，洗手，戴口罩。

（二）用物准备

皮肤消毒液、无菌棉签、2 mL 注射器、按医嘱准备药液、医嘱本、弯盘、手消毒液等。

（三）患者准备

了解注射的目的、方法及注意事项，能主动配合。

（四）环境准备

清洁、安静、光线适宜或有足够的照明。

三、操作程序

（1）查对无误后，解释操作的目的和过程，选择注射部位。

（2）将安瓿尖端的药液弹至体部。

（3）按无菌操作法取出棉签，蘸取消毒液，常规消毒安瓿。

（4）常规消毒注射部位皮肤，待干。

（5）用无菌纱布包住安瓿瓶颈及以上部分，折断安瓿。

（6）检查注射器，取出并接好针头。

（7）抽吸药液，排尽空气，二次查对。

（8）左手绷紧注射部位皮肤，右手持注射器，示指固定针栓，使针头与皮肤呈 30°～40°，迅速将针梗 1/2～2/3 刺入皮下。

（9）固定针栓，左手抽吸活塞，如无回血即可缓慢推药。

（10）注射完毕，用棉签轻压在针刺处，迅速拔针，再次查对。

（11）处理用物，洗手，记录。

四、注意事项

（1）严格执行查对制度和无菌操作原则。

（2）对皮肤有刺激的药物一般不做皮下注射。

（3）对过度消瘦者，可捏起局部组织，适当减小穿刺角度。

（4）进针角度不宜超过 45°，以免刺入肌层。

（5）注意职业防护，用后的针头及时放入锐器盒。

第三节 ▌ 皮内注射

皮内注射是将少量药液注入表皮和真皮之间的方法。

一、目的

（1）药物的皮肤敏感试验。

（2）预防接种。

（3）局部麻醉的起始步骤。

二、准备

（一）操作者准备

穿戴整齐，修剪指甲，洗手，戴口罩。

（二）用物准备

消毒溶液、无菌棉签、1 mL 注射器、弯盘、注射用药液（过敏试验时需备急救药物和注射器）、医嘱本等。

（三）患者准备

了解注射的目的、方法及注意事项。

（四）环境准备

清洁、安静、光线适宜或有足够的照明。

三、操作程序

（1）严格执行查对制度和无菌操作原则，按医嘱抽吸药液。

（2）备齐用物，携至患者床旁，仔细查对患者的姓名、床号、药名、浓度、剂量、方法、时间并解释。如做药物过敏试验，应先询问患者有无过敏史。

（3）选择注射部位，药物过敏试验一般为前臂掌侧下段。

（4）用75％乙醇常规消毒皮肤，待干。

（5）二次查对，排尽注射器内空气。

（6）针尖斜面向上与皮肤呈5°刺入皮内，推注药液0.1 mL，局部隆起呈皮丘，皮丘变白并显露毛孔，随即拔出针头。再次查对。

（7）若为药物过敏试验，应告知患者勿离开病室（或注射室），若有不适应立即告知医师。在20分钟后观察试验结果。

（8）帮助患者取舒适体位，清理用物。

（9）处理用物，洗手，记录。

四、注意事项

（1）严格执行查对制度和无菌操作原则。

（2）药物过敏试验前，应询问患者的用药史、过敏史及家族史，如患者对需要注射的药物有过敏史，应及时与医师联系，更换其他药物。

（3）药物过敏试验消毒皮肤时忌用碘伏，以免影响对局部反应的观察。

（4）在药物过敏试验前，皮试液应现配现用，剂量准确，同时应备好急救药品，以防发生意外。

（5）进针角度以针尖斜面全部进入皮内为宜，进针角度过大易将药液注入皮下，影响结果的观察和判断。

（6）药物过敏试验结果为阳性，应告知医师、患者和家属，并记录在病历上。

第四节 ▊ 静脉输液

一、准备

（一）仪表

着装整洁，佩戴胸牌，洗手，戴口罩。

（二）用物

注射盘内放干棉球缸、一次性输液器、网套、止血带、橡皮小枕及一次性垫巾、弯盘、0.75％碘伏、棉签、胶布、启盖器、药液瓶外贴输液标签（上写患者姓名、床号、输液药品、剂量、用法、日期、时间)、输液架等。

二、操作步骤

(1) 根据医嘱备齐用物,携至床旁查对床号、姓名、剂量、用法、时间、药液瓶等,并摇动药瓶对光检查。

(2) 做好解释工作,询问大小便,备胶布。

(3) 开启铝盖中心部分(如备物时加完药可省去),套网套,消毒瓶塞中心及瓶颈,挂于输液架上,检查输液器并打开,插入瓶塞至针头根部。

(4) 排气,排液 3~5 mL 至弯盘内。

(5) 选择血管,置小枕及垫巾,扎止血带,消毒皮肤,待干。

(6) 再次查对床号、姓名、剂量、用法、时间、药液瓶。

(7) 再次检查空气是否排尽,夹紧,穿刺时左手绷紧皮肤并用拇指固定静脉,见回血,松止血带及螺旋夹。

(8) 胶布固定,干棉球遮盖针眼,调节滴速,开始 15 分钟应慢,无异常可调节至正常速度。

(9) 交代注意事项,整理床单位及用物。

(10) 爱护体贴患者,协助取舒适体位。

(11) 洗手,消毒用物。

三、临床应用

(一)静脉输液注意事项

(1) 严格执行无菌操作和查对制度。

(2) 根据病情需要,有计划地安排轮流顺序,如需加入药物,应合理安排,以尽快达到输液目的,注意配伍禁忌。

(3) 需长期输液者,要注意保护和合理使用静脉,一般从远端小静脉开始。

(4) 输液前应排尽输液管及针头内空气,药液滴尽前要按需及时更换溶液瓶或拔针，严防造成空气栓塞。

（5）输液过程中应加强巡视，耐心听取患者的主诉，严密观察注射部位皮肤有无肿胀、针头有无脱出、阻塞或移位，针头和输液器衔接是否紧密，输液管有无扭曲受压，输液滴速是否适宜及输液瓶内溶液量等，及时记录在输液卡或护理记录单上。

（6）需 24 小时连续输液者，应每天更换输液器。

（7）颈外静脉穿刺置管，如硅胶管内有回血，须及时用稀释肝素溶液冲注，以免硅胶管被血块堵塞；如遇输液不畅，须注意是否存在硅胶管弯曲或滑出血管外等情况。

（二）常见输液反应及防治

1. 发热反应

（1）减慢滴注速度或停止输液，及时与医师联系。

（2）对症处理，寒战时适当增加盖被或用热水袋保暖，高热时给予物理降温。

（3）按医嘱给予抗过敏药物或激素治疗。

（4）保留余液和输液器，必要时送检验室做细菌培养。

（5）严格检查药液质量、输液用具的包装及灭菌有效期等，防止致热原进入体内。

2. 循环负荷过重（肺水肿）

（1）立即停止输液，及时与医师联系，积极配合抢救，安慰患者，使患者有安全感和信任感。

（2）为患者安置端坐位，使其两腿下垂，以减少下肢静脉回流，减轻心脏负担。

（3）加压给氧，可使肺泡内压力升高，减少肺泡内毛细血管渗出液的产生，同时给予 20％～30％乙醇湿化吸氧。因乙醇能降低肺泡内泡沫的表面张力，使泡沫破裂消散，从而改善肺部气体交换，迅速缓解缺氧症状。

（4）按医嘱给予镇静药、扩血管药物和强心药（如洋地黄）等。

（5）必要时进行四肢轮流结扎，即用止血带或血压计袖带做适当加压，以阻断静脉血流，但动脉血流仍通畅。每隔5～10分钟轮流放松一侧肢体的止血带，可有效减少静脉回心血量，待症状缓解后，逐步解除止血带。

（6）严格控制输液滴速和输液量，对心、肺疾病患者及老年人、儿童尤应慎重。

3. 静脉炎

（1）严格执行无菌操作，对血管壁有刺激性的药物应充分稀释后应用，并防止药物溢出血管外。同时，要有计划地更换注射部位，以保护静脉。

（2）患肢抬高并制动，局部用95％乙醇或50％硫酸镁行热湿敷。

（3）理疗。

（4）如合并感染，根据医嘱给予抗生素治疗。

4. 空气栓塞

（1）立即停止输液，及时通知医师，积极配合抢救，安慰患者，以减轻恐惧感。

（2）立即为患者置左侧卧位（可使肺的位置低于右心室，气泡侧向上漂移到右心室，避开肺动脉入口。由于心脏搏动将空气混成泡沫，分次小量进入肺动脉内）和头低足高位（在吸气时可增加胸腔内压力，以减少空气进入静脉）。

（3）氧气吸入。

（4）输液前排尽输液管内空气，输液过程中密切观察，加压输液或输血时应专人守护，以防止空气栓塞发生。

第五节 ▌ 氧疗法

一、目的

提高动脉血氧分压和动脉血氧饱和度，增加动脉血氧含量，纠正各种因素导致的缺氧状态，促进组织的新陈代谢，维持机体正常生命活动。

根据呼吸衰竭的类型及缺氧的严重程度，选择给氧方法和吸入氧分数。Ⅰ型呼吸衰竭：PaO_2 6.7～8.0 kPa，$PaCO_2 <$ 6.7 kPa，应给予中流量（2～4 L/min）吸氧，吸入氧浓度 > 35%。Ⅱ型呼吸衰竭：PaO_2 5.3～6.7 kPa，$PaCO_2$ 正常，间断给予高流量（4～6 L/min）、高浓度（>50%）吸氧，若 $PaO_2 >$ 9.3 kPa，应逐渐降低吸氧浓度，防止长期吸入高浓度氧引起中毒。

供氧装置分氧气筒和管道氧气装置两种。给氧方法分鼻导管给氧、氧气面罩给氧及高压给氧。氧气面罩给氧适于长期使用氧气，患者严重缺氧、神志不清、病情较重者，氧气面罩吸入氧分数最高可达 90%，但由于气流及无法及时喝水，常会造成口腔干燥、沟通及谈话受限。鼻导管给氧则没有这些问题。鼻导管给氧方法又分单侧鼻导管给氧法和双侧鼻导管给氧法。

吸氧方式的选择：严重缺氧但无二氧化碳潴留者，宜采用面罩吸氧（吸入氧分数最高可达 90%）；缺氧伴有二氧化碳潴留者可用双侧鼻导管吸氧方法。

二、准备

（一）用物准备

1. 治疗盘外
氧气装置包括氧气筒（管道氧气装置无）、氧气流量表装置、扳手、用氧记录单、笔、安全别针等。

2. 治疗盘内
橡胶管、湿化瓶、无菌容器内盛一次性双侧鼻导管或一次性吸氧面罩、消毒玻璃接管、无菌持物镊、无菌纱布缸、治疗碗内盛蒸馏水、弯盘、棉签、胶布、松节油。

3. 氧气筒

氧气筒顶部有一总开关,控制氧气的进出。氧气筒颈部的侧面有气门与氧气表相连,是氧气自氧气筒中输出的途径。

4. 氧气流量表装置

由压力表、减压阀、安全阀、流量表和湿化瓶组成。压力表测量氧气筒内的压力。减压阀是一种自动弹簧装置,将氧气筒流出的氧压力减至 $2\sim3$ kgf/cm^2($0.2\sim0.3$ MPa),使流量平稳安全。当氧流量过大、压力过高时,安全阀内部活塞自行上推,过多的氧气由四周小孔流出,确保安全。流量表是测量每分钟氧气的流量,流量表内有浮标上端平面所指的刻度,可知氧气每分钟的流出量。湿化瓶内盛 $1/3\sim1/2$ 蒸馏水或 $20\%\sim30\%$ 乙醇(急性肺水肿患者吸氧时使用,可降低肺泡内泡沫的表面张力,使泡沫破裂,扩大气体和肺泡壁接触面积使气体易于弥散,改善气体交换功能),通气管浸入水中,湿化瓶出口与鼻导管或面罩相连,湿化氧气。

5. 装表

把氧气放在氧气架上,打开总开关放出少量氧气,快速关上总开关,此为吹尘(为防止氧气瓶上灰尘吹入氧气表内)。然后将氧气表向后稍微倾斜置于气阀上,用手初步旋紧固定然后再用扳手旋紧螺帽,使氧气表立于氧气筒旁,按湿化瓶,打开氧气检查氧气装置是否漏气,氧气输出是否通畅后,关闭流量表开关,推至病床旁备用。

（二）患者、护理人员及环境准备

患者了解吸氧目的、方法、注意事项及配合要点,取舒适体位,调整情绪。护理人员应衣帽整齐,修剪指甲,洗手,戴口罩。环境安静、整洁,光线、温度、湿度适宜,远离火源。

三、操作步骤

（1）携用物至病床旁,再次核对患者。

（2）用湿棉签清洁患者双侧鼻腔,清除鼻腔分泌物。

（3）连接鼻导管及湿化瓶的出口。调节氧流量,轻度缺氧 1~

2 L/min，中度缺氧 2～4 L/min，重度缺氧 4～6 L/min，氧气筒内的氧气储量＝氧气筒容积（L）×压力表指示的压力（kgf/cm^2）。

（4）鼻导管插入患者双侧鼻腔约 1 cm，鼻导管环绕患者耳部向下放置，动作要轻柔，避免损伤黏膜，根据情况调整长度。

（5）停止用氧时，首先取下鼻导管（避免误操作引起肺组织损伤），安置患者于舒适体位。

（6）关流量表开关，关氧气筒总阀，再开流量表开关，放出余气，再关流量表开关，最后砌表（中心供氧装置，取下鼻导管后，直接关闭流量表开关）。

（7）处理用物，预防交叉感染。

（8）记录停止用氧时间及效果。

四、注意事项

（1）用氧时认真做好四防：防火、防震、防热、防油。

（2）禁用带油的手进行操作，氧气和螺旋口禁止上油。

（3）氧气筒内氧气不能用完，压力表指针应＞5 kgf/cm^2（0.5 MPa）。

（4）防止灰尘进入氧气瓶，避免充氧时引起爆炸。

（5）长期、高浓度吸氧者观察患者有无胸骨后烧灼感、干咳、恶心、呕吐、烦躁及进行性呼吸困难加重等氧中毒现象。

（6）长期吸氧，吸氧浓度应＜40%。氧气浓度与氧流量的关系：吸氧浓度（%）＝21+4×氧流量（L/min）。

第六节 ▌ 雾化吸入

一、目的

（1）用于止咳平喘，帮助患者解除支气管痉挛。

（2）改善肺通气功能。

（3）湿化气道。

（4）预防和控制呼吸道感染。

二、操作流程

（一）评估

（1）患者的心理状态、合作程度。

（2）对氧气雾化吸入法的认识。

（3）环境整齐、安静，用氧安全的认识。

（二）准备

（1）按需备齐用物，根据医嘱备药。

（2）环境：四防（火、油、热、震）。

（3）查对、解释。

（三）雾化实施

（1）取坐位、半坐卧位。

（2）将氧气雾化吸入器与氧气连接，调节氧气流量（8～10 L/min），检查出雾情况。

（3）协助患者将喷气管含入口中并嘱其紧闭双唇做深慢呼吸。

（四）处理

（1）吸毕，取下雾化器，关闭氧气开关，擦净面部，询问感觉，采取舒适卧位。

（2）观察记录：雾化吸入的情况。

（3）用物：妥善清理，归原位。

三、操作关键环节提示

（1）每次雾化吸入时间不应超过 20 分钟，如用液体过多应计入液体总入量内。若盲目用量过大有引起肺水肿或水中毒的可能。

（2）有增加呼吸道阻力的可能。当雾化吸入完几小时后，呼吸困难反而加重，除警惕肺水肿外，还可能是由于气道分泌物液化膨胀使阻塞加重。

（3）预防呼吸道再感染。由于雾滴可带细菌入肺泡，故有可能继发革兰氏阴性杆菌感染，不但要加强口、鼻、咽的卫生护理，还要注意雾化器、室内空气和各种医疗器械的消毒。

（4）长期雾化吸入治疗的患者，所用雾化量必须适中。如果湿化过度，可致痰液增多，对危重患者神志不清或咳嗽反射减弱时，常可因痰不能及时咳出而使病情恶化甚至死亡。如果湿化不够，则很难达到治疗目的。

（5）注意防止药物吸收后引起的不良反应。

（6）长期过量使用生理盐水雾化吸入，会因过多的钠吸收而诱发或加重心力衰竭。

（7）雾化器应垂直，用面罩罩住口鼻或用口含嘴，在吸入的同时应做深吸气，使药液充分到达支气管和肺内。

（8）氧流量调至 4～5 L/min，不要擅自调节氧流量，禁止在有氧环境附近吸烟或燃明火。

（9）雾化前半小时尽量不进食，避免雾化吸入过程中气雾刺激，引起呕吐。

（10）每次雾化完后要及时洗脸或用湿毛巾抹干净口鼻部留下的雾珠，防止残留雾滴刺激口鼻皮肤，以免引起皮肤过敏或受损。

（11）每次雾化完后要协助患者饮水或漱口，防止口腔黏膜二重感染。

第七节　机械吸痰法

一、目的

清除呼吸道分泌物，保持呼吸道通畅，预防并发症发生。适用于排痰无力、痰液黏稠、意识不清、危重、老年体弱者。可通过口腔、鼻腔、气管插管或气管切开处进行负压吸引。

二、准备

（一）用物准备

治疗盘外：电动吸引器或中心吸引器包括马达、偏心轮、气体过滤器、压力表、安全瓶、贮液瓶、开口器、舌钳、压舌板、电源插座等。

治疗盘内：带盖缸 2 个（1 个盛消毒一次性吸痰管若干根、1 个盛有消毒液的盐水瓶）、消毒玻璃接管、治疗碗 2 个（1 个内盛无菌生理盐水、1 个内盛消毒液用于消毒玻璃接管）、弯盘、消毒纱布、无菌弯血管钳 1 把、消毒镊子 1 把、棉签 1 包、液状石蜡、冰硼散等，急救箱 1 个备用。

（二）患者、护理人员及环境准备

患者取舒适体位，稳定情绪，了解吸痰目的、方法、注意事项及配合要点。护理人员应衣帽整齐，修剪指甲，洗手，戴口罩。环境安静、整洁，光线、温度、湿度适宜。

三、操作步骤

（1）携用物至病床旁，接通电源，打开开关，调节负压，检查吸引器性能。

（2）检查患者口腔（昏迷患者可借助压舌板及开口器）、鼻腔，有无义齿，如有应先取下活动义齿，患者头部转向一侧，面向操作者。

（3）连接吸痰管，先吸少量生理盐水。用于检查吸痰管是否通畅，并润滑吸痰管前端。

（4）一手反折吸痰管末端，另一手持无菌弯血管钳或无菌镊子夹取吸痰管前端，插入口咽部 10～15 cm（过深可触及支气管处，易堵塞呼吸道）后，放松吸痰管末端，先吸口咽部分泌物，再吸气管内分泌物。吸痰时采取上下左右旋转向上提吸痰管的方法，有利于呼吸道分泌物吸出，避免损伤呼吸道黏膜。每次吸引时间少于 15 秒，防止缺氧。

（5）吸痰管拔出后，用生理盐水抽吸。防止分泌物堵塞吸痰管。

（6）观察患者呼吸道是否畅通及面部、呼吸、心率、血压等情况，以及吸出液的色、质、量。

（7）协助患者擦净面部分泌物，整理床单位，取舒适体位。

（8）处理用物，吸痰管玻璃接头清洁后，放入盛有消毒液的治疗碗中浸泡，或清洁后，置低温消毒箱内消毒备用。

（9）洗手，观察并记录治疗效果与反应。

四、注意事项

（1）严格无菌操作，吸痰管应即吸即弃。
（2）吸痰动作应轻柔，以防呼吸道黏膜损伤。
（3）痰液黏稠者可配合叩击、雾化吸入，提高治疗效果。
（4）储液瓶内的液体不得超过 2/3。
（5）每次吸痰时间不超过 15 秒，以免缺氧。
（6）两次吸痰间隔不少于 30 分钟。
（7）气管隆嵴处不宜反复刺激，避免引起咳嗽反射。

第八节 ▌ 气管插管与气管切开护理

一、气管插管患者的口腔护理

（一）目的

（1）保持口腔清洁，防止感染。

17

（2）观察口腔黏膜、舌苔、牙龈等情况。

（3）保持呼吸道通畅。

（二）准备

1. 操作者准备

着装整洁，按七步洗手法洗手，戴口罩、帽子。

2. 用物准备

（1）一次性口腔护理包，内放治疗碗 2 个（分别放置生理盐水棉球 16 个及生理盐水漱口液）、镊子 2 把、压舌板 1 个、液状石蜡棉球包 1 个、小纱布 1 块。

（2）弯盘 1 个、治疗巾 1 张、生理盐水 1 瓶、20 mL 或 50 mL 注射器 1 个、吸痰管数根、70～80 cm 系带 1 根、绢丝胶布 2 条、牙垫 1 个、手电筒 1 只、手套、医嘱执行单等。

3. 患者准备

取得清醒患者的配合。

4. 环境准备

环境整洁、安全，光线适宜便于操作。

（三）操作程序

（1）备齐用物携至患者床旁，核对患者及医嘱信息，向神志清楚患者解释操作目的及注意事项，取得患者的信任与配合。

（2）评估患者气管插管的深度、卡弗气囊的压力及固定稳妥情况等，必要时予以吸痰。

（3）根据病情协助患者取合适体位（半卧位，头偏向一侧或侧卧位）。

（4）由两名操作者共同操作：一名操作者站在患者右侧，将治疗巾铺于患者颈下胸前，将弯盘置于患者右侧颌下；另一名操作者站在患者左侧，左手固定好气管插管，观察插管刻度，右手协助另一名操作者取下患者原有的绢丝胶布、系带、牙垫。

（5）右侧操作者打开口腔护理盘，用生理盐水棉球湿润患者口唇、口角，用手电筒照射、观察口腔情况（必要时需用开口器和压舌板协助）。口腔分泌物多者先吸净口腔分泌物，并用 5 mL 注射器向卡弗气囊内注入空气 1～2 mL。

（6）右侧操作者用 20 mL 或 50 mL 注射器从盛有生理盐水的治疗碗中抽取生理盐水递给左侧操作者，左侧操作者向患者口腔注入生理盐水，同时右侧操作者立即吸净患者口腔内生理盐水。

（7）右侧操作者拧干棉球，用压舌板撑开左侧颊部，从内向门齿纵向擦洗左外侧面，更换棉球用同样方法擦洗右外侧面。

（8）纵向擦洗左上内侧面、左上咬合面、左下内侧面、左下咬合面以及颊部。

（9）用同样方法擦洗右侧。

（10）擦洗硬腭部、舌面及舌下，用小纱布拭去口角的水渍。

（11）在原有牙垫的对侧安置新牙垫，再次观察口腔，若有溃疡，遵医嘱涂药。

（12）检查气管插管插入的深度，确保与操作前一致，用系带缠绕固定牙垫及气管插管，并绕过后颈在下颌角上方系一活结，再用绢丝胶布呈蝶形固定好牙垫及气管插管，卡弗气囊放气 1～2 mL。

（13）口唇干裂者，可涂液状石蜡保护。

（14）撤去治疗巾，帮助患者取舒适卧位，整理床单位。

（15）清点棉球数量，收拾用物。

（16）手消毒后，再次核对患者及医嘱信息并记录、签字。

（17）规范处置用物。

（四）注意事项

（1）操作前要充分评估患者，对躁动、不配合患者遵医嘱予镇静后再操作。

（2）操作前后保持气管插管刻度一致，勿擅自调整气管插管深度。

（3）操作时动作轻柔，勿损伤口腔黏膜及牙龈。

（4）棉球湿度适宜，避免液体误入气道导致不适。

（5）对神志清楚患者，应主动关心，取得患者合作，密切观察患者生命体征变化。

（6）导管固定要稳妥，松紧以一指为宜，并保持气管插管的导管中立位。

（7）操作前后清点棉球数量，避免将棉球遗留在患者口腔。

（8）操作前后卡弗气囊充气与放气的量要一致，并注意监测卡弗气囊压力。

二、气管切开护理

（一）目的

（1）保持切口清洁、干燥，防止感染。

（2）清除痰液，保持呼吸道通畅。

（二）准备

1. 操作者准备

着装整洁，按七步洗手法洗手，戴口罩、帽子。

2. 用物准备

换药碗（内盛生理盐水及 75％乙醇棉签或棉球）、开口纱、氧气管、无菌手套及薄膜手套各一双、听诊器、弯盘、纱布，必要时备氧气管和氧饱和度仪。金属人工气道者应另备相同规格型号的无菌内导管 1 个。一次性人工气道者可备人工鼻、封闭式吸痰管、生理盐水 500 mL、输液器、吸痰冲洗液标识卡。

3. 患者准备

取得清醒患者的配合。意识障碍者取平卧位，肩颈部垫软枕以畅通呼吸道便于操作。

4. 环境准备

环境整洁、安全，光线适宜便于操作。

（三）操作程序

（1）备齐用物携至患者床旁，核对患者及医嘱信息，向神志清楚患者解释操作目的及注意事项，取得患者的配合。

（2）评估患者人工气道是否通畅及固定稳妥情况，必要时予以吸痰。

（3）根据病情尽可能放低床头，垫软枕于肩颈部，充分暴露气管切开伤口部位。

（4）用生理盐水棉签/棉球清洁导管开口及托盘处。清洁顺序为上面、对侧、近侧、下面。

（5）戴手套，先取出内导管，再取下开口纱并丢弃；一次性导管直接取下开口纱并丢弃。观察切口状况。

（6）用生理盐水棉签/棉球再次清洁导管开口及托盘，清洁顺序为上面、对侧、近侧、下面。

（7）用生理盐水棉签/棉球半弧形依次清洁气切伤口，清洁顺序为上面、对侧、近侧、下面。

（8）用75％乙醇棉签/棉球消毒伤口周围皮肤、系带和系带下皮肤1～2次，消毒顺序为上面、对侧、近侧、下面。

（9）戴无菌手套，放置开口纱。

（10）取手套，胶布固定开口纱，注明更换日期及时间。

（11）再次评估患者有无痰液，必要时给予吸痰。安置金属导管者应放置灭菌内导管；安置一次性导管者，必要时更换封闭式吸痰管和人工鼻。

（12）再次评估系带松紧度，必要时更换系带。

（13）协助患者取舒适体位，整理用物及床单元。

（14）进行健康宣教，向患者及家属讲解翻身、拍背的方法及技巧。

（15）再次核对患者及医嘱信息并记录、签字。

（16）规范处置用物。

（四）注意事项

（1）气管切开术后患者不能发音，神志清楚者可采用书面沟通或手势表示，预防患者因急躁而自行将导管拔出。

（2）切口暴露范围为以切口为中心不少于 15 cm，注意避免受凉。

（3）棉签/棉球为一次性单向使用，干湿度适宜，避免过干刺激气管切口及皮肤，过湿则可引起患者呛咳。

（4）操作应轻柔，并严密观察患者病情变化。

（5）固定气管导管的系带松紧度必须适宜，以插入一横指为宜，必要时可使用橡胶带穿过系带或压疮敷料保护系带下的皮肤，避免压疮发生。系带过松则可导致导管脱落甚至导管反转危及患者生命。

第二章

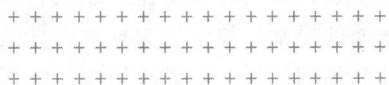

急诊护理

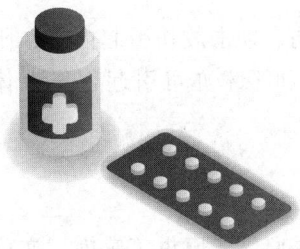

第一节 ▌ 休克

休克是由多种病因引起的以循环障碍为主要特征的急性循环衰竭。在休克时，由于组织灌注不良，而引起组织血、氧及营养物质供应不充足，并产生代谢方面的异常。细胞代谢异常将导致细胞的功能异常、炎性递质释放和细胞损伤。如果组织灌注能得以迅速恢复，细胞损伤将得到控制；如果细胞损伤和代谢功能方面的异常严重或广泛，则休克就不可逆转。因此，对于休克的现代解释为持续的、血液灌注不足的多器官功能障碍综合征（multiple organ dysfunction syndrome，MODS）的亚临床病变。休克典型的临床表现是意识障碍、皮肤苍白、湿冷、血压下降、脉压减小、脉搏细速、发绀及少尿等。

一、病因

（一）血容量不足

由于大量出血（内出血或外出血）、失水（呕吐、腹泻、大量排尿等）、失血浆（烧伤、腹膜炎、创伤、炎症）等原因，血容量突然减少。

（二）创伤

创伤多因撕裂伤、挤压伤、爆炸伤、冲击波伤引起内脏、肌肉和中枢神经系统损伤。此外，骨折和手术亦可引起创伤性休克，属神经源性休克。

（三）感染

细菌、真菌、病毒、立克次体、衣原体、原虫等感染，亦称中毒性休克。

（四）变态反应

某些药物或生物制品使机体发生变态反应，尤其是青霉素过敏，常引起血压下降、喉头水肿、支气管痉挛、呼吸极度困难甚至死亡。

（五）心源性因素

心源性因素常继发于急性心肌梗死、心脏压塞、心瓣膜口堵塞、心肌炎、心肌病变和严重心律失常等。

（六）神经源性因素

剧痛、麻醉意外、脑脊髓损伤等刺激致使反射性周围血管扩张，有效血容量相对减少。

二、分类

休克分类方法很多，目前尚无一致的意见。传统的休克分类法主要按病因及病理生理学分类。

（一）按病因分类

（1）失血性休克（低血容量性休克）。
（2）感染性休克。
（3）心源性休克。
（4）过敏性休克。
（5）神经源性休克。
（6）内分泌性休克（黏液性水肿、嗜铬细胞瘤和肾上腺皮质功能不全等）。
（7）伴血流阻塞的休克（肺栓塞、夹层动脉瘤）。

（二）按病理生理学分类

根据血流动力学机制、血容量分布的改变，Weil提出了一种新的休克分类的方法（表 2-1）。

表 2-1　休克分类

休克类型	特征
Ⅰ. 低血容量性	
A. 外源性	出血引起的全血丢失，烧伤、炎症引起的血浆丧失，腹泻、脱水引起的电解质丧失
B. 内源性	炎症、创伤、过敏、嗜铬细胞瘤等作用引起的血浆外渗
Ⅱ. 心源性	心肌梗死、急性二尖瓣关闭不全、室间隔破裂、心力衰竭、心律失常
Ⅲ. 阻塞性（按解剖部位）	
A. 腔静脉	压迫
B. 心包	填塞
C. 心腔	环状瓣膜血栓形成、心房黏液瘤
D. 肺动脉	栓塞
E. 主动脉	夹层动脉瘤
Ⅳ. 血流分布性（机制不十分清楚）	
A. 高或正常阻力（静脉容量增加，心排血量正常或降低）	杆菌性休克（革兰氏阴性肠道杆菌）、巴比妥类药物中毒、神经节阻滞（容量负荷后）、颈脊髓横断
B. 低阻力（血管扩张、体循环动静脉短路伴正常或高心排血量）	炎症（革兰氏阳性菌肺炎）、腹膜炎、反应性充血

　　传统的分类方法过于繁杂，完全可以将这些种类的休克浓缩集中，以便于临床分类与治疗。美国《克氏外科学（第 15 版）》中将休克按病原分类的方法，克服了传统分类法的不利因素，有明显的优越性。但在实际临床应用时，仍有一定的限制，因为常有休克患者的病因包括多种致病因素，如创伤休克者可能同时伴

有败血症，或同时存在神经方面的因素，判断这类患者的休克分类是比较困难的，故在临床诊断和治疗各种休克时，一定要综合分析判断其病因，以便使患者得到最有效的治疗。以下参考新的休克分类法进行叙述。

（1）低血容量性休克：出血和血浆容量丢失。

（2）心源性休克：本身因素和外来因素。

（3）神经源性休克。

（4）血管源性休克：①全身性炎症反应综合征、感染（脓毒血症）、非感染；②过敏；③肾上腺皮质功能不全；④创伤。

三、休克的分期

不同原因造成的休克过程是十分复杂的，不论什么原因造成的心功能不全及外周组织器官的灌注差，均可产生一系列组织低灌注的临床表现。休克的发生是有一定阶段性的，了解其各个阶段的特点和临床表现对于指导抢救是非常有益的。一般情况下，休克时微循环的变化分为三个阶段。

（一）缺血缺氧期

由于组织的低灌注，使氧供明显减少。此期心排血量明显下降，临床表现为血压下降、脉压小、脉搏频速、尿量减少、心烦气躁、皮肤苍白、出冷汗、四肢发凉、四肢末梢出现轻度缺氧性发绀等。参与此期机体代偿的病理生理机制有如下几个方面。

1. 交感-肾上腺髓质系统兴奋

由于该系统的激活，使内源性儿茶酚胺类物质的释放增加，以利增加心肌收缩力、增快心率、收缩外周血管使血压回升。

2. 肾素-血管紧张素系统的作用

该系统兴奋后肾素的释放增多，在血管紧张素转化酶的作用下，肾素转化为血管紧张素 II 和血管紧张素 III，在精氨酸加压素（arginine vasopressin，AVP）和肾上腺释放的醛固酮协同作用下，使腹腔脏器和外周大血管的阻力增加，使血压回升。

3. 血管活性脂的作用

细胞膜磷脂在磷脂酶 A_2 作用下生成的几种具有广泛生物活性的物质：血小板激活因子（PAF）、花生四烯酸环氧合酶代谢产物中的血栓素（TXA_2）、脂氧合酶代谢产物白三烯（LTC4、LTD4、LTE4、LTB4），可使全身的微血管收缩，同时也有抑制心肌的作用。

4. 溶酶体水解酶-心肌抑制因子系统

在该系统的作用下，溶酶体膜不稳定以致肠、肝、胰释放溶酶体酶类。胰腺则产生心肌抑制因子（MDF），并可使腹腔脏器小血管收缩。该系统的激活也可以代偿性地使回心血量增加以达到回升血压的目的。

此阶段系休克的早期代偿阶段，如果病变不十分严重，或其他因素干扰较小及原有的病因解除，那么患者的情况经紧急处理与对症对因治疗后可较快好转。例如，患者是由外伤后所造成的大失血等原因而致休克，在休克代偿期给予补充血容量和有效的伤部处理、止痛等，休克状态可以很快缓解。但如果是严重感染后的细菌内外毒素所造成的休克，由于病因不可能马上解除，因此有可能休克的治疗效果就不那么明显或迅速。此期的正确判定与治疗是十分重要的，如果不能很好地控制病情，而使之进入淤血缺氧期（即失代偿期），则治疗的难度加大。

（二）淤血缺氧期

此期是指休克进入失代偿期，由于缺氧情况的进一步加重，组织的灌注状态更加不好，由于明显的缺氧代谢，致组织器官产生酸中毒现象，各器官的功能进一步减退，机体的代偿功能也明显转向失代偿，其临床表现为血压下降、脉搏细速、四肢末梢表现为严重的发绀及皮肤花斑、全身湿冷、尿量减少等。参与此期的病理生理机制有如下几个方面。

1. 氢离子的作用

由于组织的供氧不足，造成严重的酸性代谢产物增加，同时也由于血供不足而造成酸性代谢产物不能及时排出，血液中缓冲物质减少、肾功能不全和肺功能不全等，氢离子大量蓄积，致使体内各种酶类的功能下降、器官功能不全，此时心血管系统对于各种药物的敏感性明显下降而疗效不佳，休克的程度逐渐加重。

2. 血管活性物质的作用

由于各种致病因子的作用，血压降低和炎性物质的进一步刺激，前列腺素的释放增加，组胺、缓激肽、腺苷、PAF 等逐渐增多，而且代偿期加压系统功能不全，心血管系统对于血管活性物质的反应减弱致使全身的血管扩张、血小板趋于聚集而使微循环状态更差甚至造成微循环衰竭。

3. 自由基的作用

由于组织的严重缺氧和酸中毒，产生大量的氧自由基和羟自由基，促使脂质过氧化加剧，对组织细胞造成严重的损伤而加重器官的功能不全或衰竭。

4. 其他

由于血管内皮细胞的损伤，使白细胞易于附壁黏着，造成血管功能改变，使毛细血管后阻力增加，加重微循环的障碍。

淤血缺氧期是休克的严重病变期，此期内如果不能去除病因和进行有效的对症治疗，将不可避免地使休克进入终末期，即 DIC 期。因此，在此期的救治过程中，要确实地去除病因，纠正缺氧与酸中毒，使病情向好的方面转化，而不使之进入下一期。

（三）微循环凝血期（DIC 期）

微循环凝血期是休克的终末期，由于微血管内广泛血栓形成，使组织已经无法得到充分的供血，也不能排出体内或组织器官的酸性代谢产物，各器官的功能已基本走向衰竭。患者临床表现为严重的烦躁不安，有的患者表现为意识不清或出现昏迷等，血压显著下降甚至测不到、肺出血或消化道出血、皮肤出现出血点或者瘀斑、无尿。患者于此期已处于濒死状态。化验室检查示凝血因子减少、血小板减少、3P 试验阳性等。

四、临床表现

按照休克的发病过程可分为休克代偿期、休克抑制期和休克失代偿期，或称休克早期、休克期和休克晚期。

（一）休克代偿期

当血容量丧失未超过总血容量的 20％时，机体处于代偿阶段，患者的中枢神经系统兴奋性提高，交感神经的活动增强，患者表现为精神紧张、兴奋、烦躁不安、面色苍白、四肢湿冷、脉搏细速、呼吸增快、血压正常或稍高，但脉压缩小，肾血管收缩，尿量减少，每小时尿量<30 mL，在此期间如能及时正确处理，补足血容量，休克可迅速纠正，反之，如处理不当可导致病情发展，进入休克抑制期。

（二）休克抑制期

当血容量丧失达到总血容量的 20％～40％时，患者由兴奋转为抑制，表现为神志淡漠、反应迟钝，口唇和肢端发绀，皮肤出现花斑纹，四肢厥冷，出冷汗，脉搏细速，血压下降，收缩压下降至 10.7 kPa（80 mmHg）以下。病情严重时，全身皮肤黏膜明显发绀，脉搏摸不清，无创血压测不到，体内组织严重缺氧，大量乳酸及有机酸增加，出现代谢性酸中毒。若抢救及时仍可好转，若处理不当，病情迅速恶化，出现进行性呼吸困难，脉速或咳出粉红色痰。动脉血氧分压降至 8.0 kPa（60 mmHg）以下，虽大量给氧也不能改善呼吸困难症状，提示已发生呼吸窘迫综合征，如皮肤、黏膜出现瘀斑或发生消化道出血，则表示病情已发展至弥散性血管内凝血阶段，常继发有心、脑、肾等器官的功能衰竭甚至死亡。

（三）休克失代偿期

当血容量丧失超过总血容量的 40％，由于组织缺少血液灌注，细胞因严重缺氧而发生变性坏死；加之严重的酸中毒又可使细胞内的溶酶体膜破裂，释出的溶酶体酶（如蛋白水解酶等）和某些休克动因（如脂多糖等）都可使细胞发生严重的乃至不可逆的损害，从而使包括脑、心在内的各重要器官的功能代谢障碍更加严重，这样就给治疗造成极大的困难，故本期又称休克难治期。

五、治疗

尽管引起休克的原因不同，但都有共同的病理生理变化，即存在有效循环血量不足、微循环障碍和程度不同的体液代谢变化，故治疗的原则是针对引起休克的原因和休克不同发展阶段的生理紊乱，争取相应的治疗。

（一）一般措施

一般措施包括积极处理引起休克的原发伤、病。适当应用镇痛药。采取头和躯干抬高 $20°\sim30°$、下肢抬高 $15°\sim20°$ 体位，以增加回心血量，减轻呼吸负荷。及早建立静脉通路，并注意保温。病情危重者，可考虑做气管内插管或气管切开。休克患者气管内插管和机械通气的指征如下。

（1）每分通气量 <12 L/min 或 >18 L/min。

（2）潮气量 <5 mL/kg。

（3）肺活量 <12 mL/kg。

（4）$PaCO_2>6.0$ kPa（45 mmHg），合并代谢性酸中毒；或 $PaCO_2>6.7$ kPa（50 mmHg），碳酸氢盐正常。

（5）吸入氧浓度为 40% 时，$PaO_2<8.0$ kPa（60 mmHg）；或吸入氧浓度为 100% 时，$PaO_2<26.7$ kPa（200 mmHg）。

（6）呼吸频率 >35 次/分。

（7）呼吸困难。

（二）补充血容量

纠正休克引起的组织低灌注及缺氧的关键，应在连续监测动

31

脉血压、尿量和 CVP 的基础上，结合患者皮肤温度、末梢循环、脉搏幅度及毛细血管充盈时间等微循环情况，观察补充血容量的效果。通常首先采用晶体液，但由于其维持扩容作用的时间仅 1 小时左右，故还应准备全血、血浆、压缩红细胞、清蛋白或血浆增量剂等胶体液输注。也有用 3.0%～7.5% 高渗溶液进行休克复苏治疗。通过高渗液的渗透压作用，吸出组织间隙和肿胀细胞内的水分，从而起到扩容的效果；高钠还可增加碱储备及纠正酸中毒。

（三）积极处理原发病

外科疾病引起的休克，如内脏大出血的控制、坏死肠襻切除、消化道穿孔修补和脓液引流等，多存在需手术处理的原发病变。应在尽快恢复有效循环血量后，及时施行手术处理原发病变，才能有效地治疗休克。紧急情况下，应在积极抗休克的同时施行手术，以保障抢救时机。

（四）纠正酸碱平衡失调

由于休克患者组织灌注不足和细胞缺氧，常伴有不同程度的酸中毒，而酸性内环境抑制心肌、血管平滑肌和肾功能。在休克早期，又可能因过度通气，引起低碳酸血症、呼吸性碱中毒。根据血红蛋白氧解离曲线的规律，碱中毒使血红蛋白氧解离曲线左移，氧不易从血红蛋白中释出，可使组织缺氧加重。故不主张早期使用碱性药物。酸性环境有利于氧与血红蛋白解离，从而增加组织供氧。机体在获得充足血容量和微循环改善后，轻度酸中毒得到缓解而不需再用碱性药物。但重度休克合并酸中毒经扩容治疗不满意时，仍需使用碱性药物。用药前需保证呼吸功能正常，以免引起二氧化碳潴留和继发呼吸性酸中毒。给药后应按血气分析的结果调整剂量。

（五）血管活性药物的应用

严重休克时，单靠扩容治疗不易迅速改善循环和升高血压。

若血容量已基本补足，但循环状态仍未好转，表现为发绀、皮肤湿冷时，则应选用下列血管活性药物。

1. 血管收缩药

血管收缩药包括去甲肾上腺素、间羟胺和多巴胺等。

去甲肾上腺素是以兴奋 α 受体为主、轻度兴奋 β 受体的血管收缩药，能兴奋心肌、收缩血管、升高血压及增加冠状动脉血流量，作用时间短。常用量为 0.5～2.0 mg，加入 5％葡萄糖溶液 100 mL 静脉滴注。

间羟胺（阿拉明）间接兴奋 α、β 受体，对心脏和血管的作用同去甲肾上腺素，但作用弱，维持时间约 30 分钟。常用量为 2～10 mg 肌内注射或 2～5 mg 静脉注射；也可用 10～20 mg 加入 5％葡萄糖溶液 100 mL 静脉滴注。

多巴胺是最常用的血管收缩药，具有兴奋 α、β_1 和多巴胺受体作用，其药理作用与剂量有关。当剂量每分钟＜10 μg/kg 时，主要作用 β_1 受体，可增强心肌收缩力和增加心排血量，并扩张肾和胃肠道等内脏器官血管；剂量每分钟＞15 μg/kg 时则为 α 受体作用，增加外周血管阻力；抗休克时主要用其强心和扩张内脏血管的作用，宜采取小剂量。为提升血压，可将小剂量多巴胺与其他缩血管药物合用，从而不增加多巴胺的剂量。

多巴酚丁胺对心肌的正性肌力作用较多巴胺强，能增加心排血量，降低肺毛细血管楔压（PCWP），改善心泵功能。常用量为每分钟 2.5～10.0 μg。小剂量有轻度缩血管作用。

异丙肾上腺素是能增强心肌收缩和提高心率的 β 受体兴奋药，常用量 0.1～0.2 mg 溶于 100 mL 液体中。但对心肌有强大收缩作用和容易发生心律失常，不能用于心源性休克。

2. 血管扩张药

血管扩张药分 α 受体阻滞药和抗胆碱能药两类。α 受体阻滞药包括酚妥拉明、酚苄明等，能解除去甲肾上腺素所引起的小血管收缩和微循环淤滞并增强左心室收缩力。

抗胆碱能药物包括阿托品、山莨菪碱和东莨菪碱。临床上较多用于休克治疗的是山莨菪碱（人工合成品为 654-2），可对抗乙酰胆碱所致平滑肌痉挛，使血管舒张，起到改善微循环的作用。用法是每次 10 mg，每 15 分钟一次，静脉注射，或者每小时 40～80 mg 持续泵入，直到临床症状改善。

硝普钠也是一种血管扩张药，作用于血管平滑肌，能同时扩张小动脉和小静脉，但对心脏无直接作用。常用量为 5～10 mg 加入 100 mL 液体中静脉滴注。滴速应控制在每分钟 20～100 μg，以防其中的高铁离子转变为亚铁离子。用药超过 3 天者应每天检测血硫氰酸盐浓度，血硫氰酸盐浓度超过 12.8％时即应停药。

3. 强心药

强心药包括兴奋 α 和 β 肾上腺素能受体兼有强心功能的药物，如多巴胺和多巴酚丁胺等；其他还有可增强心肌收缩力、减慢心率作用的强心苷，如毛花苷 C。在中心静脉压监测下，输液量已充分，动脉压仍低而中心静脉压显示已达 15 cmH_2O 以上时，可经静脉注射毛花苷 C 快速洋地黄化（每天 0.8 mg），首次剂量 0.4 mg 缓慢静脉注射，有效时可再给维持量。

休克时应结合当时的主要病情选择血管活性药物，如休克早期主要病情与毛细血管前微血管痉挛有关；后期则与微静脉和小静脉痉挛有关。故应采用血管扩张药配合扩容治疗。在扩容尚未完成时，如有必要，可适量使用血管收缩药，应抓紧时间扩容，所用血管收缩药的剂量不宜太大，时间不能太长。

为了兼顾各重要脏器的灌注水平，常将血管收缩药与扩张药联合应用。例如，去甲肾上腺素每分钟 0.1～0.5 $\mu g/kg$ 和硝普钠每分钟 1.0～10 $\mu g/kg$ 联合静脉滴注，可增加心脏指数 30％，减少外周阻力 45％，使血压提高到 10.7 kPa（80 mmHg）以上，尿量维持在每小时 40 mL 以上。

（六）皮质类固醇和其他药物的应用

皮质类固醇可用于感染性休克及其他较严重的休克。其作用主要如下。

（1）阻断 α 受体兴奋作用，使血管扩张，降低外周血管阻力，改善微循环。

（2）保护细胞内溶酶体，防止溶酶体破裂。

（3）增强心肌收缩力，增加心排血量。

（4）增进线粒体功能和防止白细胞凝集。

（5）促进糖异生，使乳酸转化为葡萄糖，减轻酸中毒。一般主张应用大剂量，静脉滴注，一次滴完。为了防止多用皮质类固醇后可能产生的不良反应，一般只用 1～2 次。

（七）治疗 DIC 改善微循环

对诊断明确的 DIC，可用肝素抗凝，成人首次可用 10000 U（1 mg 相当于 125 U 左右），一般 1.0 mg/kg，6 小时一次；有时还使用抗纤溶药如氨甲苯酸、氨基己酸，抗血小板黏附和聚集的阿司匹林、双嘧达莫和小分子右旋糖酐。

（八）营养支持

休克患者行合理的营养支持有助于保护胃肠黏膜完整性、提高免疫功能、促进伤口愈合和减少脓毒血症的发生。严重创伤或感染时，机体呈高分解状态，每天所供热量应在（125～146 kJ/kg）。发生呼吸衰竭时，碳水化合物供给过多会加重二氧化碳潴留，可用长链脂肪酸来提供部分热量。增加蛋白质供应以维持正氮平衡。补充各种维生素和微量元素。维生素 C 和维生素 E 是氧自由基清除剂，可适当增加用量。

肠道淋巴组织控制病原菌的局部免疫反应。休克时，缺血、应激和应用抗生素、H_2 受体阻断药、抗酸药和糖皮质激素治疗常破坏肠道免疫防御功能，易发生细菌易位。长期肠外营养可导致胃肠黏膜萎缩。肠道营养能刺激 IgA 和黏液分泌，保护胃肠黏膜免遭损伤，防止细菌易位和脂多糖吸收进入血液循环。只要胃肠功能存在，可开始肠道营养。

其他类药物包括：①钙通道阻滞剂，如维拉帕米、硝苯地平和地尔硫䓬等，具有防止钙离子内流、保护细胞结构与功能的作用；②吗啡类拮抗药（纳洛酮），可改善组织血液灌流和防止细胞功能异常；③氧自由基清除剂，如超氧化物歧化酶（SOD），能减轻缺血再灌注损伤中氧自由基对组织的破坏作用；④调节体内前列腺素（PGS），如输注依前列醇（PGI_2）以改善微循环。

六、病情监测和护理

根据病因，结合临床表现，通过监测，不但可了解患者病情变化和治疗反应，为休克的早期诊治争取有利时机，为调整治疗方案提供客观依据。

（一）病情监测

1. 一般监测

（1）精神状态：是脑组织有效血液灌流和全身循环状况的反映。例如，患者意识清楚，对外界的刺激能正常反应，说明患者循环血量已基本恢复；相反，若患者表情淡漠、不安、谵妄或嗜睡和昏迷，反映大脑因循环不良而发生障碍。

（2）皮肤温度、色泽：是体现灌流情况的标志。如患者的四肢暖，皮肤干，轻压甲床或口唇时，局部暂时缺血呈苍白，松压后色泽迅速转为正常，可判断外周循环已恢复，休克好转；反之说明休克情况仍存在。

（3）血压：维持血压稳定在休克治疗中十分重要。但是，血压并不是反映休克程度最敏感的指标。例如，心排血量已有明显下降时，血压的下降常滞后约 40 分钟；当心排血量尚未完全恢复时，血压可已趋正常。因此，在判断病情时，还应兼顾其他的参数进行综合分析。在观察血压情况时，还要强调定时测量、比较血压情况。通常认为收缩压＜12.0 kPa（90 mmHg）、脉压＜2.7 kPa（20 mmHg）是休克的表现；血压回升、脉压增大则是休克好转的征象。

（4）脉率：脉率的变化多出现在血压变化之前。脉率已恢复且肢体温暖者，虽血压还较低，但常表示休克趋向好转。常用脉率/收缩压（mmHg）计算休克指数，帮助判定休克的有无及轻重。指数为 0.5 多表示无休克；＞1.0 有休克；＞2.0 为严重休克。

（5）尿量：是反映肾血液灌注情况的有用指标。早期休克和休克复苏不完全的表现通常是少尿。对疑有休克或已确诊者，应观察每小时尿量，必要时留置导尿管。尿量＜25 mL/h、比重增加者表明仍存在肾血管收缩和供血量不足；血压正常但尿量仍少且比重偏低者，提示有急性肾衰竭可能。当尿量维持在 30 mL/h 以上时，则休克已得到纠正。此外，创伤危重患者复苏时使用高渗溶液者可能有明显的利尿作用；涉及垂体后叶的颅脑损伤可出现尿崩现象；尿路损伤可导致少尿与无尿。判断病情时应予注意。

2. **特殊监测**

（1）中心静脉压（CVP）：中心静脉压代表右心房或者胸腔段腔静脉内压力的变化，一般比动脉压要早，反映全身血容量及心功能状况。CVP 的正常值为 0.49～0.98 kPa（5～12 cmH$_2$O）。当 CVP＜0.49 kPa 时，表示血容量不足；高于 1.47 kPa（15 cmH$_2$O）时，则提示心功能不全、肺循环阻力增高或静脉血管过度收缩；若 CVP 超过 1.96 kPa（20 cmH$_2$O），则表示存在充血性心力衰竭。临床实践中，通常进行连续测定，动态观察其变化趋势以准确反映右心前负荷的情况（表 2-2）。

表 2-2 休克时中心静脉压与血压变化的关系及处理原则

CVP	血压	原因	处理原则
低	低	血容量相对不足	充分补液
低	正常	心肌收缩力良好，血容量相对不足	适当补液，注意改善心功能
高	低	心功能不全或血容量相对过多	强心药、纠正酸中毒和扩张血管
高	正常	容量血管过度收缩，肺循环阻力增高	扩张血管
正常	低	心功能不全或血容量不足	补液试验

（2）肺毛细血管楔压（PCWP）：应用 Swan-Ganz 漂浮导管可测得肺动脉（PAP）和肺毛细血管楔压（PCWP），可反映左心房、左心室压和肺静脉压。PCWP 的正常值为 0.8～2.0 kPa（6～15 mmHg），与左心房内压接近；PAP 的正常值为 1.3～2.9 kPa（10～22 mmHg）。PCWP 增高常见于肺循环阻力增高（例如肺水肿）时，PCWP 低于正常值反映血容量不足（较 CVP 敏感）。因此，临床上当发现 PCWP 增高时，即使 CVP 尚属正常，也应限制输液量以免发生或加重肺水肿。此外，还可在做 PCWP 时获得血标本进行混合静脉血气分析，了解肺内通气/灌流比或肺内动静脉分流的变化情况。但必须指出，肺动脉导管技术是一项有创性检查，有发生严重并发症的可能（发生率为 3％～5％），故应当严格掌握适应证。

（3）心排血量（CO）和心脏指数（CI）：CO 是心率和每搏输出量的乘积，可经 Swan-Ganz 倒灌应用热稀释法测出。成人 CO 的正常值为每分钟 4～6 L；单位体表面积上的 CO 便称作心脏指数（CI），正常值为每分钟 2.5～3.5 L/m^2。此外，还可按下列公式计算出总外周血管阻力（SVR）：SVR＝（平均动脉压－中心静脉压）/心排血量×80。

SVR 正常值为 100～130 kPa。了解和监测上述各参数对于休克抢救及时发现和调整异常的血流动力学有重要意义。CO 值通常在休克时均较正常值有所降低；有的感染性休克可能高于正常值。

（二）休克护理

1. 一般护理

（1）将患者安置在单间病房，室温 22～28 ℃，湿度 70％左右，保持通风良好，空气新鲜。

（2）设专人护理，护理人员不离开患者身边，保持病室安静，避免过多搬动患者，建立护理记录，详细记录病情变化及用药。

（3）体位：休克患者体位很重要，最有利的体位是头和腿均适当抬高 30°，松解患者紧身的领口、袖口等，使患者平卧，立即测量患者的血压、脉搏、呼吸，每 5～10 分钟重复 1 次，直至平稳。

（4）保温：大多数患者有体温下降、怕冷等表现，需要适当保暖，但不需在体表加温，不用热水袋。因体表加温可使皮肤血管扩张，减少生命器官的血液供应，破坏机体调节作用，对抗休克不利。但在感染性休克持续高热时，可采用降温措施，因低温能降低机体对氧的消耗。

（5）吸氧与保持呼吸道通畅：休克患者都有不同程度缺氧症状，应给予氧气吸入。吸入氧浓度 40％左右，并保持气道通畅。必要时，可以建立人工气道。用鼻导管或面罩吸氧时，尤应注意某些影响气道通畅的因素，如有舌后坠，颌面、颅底骨折，咽部血肿，鼻腔出血，吸入异物及呕吐物后的患者；气道灼伤，变态反应引起喉头水肿的患者；颈部血肿压迫气管及严重胸部创伤的患者，为防止出现气道梗阻，应给予必要的急救护理措施。如用舌钳将舌头拉出；清除患者口中异物、分泌物；使患者侧卧头偏向一侧；尽可能建立人工气道，确保呼吸道通畅。

（6）输液：开放两条及以上静脉通路，尽快进行静脉输液。必要时，可采用中心静脉置管输液。深静脉适宜快速输液，浅表静脉适宜均匀而缓慢地滴入血管活性药物或其他需要控制滴速的药物。输液前要采集血标本进行有关化验，并根据病情变化随时调整药物。低血容量性休克且无心脏疾病的患者，速度可适当加快，老年人或有心肺疾病者速度不宜过快，避免发生急性肺水肿。抗休克时，输液药物繁多，要注意药物间的配伍禁忌、药物浓度及滴速。此外，抢救过程中常有大量的临时口头医嘱，用药后应及时记录，且执行前后应及时查对，避免差错。意识不清、烦躁不安患者输液时，肢体应以夹板固定。输液装置上应写出床号、姓名、药名及剂量等。

（7）记出入液量：密切观察病情变化，准确记录 24 小时出入液量，以供补液计划做参考。放置导尿管，以观察和记录单位时间尿量，扩容的有效指标是每小时尿量维持在 30 mL 以上。

2. 临床护理

（1）护理人员通过密切观察病情，判断休克的前期、加重期和好转期，及早发现与判断休克的症状，与医师密切联系，做到及早治疗。

休克前期：护理人员要及早判断病情，在休克症状未充分表现之前，就给予治疗，往往可以使病情向有利方面转化，避免因治疗不及时而导致病情恶化。患者意识清醒，烦躁不安，恶心、呕吐，略有发绀或面色苍白，肢体湿冷，出冷汗，心搏加快，脉搏尚有力，收缩压可接近正常，但不稳定，遇到这些情况，应考虑到有休克早期表现，及时采取措施，使病情向好的方面发展。

休克加重期：表现为烦躁不安，表情淡漠，意识模糊甚至昏迷，皮肤发绀，冷汗，或出现出血点，瞳孔反射迟钝，脉搏细弱，血压下降，脉压变小，少尿或无尿。此时，医护人员必须密切合作，采取各种措施，想方设法挽救患者生命。

休克好转期：表现为神志逐渐转清、表情安静、皮肤转为红润和出冷汗停止，脉搏有力且变慢，呼吸平稳而规则，脉压增大，血压回升，尿量增多且每小时多于 30 mL，皮肤及肢体变暖。

（2）迅速去除病因，积极采取相应措施：临床上多种多样的原因可导致休克，积极而又迅速去除病因占重要地位。如立即对开放伤口进行包扎、止血和固定伤肢，抗过敏、抗感染治疗，给予镇静、镇痛药物，使患者能安静接受治疗等。如过敏性休克患者，在医师未到之前，应立即给予皮下或肌内注射 0.1％肾上腺素 1 mL，并且给予氧气吸入及建立输液通道。如外科疾病、内脏出血、肠坏死、急性化脓性胆管炎等及妇产科前置胎盘、宫外孕大出血等。应一方面及时恢复有效循环血量；另一方面要积极地去除休克的病因，即施行手术才能挽救患者生命。护理人员在抗休克治疗的同时，必须迅速做好术前准备，立即将患者送至手术室进行手术。

（3）输液的合理安排：护理人员在执行医嘱时，要注意输液速度及量与质的合理安排，开始输液时决定量和速度比决定补什么溶液更为重要。在紧急情况下，血源困难时，可立即大量迅速输入 0.9%氯化钠溶液。输入单纯的晶体液虽然能补充血容量，但由于晶体液很快转移到血管外，不能有效地维持血管内的血容量。应将晶体液与胶体液交替输入，以便保持血管胶体渗透压来维持血容量。在输入血管收缩药或血管扩张药时，如去甲肾上腺素、多巴胺等，因这些药物刺激性强，注射局部容易产生坏死，而休克患者反应迟钝，故护理患者时要特别谨慎，经常观察输液局部变化，发现异常要及时处理和更换部位。

（4）仔细观察病情变化：休克是一个严重的变化多端的动态过程，要取得最好的治疗效果，必须注意加强临床护理中的动态观察。护理人员在精心护理的过程中，从病床边可以随时获得可靠的病情进展的重要指标。关键是对任何细微的变化都不能放过，同时，要做出科学的判断。观察与判断的内容如下。

意识表情：患者的意识、表情的变化能反映中枢神经系统血液灌流情况。脑组织灌注不足、缺氧，表现为烦躁、神志淡漠、意识模糊或昏迷等。严重休克时细胞反应降低，患者由兴奋转为抑制，表示脑缺氧加重病情恶化。患者经治疗后意识转清楚，反应良好，提示循环改善。早期休克患者有时需要心理护理，耐心劝慰患者，使之配合治疗与护理。另外，对谵妄、烦躁和意识障碍者，应给予适当约束加用床档，以防坠床发生意外。

外周循环：患者皮肤色泽、温度和湿度能反映体表的血液灌注情况。正常人轻压指甲或唇部时，局部因暂时缺血而呈苍白色，松压后迅速转为红润。轻压口唇、甲床苍白色区消失时间超过 1 秒，为微循环灌注不足或有疲滞现象。休克时患者面色苍白、皮肤湿冷表明病情较重，患者皮色从苍白转为发绀，则提示进入严重休克，由发绀到出现皮下瘀点、瘀斑，注射部位渗血，则提示有 DIC 的可能，应立即与医师联系。如果患者四肢温暖，皮肤干燥，压口唇或指甲后苍白消失快（＜1 秒），迅速转为红润，表明血液灌注良好，休克好转。

颈静脉和周围静脉：颈静脉和周围静脉充盈常提示高血容量的情况。休克时，由于血容量锐减，静脉瘪陷，当休克得到纠正时，颈静脉和周围静脉充盈，若静脉怒张则提示补液量过多或心功能不全。

体温：休克患者体温常低于正常，但感染性休克有高热。护理时应注意保暖，如盖被、低温电热毯或空气调温等，但不宜用热水袋加温，以免烫伤和使皮肤血管扩张，加重休克。高热患者可以采用冰袋、冰帽或低温等渗盐水灌肠等方法进行物理降温，也可配合室内通风或药物降温法。

脉搏：休克时脉率增快，常出现于血压下降之前。随着病情恶化，脉率加速，脉搏变细弱甚至摸不到。若脉搏逐渐增强，脉率转为正常，脉压由小变大，提示病情好转。为准确起见，有时需结合心脏听诊和心电图监测。若心率超过每分钟 150 次或高度房室传导阻滞等可降低心排血量。

呼吸：注意呼吸次数，有无节律变化，呼吸增速、变浅和不规则，说明病情恶化；反之，呼吸频率、节律及深浅度逐渐恢复正常，提示病情好转。呼吸增至每分钟 30 次以上或降至每分钟 8 次以下，表示病情危重。应保持呼吸道通畅，有分泌物及时吸出，鼻导管给氧时用每分钟 6～8 L 的高流量（氧浓度 40％～50％），输入氧气应通过湿化器或在患者口罩处盖上湿纱布，以保持呼吸道湿润，防止黏膜干燥。每 2～4 小时检查鼻导管是否通畅。行气管插管或切开、人工辅助通气的患者，更应注意全面观察机器工作状态和患者反应两方面的变化。每 4～6 小时测量全套血流动力学指标、呼吸功能及血气分析 1 次。高流量用氧者停用前应先降低流量，逐渐停用，使呼吸中枢逐渐兴奋，不能骤停吸氧。

瞳孔：正常瞳孔两侧等大、圆形。双侧瞳孔不等大应警惕脑疝的发生。如双侧瞳孔散大，对光反射减弱或消失，说明脑组织缺氧，病情危重。

血压与脉压：观察血压的动态变化对判断休克有重要作用。脉压越低，说明血管痉挛程度越重。脉压增大，则说明血管痉挛开始解除，微循环趋向好转。此外，在补充血容量后，血流改善，血压也必然上升。通常认为上肢收缩压低于 12.0 kPa（90 mmHg）、脉压小于 2.7 kPa（20 mmHg），且伴有毛细血管灌流量减少症状，如肢端厥冷、皮肤苍白等是休克存在的证据。休克过程中，血流和血压是成正比的。因此，对休克患者的血压观察不能忽视。但治疗休克的目的在于改善全身组织血液灌注，恢复机体的正常代谢。不能单纯以血压高低来判断休克的治疗效果。在休克早期或代偿期，由于交感神经兴奋，儿茶酚胺释放，舒张压升高，而收缩压则无明显改变，故应注意脉压下降和交感兴奋的征象。相反，如使用血管扩张药或硬膜外麻醉时，收缩压 90 mmHg（12 kPa）左右而脉压正常（4.0～5.3 kPa），且无其他循环障碍表现，则为非休克状态。此外，平时患高血压的患者，发生休克后收缩压仍可能大于 16.0 kPa（120 mmHg），但组织灌注已不足。因此，应了解患者基础血压。致休克因素使收缩压降低 20% 以上时考虑休克。重度休克患者，袖带测压往往不准确，可用桡动脉穿刺直接测压。休克治疗过程中，定时测压对判断病情、指导治疗很有价值。若血压逐渐下降甚至不能测知，且脉压减小，则说明病情加重。血压回升到正常值，或血压虽低，但脉搏有力，手足转暖，则休克趋于好转。

尿量：观察尿量就是观察肾功能的变化，也是护理人员对休克患者重点观察的内容之一。尿量和尿比重是反映肾脏毛细血管的灌流量，也是内脏血液流量的一个重要指标。在休克过程中，长时间的低血容量和低血压，或使用了大量血管收缩药后，可使肾脏灌流量不足，肾缺血而影响肾功能。此时，患者肾小球滤过率严重下降，临床出现少尿或无尿。如经扩容治疗后，尿量仍小

于每小时 25 mL，应与医师联系，协助医师进行利尿试验。用
20％甘露醇溶液 100～200 mL 于 15～30 分钟内静脉滴注，或用
呋塞米 20～40 mg 于 1～2 分钟内静脉注入。如不能使尿量改善，
则表示已发生肾衰竭。此时应立即控制入量，补液应十分慎重。
急性肾衰竭时，肾小管分泌钾的功能下降，同时大量组织破坏，
蛋白质分解代谢亢进，钾从细胞内大量溢出进入细胞外液，故急
性肾衰竭少尿期，血钾必然升高。当血钾升高超过 7 mmol/L
时，如不积极治疗，可发生各种心室颤动和心搏停止，因此要限
制钾的摄入。反复测定血钾、钠、氯，根据化验报告和尿量的情
况来考虑钾的应用。可给予碳酸氢钠纠正酸中毒，使钾离子再进
入细胞内，或给予葡萄糖加胰岛素静脉滴入，可使血清钾离子暂
时降低。如果经过治疗尿量稳定在每小时 30 mL 以上时，提示
休克好转。因此，严格、认真记录尿量极为重要。

除此之外，还应注意并发症的观察，休克肺、心力衰竭、肾
衰竭及 DIC 是休克死亡的常见并发症。①成人呼吸窘迫综合征
（ARDS，又称休克肺）：应注意观察有无进行性呼吸困难、呼吸
频率加快（每分钟＞35 次）；有无进行性严重缺氧，经一般氧疗
不能纠正，PaO_2＜70 mmHg（9.33 kPa）并有进行性下降的趋
势。常见于原有心、肾功能不全的患者，过度输入非胶体溶液
更易发生。如有上述表现立即报告医师，及时处理。②急性肾
衰竭：如血容量已基本补足，血压已回升接近正常或已达正
常，而尿量仍＜20 mL/h，并对利尿药无反应者，应考虑急性肾
衰竭的可能。③心功能不全：如血容量已补足，中心静脉压
达 12 cmH_2O（1.18 kPa），又无酸中毒存在，而患者血压仍未
回升，则提示心功能不全，尤其老年人或原有慢性心脏病的患者
有发生急性肺水肿的可能，应立即减慢输液速度或暂停输液。
④DIC：如休克时间较长的患者，应注意观察皮肤有无瘀点、瘀
斑或血尿、便血等，如有以上出血表现，则需考虑并发 DIC，应
立即取血做血小板、凝血酶原时间、纤维蛋白原等检查，并协助
医师进行抗凝治疗。

（5）应用血管活性药物的护理。①开始用升压药或更换升压药时血压常不稳定，应每 5～10 分钟测量血压 1 次，有条件的连续监测动脉压。随血压的高低调节药物浓度。对升压药较敏感的患者，收缩压可由测不到而突然升高甚至可达 26.7 kPa（200 mmHg）。在患者感到头痛、头晕、烦躁不安时应立即停药，并报告医师。用升压药必须从最低浓度且慢速开始，每 5 分钟测血压 1 次，待血压平稳及全身情况改善后，改为 30 分钟/次，并按药物浓度及剂量计算输入量。②静脉滴注升压药时，切忌使药物外渗，以免导致局部组织坏死。③长期输液的患者，应每 24 小时更换 1 次输液管，并注意保护血管及穿刺点。选择血管时先难后易、先下后上。输液肢体应适当制动，但必须松紧合适，以免回流不畅。

（6）预防肺部感染：病房内定期空气消毒并控制探视，定期湿化消毒。避免交叉感染，进行治疗操作时，注意遮挡，适当暴露以免受凉。如有人工气道，注意口腔护理，鼓励患者有效咳痰。痰不易咳出时，行雾化吸入。不能咳痰者及时吸痰，保证呼吸道通畅，以防肺部并发症。

（7）心理护理：经历繁多而紧急的抢救后，患者受强烈刺激，易使患者倍感自己病情危重与面临死亡而产生恐惧、焦虑、紧张和烦躁不安。这时亲属的承受能力、应变能力也随之下降，可能影响与医护人员的配合。因此，护士应积极主动配合医疗，认真、准确无误地执行医嘱；紧急情况下医护人员也要保持镇静，快而有序、忙而不乱地进行抢救工作，以稳定患者及家属的情绪，并取得他们的信赖和主动配合；待患者病情稳定后，及时做好安慰和解释工作，使患者积极配合治疗及护理，树立战胜疾病的信心；保持安静、整洁舒适的环境，减少噪声，让患者充分休息；应将患者病情的危险性和治疗、护理方案及期望治疗前途告知患者家属，在让他们心中有数的同时，协助医护人员做好患者的心理支持，以利于早日康复。

第二节 ▌ 中暑

中暑是指在高温（35 ℃以上）环境下发生的以体温调节中枢功能障碍、汗腺衰竭和水、电解质丢失过多等所产生的一种急性临床综合征，多以中枢神经系统和循环系统功能障碍或衰竭为主要临床表现，好发于夏季或高温工作环境，易合并各种危重并发症。随着全球变暖，中暑的发生率、病死率及致残率居高不下。在中暑病例中，对原有慢性心肺疾病的患者和老年人，因其热适应能力低，预后差，死亡率高，尤其重症中暑病死率为20％～70％，50 岁以上者高达 80％，且可出现不同程度的后遗症。

一、病因及发病机制

（一）病因与诱因

1. 病因

在高温或在强热辐射下长时间从事劳动，如无足够防暑降温措施，可发生中暑；在气温不高而湿度较高和通风不良环境从事重体力劳动也可中暑。

2. 诱因

不良健康状况，如年老体弱、营养不良、疲劳、肥胖、饮酒、饥饿、失盐和最近发热；有基础疾病，如甲亢、糖尿病、心血管病、广泛皮肤损害、先天性汗腺缺乏、震颤麻痹和智能低下者；药物，如服用氯丙嗪的精神病患者。

（二）发病机制

产热与散热动态平衡：人体是恒温的，一般恒定于 37 ℃左右。在正常生理状态下，机体代谢及肌肉收缩是产热的主要来源，当环境温度低于人体温度时，机体通过增加代谢与产热，使体温保持在 37 ℃左右；反之，当环境温度超过机体或皮肤温度时，机体又可通过辐射、蒸发、对流和传导等方式排除多余的热量，出汗蒸发是常见的散热现象。正常情况下，机体在下丘脑体温调节中枢的作用下，通过各种产热和散热的方式，保持着产热与散热两个矛盾的相互平衡，使体温始终恒定在一定范围。

当某种因素造成机体产热过多或散热障碍时，正常状态下存在的产热与散热动态平衡受到影响或破坏，可能引起机体温度升高。中暑发生的主要机制在于某种因素造成机体产热多于散热或散热功能障碍，致体内热量蓄积造成组织和器官功能损害。

二、临床表现

中暑的临床表现多样，按病情严重程度分为先兆中暑、轻症中暑与重症中暑。

（一）先兆中暑

高温环境下，一段时间后患者出现大量出汗、口渴、头晕、胸闷、心悸、恶心、全身乏力、注意力不集中和动作迟缓等症状，体温正常或略有升高（37.5 ℃以下）。

（二）轻症中暑

除有先兆中暑症状外，出现面色潮红、皮肤灼热、大量出汗和体温升高至 38.5 ℃以上，也可有周围循环衰竭的早期症状，如面色苍白、血压偏低和脉搏增快等。

（三）重症中暑

分为三类，三种类型可以单一形式出现，临床上亦可混合存在，不能截然区分。

1. 热痉挛

热痉挛以青壮年、剧烈活动伴大量出汗者多见。由于排汗过多而大量饮水，但盐分补充不足而出现对称性四肢骨骼肌的疼痛性痉挛，尤以腓肠肌多见，疼痛性痉挛可波及腹壁肌肉，甚至胃肠道平滑肌发生阵发性痉挛和疼痛呈现为类似急腹症的表现，实验室检查有血钠和氯化物降低，尿肌酸增高。

2. 热衰竭

热衰竭常发生于老年人及未能适应者，是中暑最多见的类型。出现头晕、恶心、口渴、胸闷、面色苍白、大汗淋漓、脉搏细弱或缓慢、血压偏低，可出现晕厥，并有手足抽搐，严重者可出现呼吸困难、发绀、血压下降、神志不清和瞳孔散大等。实验室检查有血钠和血钾降低。

3. 热射病

热射病常发生于高温环境工作时间较长或高温持续时间长、年老体弱和有慢性疾病患者，常在轻症中暑基础上继而出现高热、皮肤干燥无汗和意识障碍，表现为嗜睡、谵妄或昏迷，可出现周围循环衰竭表现，四肢和全身肌肉可有抽搐，呼吸浅而快，后期呈潮式呼吸，严重时出现休克、心力衰竭、肺水肿、脑水肿或肝肾衰竭、DIC 等。血 pH 降低，血钠和血钾下降，心电图有心律失常和心肌损害表现。

三、急救护理

（一）急救原则

脱离高温环境、迅速降温，有效纠正水、电解质和酸碱平衡紊乱，保护重要脏器功能，预防并发症。

（二）护理措施

1. 先兆中暑与轻症中暑

立即撤离高温、高湿环境，将患者移至阴凉通风处或电扇下，最好移至空调室，平卧休息，松解或脱去衣服。体温高者给予冷敷或酒精擦浴，以增加辐射散热，给予口服清凉、含盐饮料，可选用人丹、十滴水和藿香正气丸等，用风油精和清凉油涂擦太阳穴。有周围循环衰竭者，可静脉滴注 5％葡萄糖氯化钠注射液 1000～2000 mL。经上述及时处理后，一般休息 30 分钟到数小时即可恢复正常。

2. 重症中暑

（1）**热痉挛**：在补足体液情况下，若仍有四肢肌肉抽搐和痉挛性疼痛，可缓慢静脉注射 10％葡萄糖酸钙 10 mL＋维生素 C 0.5 g。

（2）**热衰竭**：快速静脉滴注 5％葡萄糖氯化钠注射液 2000～3000 mL，如血压仍未回升，可适当加用多巴胺和间羟胺等升压药。

（3）**热射病**：本症是最严重的一种类型，病死率可达 30％，应进行全面救护治疗。

吸氧：保证呼吸道通畅，经鼻导管吸氧。

降温：①应首选物理降温，用体表降温，将化学冰袋或一般冰袋放置头部及全身大血管暴露部位，或 4～10 ℃冷水加 40％～50％乙醇进行擦浴，或将患者浸浴在 4 ℃水中并按摩四肢皮肤，有条件时最好使用降温毯降温。体温持续不退时采用 4 ℃氯化钠注射液 250～500 mL 灌肠或经胃管注入胃内，有腹胀和腹泻者慎用。②环境降温，将患者搬入有空调的急诊抢救室内，室温调节 20～25 ℃。③药物降温，必须与物理降温同时进行，可达到保护中枢神经系统和抗惊厥的良好效果。使用氯丙嗪 25～50 mg 加入 5％葡萄糖氯化钠注射液 250～500 mL 静脉滴注，在 1～2 小时内滴完。如患者病情危急，将氯丙嗪 25 mg 及异丙嗪 25 mg 加入 5％葡萄糖注射液或氯化钠注射液 100～200 mL 中快速（10～20 分钟）滴完。

纠正低血容量：应给足够量晶体液，使尿量维持在 0.5～1.0 mL／（kg·h）。血压下降的患者给予升压药，如多巴胺和间羟胺，必要时使用异丙肾上腺素，使收缩压维持在 12.0 kPa（90 mmHg）以上，勿用血管收缩药，以防影响皮肤散热。对降温后血压仍未上升者，输入氯化钠注射液或血浆等扩容，但要注意因心肌损害而导致心源性休克。

纠正水、电解质及酸碱失衡。

对症治疗：当患者抽搐时，静脉注射地西泮 10 mg 或肌内注射苯巴比妥钠 0.1 g。颅内压增高者常规静脉滴入 20％甘露醇 250 mL，15～20 分钟内输完。早期急性肾衰竭者，可使用利尿药或行腹膜透析，为保护肾脏灌流，可行持续性血液滤过治疗。

第三节 ▌ 急性一氧化碳中毒

一、疾病介绍

（一）定义

急性一氧化碳中毒（acute carbon monoxide poisoning）是指人体短时间内吸入过量一氧化碳所造成的脑及全身其他组织缺氧性疾病，严重者可引起死亡。

（二）病因

1. 职业性中毒

职业性中毒如矿山采掘放炮、煤矿瓦斯爆炸、火灾现场、钢铁冶炼、化肥生产、制造甲醇和丙酮等都可产生大量的一氧化碳，若通风防护不当，吸入可致中毒。

2. 生活性中毒

日常生活中，煤炉产生的气体中一氧化碳含量达 6％～30％。室内门窗紧闭，火炉无烟囱或烟囱堵塞、漏气都可引起一氧化碳中毒。

（三）发病机制

一氧化碳被人体吸入进入血液后，85％与血红蛋白（Hb）

结合形成稳定的碳氧血红蛋白。由于一氧化碳与血红蛋白的亲和力约比氧和血红蛋白的亲和力大 240 倍，其解离又比氧合血红蛋白慢得多。因此，血液中一氧化碳与氧竞争 Hb 时，大部分血红蛋白成为碳氧血红蛋白。碳氧血红蛋白携氧能力差，引起组织缺氧，而碳氧血红蛋白解离曲线左移，血氧不易释放更加重组织缺氧。此外，一氧化碳还可与还原型细胞色素氧化酶的二价铁结合，抑制该酶活性，影响组织细胞呼吸与氧化过程，阻碍对氧利用。脑和心脏（对缺氧最敏感的器官）最易遭受损害。脑内小血管迅速麻痹扩张。脑内 ATP 无氧情况下耗尽，钠泵运转不灵，钠离子蓄积于细胞内而诱发脑细胞内水肿。

（四）临床表现

一般有明确的一氧化碳吸入史，中毒的程度与吸入时间的长短、吸入的浓度、机体对一氧化碳的敏感性和耐受性密切相关。一氧化碳急性中毒的临床表现根据碳氧血红蛋白形成的程度可分为三度。

1. 轻度中毒

血液中碳氧血红蛋白占 10%～20%，患者有头痛、眩晕、心悸、恶心、呕吐和四肢无力，可有短暂的晕厥，还可诱发心绞痛，及时吸入新鲜空气后症状会迅速消失。

2. 中度中毒

血液中碳氧血红蛋白占 30%～40%，除上述症状外，患者还可昏睡或浅昏迷，瞳孔对光反应迟钝，皮肤和黏膜出现典型樱桃红色，应及时抢救。呼吸新鲜空气或氧气后可较快清醒，各种症状数小时内消失，一般不留后遗症。

3. 重度中毒

血液中碳氧血红蛋白达到 50% 以上，患者呈深昏迷，各种反射消失，瞳孔散大，血压下降，呼吸不规则，皮肤黏膜苍白或发绀，中毒性肝炎、休克和急性肾功能不全，患者可数小时甚至数天不能清醒，死亡率高。

4. 迟发性脑病（神经精神后发症）

急性一氧化碳中毒患者在清醒后，经过 2～60 天的"假愈期"，可出现下列临床表现：①精神意识障碍，出现幻视、幻听、忧郁和烦躁等精神异常，少数可发展为痴呆；②锥体外系神经障碍，出现震颤麻痹综合征，部分患者逐渐发生表情缺乏，肌张力增加，肢体震颤及运动迟缓；③锥体系神经损害及大脑局灶性功能障碍，可发生肢体瘫痪、大小便失禁、失语、失明等。

（五）治疗要点

1. 现场急救

（1）迅速脱离中毒现场：迅速将患者转移到空气新鲜的地方，卧床休息，保暖；保持呼吸道通畅。

（2）转运：清醒的患者，保持无障碍呼吸，有条件者应持续吸氧；昏迷中的患者，除持续吸氧外，应注意呼吸道护理，避免呼吸道异物阻塞。

2. 院内救护

纠正缺氧：迅速纠正缺氧状态。吸入高浓度氧气可加速碳氧血红蛋白解离，增加一氧化碳的排出。目前高压氧舱治疗效果最好。呼吸停止时，应及早进行人工呼吸，或用呼吸机维持呼吸。危重患者可考虑血浆置换。

3. 进一步治疗

首先建立静脉通道，遵医嘱用药，防止并发症的发生。

（1）20%甘露醇：严重中毒后，脑水肿可在 24～48 小时发展到高峰。脱水疗法很重要。目前最常用的是 20%甘露醇静脉快速滴注，也可注射呋塞米脱水。

（2）能量合剂：常用药物有三磷酸腺苷、辅酶 A、细胞色素 c 和大量维生素 C 等，促进脑细胞功能恢复。

（3）血管扩张药：常用的有 1%普鲁卡因 500 mL 静脉滴注，川芎嗪注射液 80 mg 溶于 250 mL 液体内静脉滴注等，防治迟发性脑病。

4. 做好急诊监护

（1）应密切观察患者的生命体征，包括体温、脉搏、呼吸、血压、面色、神志和瞳孔的变化，尤其是中、重度中毒以呼吸困难、呼吸肌麻痹为主者，需要密切观察患者呼吸的频率、深浅度的变化；严密观察患者有无呕吐现象，观察患者的血压、神志意识及瞳孔的变化，监测水、电解质平衡，纠正酸中毒，并预防吸入性肺炎或肺部继发感染。

（2）防治并发症和后发症，加强昏迷期间的护理。保持呼吸道通畅，必要时行气管切开。定时翻身以防发生压疮和肺炎。注意营养，必要时鼻饲。高热者可采用物理降温方法，如头部用冰帽，体表用冰袋，使体温保持在 32 ℃左右。如降温过程中出现寒战或体温下降困难时，可用冬眠药物；严重中毒患者清醒后应继续高压氧治疗，绝对卧床休息，密切监护 2～3 周，直至脑电图恢复正常，预防迟发性脑病。

二、护理评估与观察要点

（一）护理评估

（1）病史评估：一氧化碳接触史。

（2）身体评估：生命体征、意识状态、瞳孔大小和头痛程度。

（3）实验室及其他检查：脑电图可见弥漫性低波幅慢波，与缺氧性脑病进展相平行。

（4）高压氧治疗的效果。

（5）有无焦虑等心理改变。

（二）观察要点

1. 现存问题观察

一氧化碳中毒的后果是严重的低氧血症，从而引起组织缺氧，吸入氧气可加速碳氧血红蛋白解离，增加一氧化碳的排出。

严密观察患者意识、瞳孔变化，生命体征，重点是呼吸和体温、缺氧情况。尿量改变，准确记录出入量。氧浓度过高肺表面活性物质相对减少，易出现肺不张。应严格执行给氧浓度和给氧时间，根据病情随时调整用氧流量，清醒者可间歇给氧。一氧化碳中毒 6 小时内给予高压氧治疗，可减少迟发性脑病的发生，并能促进昏迷患者觉醒。

2. 并发症的观察

（1）吸入性肺炎及肺水肿：常于中毒 2～4 天发生肺水肿、肺炎，需及时清除呼吸道分泌物及呕吐物，严密观察体温、心率和血压等变化。应用抗生素控制感染，合并肺水肿时，控制液体滴速，给予强心利尿，准确记录出入液量。

（2）脑水肿：中毒严重者，脑水肿一般在 24～48 小时发展到高峰，应密切观察患者有无呕吐现象。呕吐时是否为喷射状，并及时认真听取患者的主诉，一旦发现患者瞳孔不等大、呼吸不规则、抽搐等提示脑疝形成，应及时给予抢救处理。输液过程中密切观察液体的速度和量，观察是否有药液外渗，避免输液量过快、过多，防止发生急性脑水肿。应用脱水药后观察膀胱充盈情况，对于昏迷不能自行排尿者，留置导尿管，并要准确记录出入量，注意尿量及颜色的变化。

（3）心律失常：保证持续氧气吸入，纠正缺氧状态，应用抗心律失常药及营养心肌药物，严密监测心率（律）、血压变化，迅速处理危急情况。

（4）急性肾衰竭：严密观察尿量及液体出入量，纠正休克及缺氧，必要时给予利尿药，血液透析时做好相应护理。

第四节 ▌ 急性有机磷农药中毒

有机磷农药进入人体后与胆碱酯酶迅速结合形成磷酰化胆碱酯酶，使胆碱酯酶失去分解乙酰胆碱的能力，导致组织中的乙酰胆碱过量蓄积，引起胆碱能神经功能紊乱，出现先兴奋后抑制的一系列毒蕈碱样、烟碱样和中枢神经系统症状，严重者可因昏迷或呼吸衰竭而死亡。

一、临床表现

（一）急性中毒

胆碱能综合征为有机磷农药中毒的主要表现，患者发病时间和症状一般与毒物种类、剂量、中毒途径及患者状态密切相关。口服者在 10 分钟至 2 小时内发病、吸入者一般在 30 分钟后发病、经皮肤吸收在 2~6 小时内发病。

1. 毒蕈碱样症状

即 M 样症状，主要是副交感神经末梢兴奋所致的平滑肌痉挛和腺体分泌增加。临床表现为恶心、呕吐、腹痛、大汗、流泪、流涎、腹泻、大小便失禁、心跳减慢和瞳孔缩小、支气管痉挛和分泌物增加、咳嗽、气急，严重患者出现肺水肿或呼吸衰竭。

2. 烟碱样症状

即 N 样症状，乙酰胆碱在横纹肌神经肌肉接头处过度蓄积和刺激，使面、眼睑、舌、四肢和全身横纹肌发生肌纤维颤动，甚至全身肌肉强直性痉挛。患者常有全身紧束和压迫感，而后发生肌力减退和瘫痪。严重者可有呼吸肌麻痹，造成周围性呼吸衰竭。此外，由于交感神经节受乙酰胆碱刺激，其节后交感神经纤维末梢释放儿茶酚胺使血管收缩，引起血压增高、心跳加快和心律失常。

3. 中枢神经系统症状

当外周血乙酰胆碱酯酶（AChE）降低明显而脑的 AChE＞60％时，通常不出现中毒症状和体征；当脑的 AChE＜60％时中枢神经系统受乙酰胆碱刺激后有头晕、头痛、烦躁不安、疲乏、共济失调、谵妄、抽搐和昏迷等症状。

（二）中间综合征

中间综合征是指有机磷毒物排出延迟、在体内再分布或用药不足等原因，使胆碱酯酶长时间受到抑制，蓄积于突触间隙内，高浓度乙酰胆碱持续刺激突触后膜上烟碱受体并使之失敏，导致冲动在神经肌肉接头处传递受阻所产生的一系列症状。一般在急性中毒后1～4天中毒症状缓解后，患者突然出现以呼吸肌、脑神经运动支配的肌肉及肢体近端肌肉无力为特征的临床表现。患者发生颈、上肢和呼吸肌麻痹。累及颅神经者，出现眼睑下垂、眼外展障碍和面瘫。肌无力可造成周围呼吸衰竭，此时需要立即给予呼吸支持，如未及时干预则容易导致患者死亡。

（三）迟发性多神经病

急性有机磷农药中毒一般无后遗症。个别患者在急性中毒症状消失后10～45天可发生迟发性神经病，发生率一般为5%左右，主要累及感觉运动神经，且可发生下肢瘫痪、四肢肌肉萎缩、手足活动不灵等神经系统症状。目前认为这种病变不是由胆碱酯酶受抑制引起的，可能是由于有机磷农药抑制神经靶酯酶，并使其老化所致。

（四）其他表现

1. 迟发型猝死

患者口服乐果、对硫磷、敌敌畏、甲胺磷等农药，容易对心肌造成极大的损害，在急性有机磷（OPI）中毒恢复期（中毒后3～15天），由于OPI对心脏的迟发性毒作用，心电图可以有QT间期延长，重者可以发生尖端扭转型室性心动过速，最终导致猝死。

2. "反跳"现象

有少部分重度有机磷农药中毒患者在经过积极治疗后症状明显缓解，但在2～8天后病情突然加重，重新出现急性中毒症状，病死率一般较高（大于50％），临床上把这种现象称之为"反跳现象"，其中毒机制尚有争议。

（五）实验室检查

（1）血胆碱酯酶活性测定是诊断有机磷农药中毒的特异性指标，对判断中毒的程度、疗效以及预后的估计极其重要。临床一般以100％作为正常人的血胆碱酯酶活性值，其活性值在50％～70％为轻度中毒，30％～50％为中度中毒，小于30％为重度中毒。

（2）尿中OPI代谢产物的测定：敌百虫代谢为三氯乙醇，对硫磷和甲基对硫磷氧化分解为对硝基酚。如果在尿中监测三氯乙醇或者对硝基酚则有助于诊断上述毒物中毒。

（六）诊断要点

患者有有机磷农药接触史，根据临床表现及实验室检查一般不难诊断。根据中毒的程度急性有机磷农药中毒可以分为以下几种。

（1）轻度中毒：主要表现为M样症状。胆碱酯酶活力一般在50％～70％。

（2）中度中毒：M样症状和N样症状都出现，胆碱酯酶活力一般在30％～50％。

（3）重度中毒：除M样症状和N样症状外，还可以出现中枢神经系统症状，胆碱酯酶活力一般在30％以下。

（七）鉴别诊断

应与心源性肺水肿相鉴别，二者都可以引起肺水肿，但根据病史一般不难做出鉴别，心源性肺水肿患者多有较重的心脏病史而有机磷农药中毒者则有毒物接触史。同时还应当与毒蕈碱、河豚毒素中毒，食物中毒及急性胃肠炎等相鉴别。

二、治疗要点

治疗原则：迅速清除毒物，对于呼吸、心搏骤停者，应立即予以心肺脑复苏，使用解毒药物，稳定生命体征及对症治疗，治疗中间综合征。

（一）切断毒源，清除毒物

将患者撤离中毒现场，脱去污染衣服，用肥皂水擦洗全身，对于眼部污染的患者，应该使用生理盐水、清水、2%碳酸氢钠溶液或3%硼酸溶液进行清洗；对于口服的患者，应立即进行反复洗胃，可以使用1:5 000高锰酸钾溶液或2%碳酸氢钠溶液（敌百虫中毒的患者禁用），每3～4小时洗胃一次，直至洗出清亮的液体。然后使用硫酸钠20～40 g溶于20 mL的水中，口服，待半小时后观察是否有导泻作用，如果没有，可再次口服或者经鼻胃管注入500 mL液体。对于有呼吸、心搏骤停的患者，应立即予以心肺复苏（CPR）。

（二）解毒药物的使用

用药原则：早期、足量、联合及反复给药。

1. 抗胆碱药

（1）阿托品：主要缓解M样症状，通过阻断乙酰胆碱对交感神经和中枢神经的作用，而对N样症状无作用，应用该药应达到"阿托品化"，即M样症状消失（皮肤黏膜干燥、颜面潮红、瞳孔较之前扩大、肺部啰音消失及心率增快）后逐渐减少药量，延长给药时间。

（2）盐酸戊乙奎醚：一种新型选择性长效抗胆碱药，对M样症状、N样症状及中枢神经系统都有拮抗作用，但对支配心脏的M2受体则无作用。盐酸戊乙奎醚的用药应达到口干、皮肤黏膜干燥、肺部啰音减少或消失为标准。

2. 胆碱酯酶复活药

该药主要恢复胆碱酯酶的活性，常用药物主要有氯解磷定、碘解磷定及双复磷，主要缓解 N 样症状。

（三）稳定生命体征及对症治疗

应注意呼吸道通畅，积极氧疗，必要时行机械通气，实行心电监护以防治心律失常，一旦发生心律失常，应积极对症处理。对于脑水肿及肺水肿患者，可以给予脱水药和糖皮质激素，惊厥者可给予镇静治疗。危重患者可行血液净化等治疗。

（四）中间综合征的治疗

唯一有效的急救措施就是机械通气，确保呼吸道通畅，以帮助患者度过呼吸衰竭，当患者自主呼吸恢复之后方可撤离机械通气，一般经过积极治疗 4~18 天症状可以缓解。

三、病情观察与评估

（1）监测生命体征，观察患者有无胸闷、气短、发绀、呼吸浅速、心率加快或减慢、血压升高等症状。

（2）观察有无瞳孔缩小、流涎、多汗等毒蕈碱样症状；肌张力增强、肌束颤动、呼吸肌麻痹等烟碱样症状；以及头昏、头痛、烦躁、癫痫样抽搐等中枢神经系统症状。

（3）评估患者有无自伤自残的危险。

四、护理措施

（一）迅速清除毒物

1. 脱离中毒现场

用清水或肥皂水彻底清洗污染的皮肤，包括指甲缝及头发。眼部受污染时用清水冲洗后滴 1% 阿托品眼液。

2. 洗胃

口服中毒者用 0.9% 氯化钠注射液或 2%~4% 碳酸氢钠注射液持续洗胃至洗出液清亮无农药蒜臭味为止。敌百虫中毒禁用碱性溶液洗胃。

3. 导泻

洗胃毕给予硫酸钠或硫酸镁注射液进行导泻。使用硫酸镁注射液，注意观察呼吸，以免加重抑制呼吸中枢。

（二）保持呼吸道通畅

患者平卧，头偏向一侧，及时清除呕吐物和分泌物，呼吸困难者立即吸氧，3~5 L/min，必要时建立人工气道行机械通气。

（三）用药护理

（1）迅速建立静脉通道，遵医嘱给予盐酸戊乙奎醚（长托宁）、解磷定肌内或静脉注射。

（2）观察药物疗效：患者出现瞳孔扩大、颜面潮红、皮肤干燥无汗、口干、心率增快提示达到阿托品化。

（3）观察药物不良反应：患者出现瞳孔明显散大、心动过速、尿潴留、体温升高、烦躁不安、幻觉、狂躁、谵妄等精神症状应警惕阿托品中毒，遵医嘱用毛果芸香碱或新斯的明进行拮抗。

（四）饮食护理

暂禁食，减轻胃肠道负担，24 小时后可视情况根据医嘱从流质饮食开始。

（五）心理护理

倾听患者的诉求，告知患者家属加强陪伴，进行心理疏导，必要时给予心理支持治疗，缓解其紧张焦虑情绪，防止自伤自残。

五、健康指导

（1）告知患者及家属有机磷农药中毒的治疗效果及预后，使其配合治疗护理。

（2）指导家属正确存放和使用有机磷农药，防止中毒。

（3）指导误服毒物后的自救和互救方法。

（4）出院后一旦有不适及时就诊，3个月内避免再次接触农药。

第五节　▍　气道异物阻塞

一、概述

气道异物阻塞（FBAO）是导致窒息的紧急情况，如不及时解除，数分钟内即可死亡。FBAO造成心脏停搏并不常见，但有意识障碍或吞咽困难的老人和儿童发生得相对较多。FBAO是可以预防而避免的。

二、原因及预防

任何人突然呼吸骤停都应考虑到FBAO。成人通常在进食时易发生，肉类食物是造成FBAO最常见的原因。FBAO的诱因有吞食大块难咽食物、饮酒、老年人戴义齿或吞咽困难、儿童口含小颗粒状食物及物品。注意以下事项有助于预防FBAO：①进食切碎的食物，细嚼慢咽，尤其是戴义齿者。②咀嚼和吞咽食物时，避免大笑或交谈。③避免酗酒。④阻止儿童口含食物行走、跑或玩耍。⑤将易误吸入的异物放在婴幼儿拿不到处。⑥不宜给小儿需要仔细咀嚼或质韧而滑的食物（如花生、坚果、玉米花、果冻等）。

三、临床表现

异物可造成呼吸道部分或完全阻塞，识别气道异物阻塞是及时抢救的关键。

（一）气道部分阻塞

患者有通气，能用力咳嗽，但咳嗽停止时出现喘息声。这时救助者不宜妨碍患者自行排出异物，应鼓励患者用力咳嗽并自主呼吸。但救助者应守护在患者身旁，并监视患者的情况，如不能解除，立即求救紧急救援系统。

FBAO患者可能一开始表现为通气不良，或开始通气好，但逐渐恶化，表现为乏力、无效咳嗽、吸气时高调噪声、呼吸困难加重、发绀。对待这类患者要同气道完全阻塞的患者一样，须争分夺秒地救助。

（二）气道完全阻塞

患者已不能讲话，呼吸或咳嗽时双手抓住颈部，无法通气。对此征象必须能够立即明确识别。救助者应马上询问患者是否被异物噎住，如果患者点头确认，必须立即救助，帮助解除异物。由于气体无法进入肺脏，如不能迅速解除气道阻塞，患者很快就会意识丧失，甚至死亡。如果患者已意识丧失、猝然倒地，则应立即实施心肺复苏。

四、治疗

（一）解除气道异物阻塞

对气道完全阻塞的患者必须争分夺秒地解除气道异物。可通过压迫使气道内压力骤然升高的方法，促使人为咳嗽，使异物从体内排出。具体可采用以下方法。

1. 海姆利希手法

此法可用于有意识的站立或坐位患者。急救者站在患者身后，双臂环抱患者腰部，一手握拳，握拳手的拇指抵患者腹部，位于剑突下与脐上的腹中线部位，另一手握紧拳头，快速向内、向上使拳头冲击腹部，反复冲击腹部直到患者把异物排出。如患者意识丧失，即开始心肺复苏。

采用此法后，应注意检查有无危及生命的并发症，如胃内容物反流造成误吸、腹部或胸腔脏器破裂。除必要时，不宜随便使用。

2. 自行腹部冲击法

气道阻塞患者本人可一手握拳，用拇指抵住腹部，部位同上，再用另一只手握紧拳头，用力快速向内、向上使拳头冲击腹部。如果不成功，患者应快速将上腹部抵压在一硬质物体上，如椅背、桌缘、护栏，用力冲击腹部，直到把异物排出。

3. 胸部冲击法

患者处于妊娠末期或过度肥胖时，救助者双臂无法环抱患者腰部，可用胸部冲击法代替海姆利希手法。救助者站在患者身后，把上肢放在患者腋下，将胸部环抱住。一只手的拇指侧放在前正中线，避开剑突和肋骨下缘，另一只手握住拳头，向后冲压，直至患者把异物排出。

（二）对意识丧失者的解除方法

1. 解除 FBAO 中意识丧失

救助者立即开始心肺复苏。在心肺复苏期间，经反复通气后，若患者仍无反应，急救人员应继续心肺复苏，严格按 30∶2 的比例按压/通气。

2. 发现患者时已无反应

急救人员初始可能不知道患者发生了 FBAO，在反复通气数次后，患者仍无反应，应考虑到 FBAO。可采用以下方法。

（1）在心肺复苏的过程中，如果有第二名急救人员在场，则一名实施救助，另一名启动紧急救援系统，患者保持平卧。

（2）用压额抬颏法开放气道，并试用手指清除口咽部异物。

（3）如果通气时患者胸廓无起伏，重新摆正头部位置，注意开放气道状态，再尝试通气。

（4）异物清除前，如果通气仍未见胸廓起伏，应考虑进一步抢救措施（如 Kelly 钳、Magilla 镊、环甲膜穿刺/切开术）以开通气道。

（5）如异物取出、气道开通后仍无呼吸，需继续缓慢人工通气。检查脉搏、呼吸，如无脉搏，即行胸外按压。

五、急救护理

急性呼吸道异物短时间内可危及生命，护士必须有强烈的风险意识，争分夺秒地协助抢救治疗工作。

（一）做好抢救准备

备氧气、吸引器、电动负压吸引器、纤维支气管镜、直接喉镜、气管插管及气管切开包等急救物品。使用静脉留置针建立静脉通道。完善术前准备，与手术室联系，做好气管、支气管镜检查的准备。询问过敏史。一旦出现极度呼吸困难，立即协助医师抢救，给予氧气吸入。

（二）病情观察

密切观察患者的呼吸情况，判断异物所在部位及运动情况。异物进入喉部及声门下时，患者有剧烈呛咳、喉喘鸣、声嘶、面色发绀、吸气性呼吸困难，可在数分钟内引起窒息。发现上述情况应立即报告医师抢救。观察双肺呼吸动度是否相同、两侧呼吸音是否一致，吸气时胸骨上窝、锁骨上窝、肋间隙有无凹陷，有无喘鸣、口唇发绀，咳嗽及咳嗽的性质，有无颈静脉怒张及颈胸部皮下气肿。持续监护生命体征和血氧饱和度，记录各项目的基础数据。观察有无颅内压增高或颅内出血的征象，注意瞳孔大小、神经反射，有无惊厥、四肢震颤及肌张力增高或松弛等。

（三）尽量保持患者安静

将患者安排在单人间，保持环境安静。使患者卧床，安定情绪，避免紧张，集中进行检查和治疗，尽量避免刺激。减少患儿哭闹，避免大哭导致异物突然移位阻塞对侧支气管或卡在声门后引起窒息或增加耗氧量。禁饮食。

（四）向患者及家属介绍手术过程及注意事项

确定实施经气管镜取异物者，遵医嘱给予阿托品等术前用药。向患者及家属介绍手术的过程，术中、术后可能发生的并发症，配合治疗及护理的注意事项等。检查手术知情同意书是否签字。

（五）术后护理

（1）全麻术后麻醉尚未清醒前，设专人护理，取平卧位，头偏向一侧，防止误吸分泌物，及时吸净患者口腔及呼吸道分泌物，保持呼吸道通畅，持续吸氧。

（2）严密观察呼吸的节率、频率及形态，保持呼吸道通畅，血氧饱和度应保持在95％～100％。观察有无口唇发绀、烦躁不安、鼻翼翕动，注意呼吸有无喉鸣或喘鸣音，监测心电和血氧饱和度。检查口腔中有无分泌物和血液，观察双侧胸部呼吸动度是否对称一致。触诊患者颈部、胸部有无皮下气肿，如有应及时通知医师处理，并标记气肿的范围，以便动态观察。检查患者牙齿有无松动或脱落，并详细记录。

（3）了解术中情况和处理结果，包括异物是否取出、异物的种类、有无异物残留，以及术中是否发生呼吸暂停、出血、心力衰竭、气胸等并发症，便于实施有预见性和针对性的护理。

（4）并发症的观察与护理。①喉头水肿：婴幼儿患者，施行支气管镜取出异物后，可发生喉头水肿。如患儿出现声音嘶哑、烦躁不安、吸气性呼吸困难等症状，应考虑有喉头水肿。此时应密切观察呼吸，注意有无口唇、面色发绀等窒息的前驱症状。遵医嘱给予吸氧，应用足量抗生素及激素，定时雾化吸入。若经上述处理仍无缓解，并呈进行性加重，及时告知医师，必要时行气管切开术解除梗阻。②气胸和纵隔气肿：术后患者出现咳嗽、胸闷、不同程度的呼吸困难应考虑可能并发气胸。立即听诊双肺呼吸音，密切观察呼吸情况、血氧饱和度等，及时通知医师。做好紧急胸腔穿刺放气和胸腔闭式引流的准备，并做好相应护理。③支气管炎、肺炎：注意呼吸道感染的早期征象。反复出现体温升高、咳嗽、气促、多痰等，在确定无异物残留的情况下应考虑并发支气管炎、肺炎等感染。应鼓励患者咳嗽，帮助其每小时翻身1次，定时拍背，促进呼吸道分泌物排出，必要时超声雾化吸入，以湿化气道、稀释痰液，使痰液便于咳出。根据医嘱给予抗生素治疗。

（六）健康指导

呼吸道异物是最常见的儿童意外危害之一，但可以预防。应加强宣传教育，使人们认识呼吸道异物的危险性，掌握预防知识。

（1）避免给幼儿吃花生、瓜子、豆类等带硬壳的食物，避免给孩子玩能够进入口鼻的细小玩具。

（2）教育儿童进食应保持安静，避免其间逗笑、哭闹、嬉戏或受惊吓，以免深吸气时将食物误吸入气道。

（3）教育儿童不要口中含物玩耍。成人要纠正口中含物作业的不良习惯。

（4）加强对昏迷及全麻患者的护理，防止呕吐物吸入下呼吸道，活动义齿应取下。

第六节 ▌ 甲状腺功能亢进危象

甲状腺功能亢进危象简称甲亢危象，是甲状腺毒症急性加重的临床综合征。甲亢危象是甲状腺功能亢进症患者在急性感染、精神创伤、高热、妊娠、甲状腺手术或放射碘治疗等诱因刺激下，病情突然恶化而发生的最严重并发症。主要表现为高热、大汗、心动过速、呕吐、腹泻、烦躁不安、谵妄甚至昏迷。甲亢危象病情凶险，必须及时抢救，否则患者常因高热、心力衰竭、肺水肿及水、电解质紊乱而导致死亡。

一、病因与诱因

（一）病因

本病病因尚未完全阐明，目前认为可能与交感神经兴奋，垂体-肾上腺皮质轴应激反应减弱，大量 T_3、T_4 释放入血有关。

（二）诱因

1. 严重感染

严重感染是临床上最常见的危象诱因，约占全部诱因的40％，其中以呼吸道感染最为常见，其次为胃肠道、胆道及尿道，少数为败血症、腹膜炎、皮肤感染等，原虫、真菌、立克次体等全身性感染亦可诱发。危象发生一般与感染的严重程度成正比，且多发生于感染的高峰阶段。

2. 各种应激

过度紧张、高温环境、过度疲劳、情绪激动等应激可导致甲状腺素突然大量释放。

3. 精神创伤

甲亢患者受精神刺激时，交感神经-肾上腺兴奋性增强，机体对儿茶酚胺敏感性增加，很容易诱发危象。

4. 药物治疗不当

突然停用抗甲状腺药物，致使甲状腺素大量释放；口服过量甲状腺药物，使甲亢症状迅速加重。

5. 严重躯体疾病

如心力衰竭、低血糖、脑卒中、急腹症等。

6. 其他

手术前准备不充分、^{131}I 治疗及过度挤压甲状腺，使大量甲状腺素释入血。

二、发病机制

甲状腺危象确切的发病机制尚未完全阐明，目前认为是由多种因素综合作用所导致的，血液中甲状腺素含量的急骤增多，是甲状腺危象发病的基本条件和中心环节。甲状腺手术、放射性碘治疗后，大量甲状腺激素释放至循环血液中。使患者血中的甲状腺素升高，而感染、手术等应激因素使血中甲状腺素结合蛋白浓度减少，游离甲状腺激素增加，而各系统的脏器及周围组织对过多的甲状腺激素适应能力减低，同时应激因素导致血液中儿茶酚胺增加，在游离甲状腺激素增加的基础上，机体对儿茶酚胺的敏感性增强，最终导致机体丧失对甲状腺激素反应的调节能力，从而出现甲亢危象的各症状和体征。

三、临床表现

患者除原有甲亢症状加重外，典型表现为高热、大汗淋漓、心动过速、频繁呕吐、腹泻、谵妄，甚至昏迷。

（一）高热

体温骤然升高可达 39 ℃以上，甚至达 41 ℃，一般降温措施无效，患者面色潮红、大汗淋漓、呼吸急促，继而汗闭、皮肤黏膜干燥、苍白、明显脱水甚至休克。

（二）精神神经改变

患者可因脱水、电解质紊乱、缺氧等导致脑细胞代谢障碍而出现精神神经症状，表现焦虑、极度烦躁不安、谵妄、表情淡漠、嗜睡甚至昏迷。

（三）心血管系统

心动过速出现较早，心率可达 140～240 次/分，心率增快与体温升高的程度不成比例，心率越快，病情越严重。可出现各种心律失常，如期前收缩、心房颤动等。心脏搏动增强、心音亢进，可闻及收缩期杂音，血压升高，以收缩压升高明显，脉压增大，可有相应的周围血管体征。一般来说，伴有甲亢性心脏病患者，容易发生甲状腺危象，当发生危象以后，促使心功能进一步恶化，较易发生心力衰竭、肺水肿。

（四）消化系统

患者可出现厌食、恶心、频繁呕吐、腹痛、腹泻、体重锐减，严重者可致水、电解质紊乱；肝功能损害明显者，可有肝大、黄疸，少数患者可发生腹水、肝昏迷。

（五）水、电解质紊乱

频繁呕吐、腹泻、大量出汗、进食减少等常导致水、电解质紊乱，表现为脱水、低钠血症、低钾血症、低钙血症等。

部分患者的临床症状和体征很不典型，无明显高代谢综合征及甲状腺肿大和凸眼征，而主要表现为表情淡漠、嗜睡、木僵、反射减弱、低热、乏力、心率减慢、血压下降、进行性衰竭等，最后陷入昏迷，临床上称为"淡漠型"甲亢，多见于老年甲亢患者，容易被漏诊或误诊而延误救治，易发生危象，应予以重视。

四、辅助检查

（一）血清甲状腺激素测定

血清甲状腺激素（T_4）、三碘甲状腺原氨酸（T_3）可明显增高，也可在一般甲亢范围，少数患者由于甲状腺结合球蛋白（TBG）浓度下降使总 T_3（TT_3）、总血清甲状腺激素 T_4（TT_4）

下降，而甲亢危象患者血清中游离甲状腺激素水平（FT_3、FT_4）明显增高，可直接反映甲状腺功能状态，其敏感性明显高于 TT_3 和 TT_4。

（二）血常规

血中白细胞、血清转氨酶及胆红素可升高。

五、护理诊断及合作性问题

（一）体温过高

体温过高与血中甲状腺激素明显增高引起产热增多有关。

（二）有体液不足的危险

体液不足与高热、频繁呕吐、腹泻、大量出汗引起脱水有关。

（三）焦虑

焦虑与交感神经兴奋性增高、担心预后等有关。

（四）知识缺乏

缺乏疾病的预防知识。

（五）潜在并发症

水、电解质紊乱，心力衰竭。

六、护理措施

（一）紧急救护

1. 迅速降低血液中甲状腺激素水平
（1）抑制甲状腺激素的合成：首选丙硫氧嘧啶（PTU），可

以抑制甲状腺内 T_3、T_4 的合成。同时抑制外周组织中 T_4 向 T_3 转化。首剂 600 mg，口服或由胃管灌入，以后每次 PTU 200 mg，每天 3 次，待危象消除后改用常规剂量。也可用其他抗甲状腺药。

（2）减少甲状腺激素释放：复方碘溶液可以抑制已经合成的甲状腺激素的释放，能够迅速降低循环血液中甲状腺激素水平。服用抗甲状腺药 1~2 小时后，用碘/碘化钾，首剂 30~60 滴，以后 5~10 滴，每 8 小时 1 次，口服或由胃管灌入，或碘化钠 0.5~1.0 g 加入 5% 葡萄糖盐水 500 mL 中，缓慢静脉滴注 12~24 小时，视病情好转后逐渐减量，危象消除即可停用，一般使用 3~7 天停药。

（3）降低周围组织对甲状腺激素的反应：应用肾上腺素能阻滞药普萘洛尔可抑制甲状腺激素对交感神经的作用，并阻止 T_4 转化为 T_3。若无心功能不全，40~80 mg，每 6~8 小时口服 1 次。或 2~3 mg 加于 5% 葡萄糖盐水 250 mL 中缓慢静脉滴注。同时密切注意心率、血压变化。一旦危象解除改用常规剂量。

（4）拮抗应激：可用糖皮质激素提高机体应激能力，降低周围组织对甲状腺激素的反应性。一般氢化可的松 100 mg 或地塞米松 20~30 mg 加入 5% 葡萄糖盐水 500 mL 中静脉滴注，每 6~8 小时一次。危象解除后可停用或改用泼尼松（强的松）小剂量口服，维持数天。

（5）降低和清除血液中甲状腺激素：上述治疗效果不满意时，可进行血液透析、腹膜透析或血浆置换等治疗，能够迅速降低血浆甲状腺激素浓度。

2. 迅速降温

尽快采取降温措施，多用物理降温，如冰袋、乙醇擦浴、冷生理盐水保留灌肠、输入低温液体等或物理降温加人工冬眠，使体温控制在 34~36 ℃，持续数天或更长，直至患者情况稳定为止。在应用人工冬眠时，注意体温的变化并以测肛温为准。

（二）护理要点

1. 严密观察病情变化

持续进行心电监护，监测患者生命体征、神志、瞳孔等变化，及时发现有无危及生命的心律失常，发现异常情况及时通知医师，配合抢救。

2. 活动与休息

绝对卧床休息，保持环境安静，避免一切不良刺激，协助做好生活护理。

3. 对症护理

保持气道通畅，缺氧者给予氧气吸入。烦躁不安者遵医嘱给予地西泮 10 mg 肌内注射或静脉注射，或 10% 水合氯醛 10～15 mL 灌肠。

4. 饮食护理

能进食者给予高热量、高蛋白、高纤维素、忌碘饮食，鼓励患者多饮水，每天饮水量不少于 2000 mL；昏迷患者给予鼻饲；极度消瘦、进食困难或厌食者，遵医嘱予以静脉补充营养。忌用咖啡、浓茶等兴奋性饮料。

5. 用药护理

心功能不全、支气管哮喘、房室传导阻滞的患者慎用或禁用普萘洛尔；使用碘剂治疗者，应注意观察是否有碘过敏症状。

6. 并发症观察护理

监测血清电解质，监护各重要器官功能，积极抗感染治疗，纠正水、电解质紊乱和防治各种并发症。

7. 心理护理

以熟练的技术配合医师抢救，安慰患者及家属，稳定情绪，运用积极、镇静的态度给予心理支持。

（三）健康教育

（1）疾病知识指导：向患者及家人介绍甲亢及其并发症防治

知识，尤其是引起甲亢危象的常见诱因，如感染、严重精神刺激、创伤、突然停抗甲状腺药等，指导如何预防及避免。合理安排工作与休息，避免过度紧张、劳累。学会自我调节，保持情绪稳定，增强应对能力。

（2）用药指导：指导患者严格按医嘱服药，强调抗甲状腺药物长期服用的重要性，不可随意减量、停药；指导患者避免摄入含碘多的饮食及药物；教会患者及家属观察病情，一旦出现发热、呕吐、大汗等表现，立即就医。

（3）上衣宜宽松，严禁用手挤压甲状腺以免甲状腺受压后甲状腺素分泌增多，加重病情。

（4）甲亢患者需手术时，必须完善各项检查，做好充分的术前准备，防止手术诱发危象发生。

第七节　■　糖尿病酮症酸中毒

糖尿病酮症酸中毒（DKA）为最常见的糖尿病急症，是由于体内胰岛素缺乏引起的以高血糖、高血酮和代谢性酸中毒为主要表现的临床综合征。当代谢紊乱发展至脂肪分解加速、血清酮体积聚超过正常水平时称为酮血症，尿酮体排出增多称为酮尿，临床上统称为酮症。当酮酸积聚而发生代谢性酸中毒时称为酮症酸中毒，常见于 1 型糖尿病患者或 β 细胞功能较差的 2 型糖尿病患者伴应激时。

一、病因

DKA 发生在有糖尿病基础，在某些诱因作用下发病。DKA 多见于年轻人，1 型糖尿病易发，2 型糖尿病可在某些应激情况下发生。发病过程大致可分为代偿性酮症酸中毒与失代偿性酮症酸中毒 2 个阶段。诱发 DKA 的原因如下。

（一）急性感染

以呼吸、尿道、胃肠道和皮肤的感染最为常见。伴有呕吐的感染更易诱发急性感染。

（二）胰岛素和药物治疗中断

胰岛素和药物治疗中断是诱发 DKA 的重要因素，特别是胰岛素治疗中断。有时也可因体内产生胰岛素抗体致使胰岛素的作用降低而诱发。

（三）应激状态

糖尿病患者出现精神创伤、紧张或过度劳累、外伤、手术、麻醉、分娩、脑血管意外、急性心肌梗死等。

（四）饮食失调或胃肠疾病

严重呕吐、腹泻、厌食、高热等导致严重失水，过量进食含糖或脂肪多的食物，酗酒，或每天糖类摄入过少（<100 g）时。

（五）不明病因

发生 DKA 时往往有几种诱因同时存在，但部分患者可能找不到明显诱因。

二、发病机制

主要病理基础为胰岛素相对或绝对不足、拮抗胰岛素的激素（胰高血糖素、皮质醇、儿茶酚胺类、生长激素）增加以及严重失水等，因此产生糖代谢紊乱，血糖不能正常利用，导致血糖增高、脂肪分解增加、血酮增高和继发性酸中毒与水、电解质平衡失调等一系列改变。本病发病机制中各种胰岛素拮抗激素相对或绝对增多起重要作用。

（一）脂肪分解增加、血酮增高与代谢性酸中毒的出现

DKA 患者脂肪分解的主要原因：①胰岛素的严重缺乏，不能抑制脂肪分解。②糖利用障碍，机体代偿性脂肪动员增加。③生长激素、胰高血糖素和糖皮质激素的作用增强，促进脂肪的分解。此时因脂肪动员和分解加速，大量脂肪酸在肝经 β 氧化生成乙酰辅酶 A。正常状态下的乙酰辅酶 A 主要与草酰乙酸结合后进入三羧酸循环。DKA 时，由于草酰乙酸的不足，使大量堆积的乙酰辅酶 A 不能进入三羧酸循环，加上脂肪合成受抑制，使之缩合为乙酰乙酸，再转化为 β-羟丁酸、丙酮，三者总称为酮体。与此同时，胰岛素的拮抗激素作用增强，也成为加速脂肪分解和酮体生成的另一个因素。在糖、脂肪代谢紊乱的同时，蛋白质的分解过程加强，出现负氮平衡，血中生酮氨基酸增加，生糖氨基酸减少，这在促进酮血症的发展中也起了重要作用。当肝内产生的酮体量超过了周围组织的氧化能力时，便引起高酮血症。

病情进一步恶化将引起：①组织分解加速。②毛细血管扩张和通透性增加，影响循环的正常灌注。③抑制组织的氧利用。④先出现代偿性通气增强，继而 pH 下降，当 pH<7.2 时，刺激呼吸中枢引起深快呼吸（Kussmaul 呼吸），pH<7.0 时，可导致呼吸中枢麻痹，呼吸减慢。

（二）胰岛素严重缺乏、拮抗激素增高及严重脱水

当胰岛素严重缺乏和拮抗激素增高情况下，糖利用障碍，糖原分解和异生作用加强，血糖显著增高，可超过 19.25 mmol/L，继而引起细胞外高渗状态，使细胞内水分外移，引起稀释性低钠。一般来说，血糖每升高 5.6 mmol/L，血浆渗量增加 5.5 mmol/L，血钠下降 2.7 mmol/L。此时，增高的血糖由肾小球滤过时，可比正常的滤过率 [5.8～11 mmol/（L·min）] 高出 5～10 倍，大大超过了近端肾小管回吸收糖 [16.7～27.8 mmol/（L·min）] 的能力，多余的糖由肾排出，带走大量水分和电解质，这种渗透性

利尿作用必然使有效血容量下降，机体处于脱水状态。此外，由此而引起的机体蛋白质、脂肪过度分解产物（如尿素氮、酮体、硫酸、磷酸）从肺、肾排出，同时厌食、呕吐等症状都可加重脱水的进程。在脱水状态下的机体，胰岛素利用下降与反调节激素效应增强的趋势又必将进一步发展。这种恶性循环若不能有效控制，必然引起内环境的严重紊乱。

（三）电解质失衡

因渗透性利尿作用，从肾排出大量水分的同时也丢失 K^+、Na^+ 和 Cl^- 等离子。血钠在初期可由于细胞内液外移和排出增多而引起稀释性低钠，但若失水超过失钠程度，血钠也可增高。血钾降低多不明显，有时由于 DKA 时组织分解增加使大量细胞内 K^+ 外移而使测定的血钾不低，但总体上仍以低钾多见。

三、临床表现

绝大多数 DKA 见于 1 型糖尿病患者，有使用胰岛素治疗史，且有明显诱因，小儿则多以 DKA 为首先症状出现。一般起病急骤，但也有逐渐起病者。早期患者常感软弱、乏力、肌肉酸痛，是 DKA 的前驱表现，同时糖尿病本身症状也加重，常因大量尿糖及酮尿使尿量明显增加，体内水分丢失，多饮、多尿更为突出，此时食欲缺乏、恶心、呕吐、腹痛等消化道症状及胸痛也很常见。老年有冠心病者可并发心绞痛，甚而心肌梗死及心律失常或心力衰竭等。由于 DKA 时心肌收缩力减低，每搏量减少，加以周围血管扩张，血压常下降，导致周围循环衰竭。

（一）严重脱水

皮肤黏膜干燥、弹性差，舌干而红，口唇呈樱桃红色，眼球下陷，心率增快，心音减弱，血压下降；并可出现休克及中枢神经系统功能障碍，如头痛、神志淡漠、恍惚，甚至昏迷。少数患者尚可在脱水时出现上腹部剧痛、腹肌紧张并压痛，酷似急性胰腺炎或外科急腹症，胰淀粉酶亦可升高，但非胰腺炎所致，与严重脱水和糖代谢紊乱有关，一般在治疗 2～3 天后可降至正常。

（二）酸中毒

可见深而快的 Kussmaul 呼吸，呼出气体呈酮味（烂苹果味），但患者常无呼吸困难感觉，少数患者可并发呼吸窘迫综合征。酸中毒可导致心肌收缩力下降，诱发心力衰竭。当 pH＜7.2 时中枢神经系统受抑制则出现倦怠、嗜睡、头痛、全身痛、意识模糊和昏迷。

（三）电解质失衡

早期低血钾常因病情发展而进一步加重，可出现胃肠胀气、腱反射消失和四肢麻痹，甚至有麻痹性肠梗阻的表现。当同时合并肾功能损害，或因酸中毒致使细胞内大量钾进入细胞外液时，血钾也可增高。

（四）其他

肾衰竭时少尿或无尿，尿检出现蛋白、管型；部分患者可有发热，病情严重者体温下降，甚至降至 35 ℃以下，这可能与酸血症时血管扩张和循环衰竭有关；尚有少数患者可因 6-磷酸葡萄糖脱氢酶缺乏而产生溶血性贫血或黄疸。

四、实验室检查

（一）尿糖、尿酮检查

尿糖、尿酮强阳性，但当有严重肾功能损害时由于肾小球滤过率减少而导致肾糖阈增高时，尿糖和尿酮亦可减少或消失。

（二）血糖、血酮检查

血糖明显增高，多高达 16.7～33.3 mmol/L，有时可达

33.3 mmol/L 以上；血酮体增高，正常为低于 0.6 mmol/L，>1.0 mmol/L 为高血酮，>3.0 mmol/L 提示酸中毒。

（三）血气分析

代偿期 pH 可在正常范围，HCO_3^- 降低；失代偿期 pH<7.35，HCO_3^- 进一步下降，BE 负值增大。

（四）电解质测定

血钾正常或偏低，尿量减少后可偏高，血钠、血氯多偏低，血磷低。

（五）其他

肾衰竭时，尿素氮、肌酐增高，尿常规可见蛋白、管型，白细胞计数多增加。

五、诊断及鉴别诊断

DKA 的诊断基于如下条件：①尿糖强阳性。②尿酮体阳性，但在肾功能严重损伤或尿中以 β-羟丁酸为主时尿酮可减少甚至消失。③血糖升高，多为 16.7～33.3 mmol/L，若超过 33.3 mmol/L，要注意有无高血糖高渗状态。④血 pH 常小于 7.35，HCO_3^- 降低。在早期代偿阶段血 pH 可正常，但碱剩余（BE）负值增大。关键在于对临床病因不明的脱水、酸中毒、休克、意识改变进而昏迷的患者应考虑 DKA 的可能。若尿糖、尿酮体阳性，血糖明显增高，无论有无糖尿病史，都可结合临床特征而确立诊断。

DKA 可有昏迷，但在确立是否为 DKA 所致时，除需与高血糖高渗状态、低血糖昏迷和乳酸性酸中毒进行鉴别外，还应注意脑血管意外的出现，应详查神经系统体征，特别要急查头颅 CT，以资鉴别，必须注意二者同时存在的可能性。

六、急诊处理

治疗原则为尽快纠正代谢紊乱，去除诱因，防止各种并发症。补液和胰岛素治疗是纠正代谢紊乱的关键。

（一）补液

输入液体的量及速度应根据患者脱水程度、年龄及心功能状态而定。一般每天总需量按患者原体重的 10％ 估算。首剂生理盐水 1000～2000 mL，1～2 小时静脉滴注完毕，以后每 6～8 小时输 1000 mL 左右。补液后尿量应在每小时 100 mL 以上，如仍少尿，表示补液不足或心、肾功能不佳，应加强监护，酌情调整。昏迷者在苏醒后，要鼓励口服液体，逐渐减少输液，较为安全。

（二）胰岛素治疗

常规以小剂量胰岛素为宜，这种用法简单易行，不必等血糖结果；无迟发低血糖和低血钾反应，经济、有效。实施时可分两个阶段进行。

1. 第一阶段

患者诊断确定后（或血糖＞16.7 mmol/L），开始先静脉滴注生理盐水，并在其中加入短效胰岛素，每小时给予每千克体重 0.1 U 胰岛素，使血清胰岛素浓度恒定达到 100～200 μU/mL，每 1～2 小时复查血糖，如血糖下降＜30％，可将胰岛素加量；对有休克和/或严重酸中毒和/或昏迷的重症患者，应酌情静脉注射首次负荷剂量 10～20 U 胰岛素；如下降超过 30％，则按原剂量继续静脉滴注，直至血糖下降为≤13.9 mmol/L 后，转第二阶段治疗；当血糖 8.33 mmol/L 及以下时，应减量使用胰岛素。

2. 第二阶段

当患者血糖下降至 13.9 mmol/L 及以下时，将生理盐水改为 5％ 葡萄糖（或糖盐水），胰岛素的用量则按葡萄糖与胰岛素之比为（3～4）：1（即每3～4 g糖给胰岛素1 U）继续点滴，使血糖维持在11.1 mmol/L左右，酮体阴性时，可过渡到平日治疗剂量，但在停止静脉滴注胰岛素前1小时酌情皮下注射胰岛素1次，以防血糖的回升。

（三）补钾

DKA患者从尿中丢失钾，加上呕吐与摄入减少，必须补充。但测定的血钾可因细胞内钾转移至细胞外而在正常范围内，因此，除非患者有肾功能障碍或无尿，一般在开始治疗即进行补钾。补钾应根据血钾和尿量：治疗前血钾低于正常，立即开始补钾，前2～4小时通过静脉输液每小时补钾为13～20 mmol/L（相当于氯化钾1.0～1.5 g）；血钾正常、尿量＞40 mL/h，也立即开始补钾；血钾正常、尿量＜30 mL/h，暂缓补钾，待尿量增加后再开始补钾；血钾高于正常，暂缓补钾。使用时应随时进行血钾测定和心电图监护。如能口服，用肠溶性氯化钾1～2 g，3次/天。用碳酸氢钠时，鉴于它有促使钾离子进入细胞内的作用，故在滴入5％碳酸氢钠150～200 mL时，应加氯化钾1 g。

（四）纠正酸中毒

患者酸中毒系因酮体过多所致，而非HCO_3^-缺乏，一般情况下不必用碳酸氢钠治疗，大多可在输注胰岛素及补液后得到纠正。反之，易引起低血钾、脑水肿、反常性脑脊液pH下降和因抑制氧合血红蛋白解离而导致组织缺氧。只有pH＜7.1或CO_2结合力4.5～6.7 mmol/L甚至更低、HCO_3^-＜5 mmol/L时给予碳酸氢钠50 mmol/L。

（五）消除诱因，积极治疗并发症

并发症是关系患者预后的重要因素，也是酮症酸中毒病情加重的诱因，如心力衰竭、心律失常、严重感染等，都须积极治疗。此外，对患者应用鼻导管供氧，严密监测神志、血糖、尿糖、尿量、血压、心电图、血气、血浆渗量、尿素氮、电解质及出入量等，以便及时发现病情变化，及时予以处理。

七、急救护理

（一）急救护理要点

（1）补液：是抢救 DKA 首要的、极其关键的措施。补液可以迅速纠正失水以改善循环血容量与肾功能。通常使用 0.9％氯化钠注射液。一般补液应遵循以下原则：①若血压正常或偏低，血钠小于 150 mmol/L，静脉输入 0.9％氯化钠注射液。发生休克者，还应间断输入血浆或全血。②若血压正常，血钠高于或等于 150 mmol/L，或伴有高渗状态，可开始就用低渗液体。③血糖降至 13.9 mmol/L 以下，改用 5％葡萄糖注射液。补充的量及速度须视失水程度而定。一般按患者体重（kg）的 10％估计输液。补液按先快后慢的原则进行。最开始的 4 小时补充总量的 1/4～1/3，头 8～12 小时补充总量的 2/3，其余的量在 24～48 小时内补足。补液途径以静脉为主，辅以胃肠内补液。

（2）应用胰岛素：静脉滴注或静脉推注小剂量胰岛素治疗，此法简单易行，安全有效，较少发生低血钾、脑水肿及后期低血糖等严重不良反应。每小时胰岛素用量 0.1 U/kg（可用 50 U 短效胰岛素加入 500 mL 0.9％氯化钠注射液中以 1 mL/min 的速度持续静脉滴注）。

（3）保持呼吸道通畅，吸氧，提供保护性措施。

（二）一般护理要点

（1）严密观察生命体征和神志变化，低血钾患者应做心电图监测，为病情判断和观察治疗反应提供客观依据。

（2）及时采血、留尿，送检尿糖、尿酮、血糖、血酮、电解质及血气等。

（3）准确记录 24 小时出入量。

（4）补液时密切监测肺水肿发生情况。

（5）遵医嘱用药，纠正电解质及酸碱失衡：轻症患者经补液及胰岛素治疗后，酸中毒可逐渐得到纠正，不必补碱。重症酸中毒，二氧化碳结合力<8.92 mmol/L，pH<7.1，应根据血 pH 和二氧化碳结合力变化，给予适量碳酸氢钠溶液静脉输入。酸中毒时细胞内缺钾，治疗前血钾水平不能真实反映体内缺钾程度，治疗后 4~6 小时血钾常明显下降，故在静脉输入胰岛素及补液同时应补钾，最好在心电监护下，结合尿量和血钾水平，调整补钾量和速度。在使用胰岛素 4 小时后，只要有尿排出（>30 mL/h），则应当补钾。

（6）对症护理：针对休克、严重感染、心力衰竭、心律失常、肾衰竭、脑水肿等进行处理，加强护理，注意口腔、皮肤的护理，预防压疮和继发性感染。昏迷患者应加强生活护理。

第八节 ■ 重症肌无力危象

一、疾病概论

重症肌无力（myasthenia gravis，MG）是神经-肌肉接头处传递障碍所致的慢性疾病，主要由乙酰胆碱受体抗体介导，细胞免疫和补体参与的自身免疫性疾病。临床特征为受累肌肉极易疲劳，经休息和抗胆碱酯酶药物治疗后部分恢复。若其在病程中突然出现呼吸衰竭、肺活量明显减少者称为重症肌无力危象。

（一）病因与发病机制

1. 病因

重症肌无力危象在原有重症肌无力的基础上，常因下列因素而诱发：①感染。②创伤、分娩、胸腺切除手术或放射治疗。

③重症肌无力治疗不当（如未经抗胆碱酯酶药物治疗、抗胆碱酯酶药量不足或过量或长期使用抗胆碱酯酶药物者突然停药）。④某些药物的影响（如箭毒、吗啡等）。

2. 发病机制

目前，重症肌无力的发病机制尚未完全明了，可能因为体内产生乙酰胆碱受体抗体（acetylcholine receptor antibody，AchR-Ab），在补体的参与下，与乙酰胆碱受体（acetylcholine receptor，AchR）发生应答，足够的循环抗体能致突触后膜传递障碍而发生肌无力，在此基础上，因上述不良因素而诱发重症肌无力危象。

（二）临床表现

重症肌无力危象是重症肌无力的主要死亡原因，患者可因呼吸肌、膈肌受累而出现咳嗽无力、呼吸困难，甚至因呼吸麻痹或继发吸入性肺炎而死亡；心肌偶可受累，常致突然死亡。

（三）救治原则

（1）不同危象的特殊处理。①肌无力危象：静脉用抗胆碱酯酶药物，如新斯的明 1 mg 溶于 5% 葡萄糖注射液或生理盐水 1000 mL 中静脉滴注或 0.3～1.0 mg 静脉注射，也可用溴吡斯的明 1.2 mg 静脉注射，必要时定期重复使用。若用药后症状不减轻，甚至加重，应警惕胆碱能危象的发生。②胆碱能危象：立即停用抗胆碱酯酶药物，静脉注射或肌内注射阿托品，每次 0.5～2.0 mg，每 15～30 分钟重复 1 次，直到毒蕈碱样症状消失为止，同时可给予碘解磷定。③反拗性危象：立即停用一切药物，行气管插管或气管切开术，呼吸机辅助呼吸，72 小时以后，才可从小剂量开始应用抗胆碱酯酶药物。

（2）糖皮质激素和免疫抑制剂。糖皮质激素能缩短危象发作持续时间，对于胸腺瘤者，免疫抑制剂疗效优于抗胆碱酯酶药。

（3）注意维持水、电解质平衡。

（4）病因治疗：由胸腺瘤引起的重症肌无力并发危象者，待病情控制后，择期手术治疗。

二、护理评估

（一）病史

重症肌无力危象是在重症肌无力的基础上因某些因素而诱发，因此需了解患者重症肌无力发生的时间，主要症状特点，平时用药情况，包括药物的名称、剂量、服药时间等，危象发生前的精神状况，有无不良的精神刺激、应激状况等，危象发生主要的症状，救治情况，此外还应了解家属成员有无类似病史。

（二）身心状况

1. 症状与体征

临床上将重症肌无力危象分为肌无力危象、胆碱能危象和反拗性危象 3 种类型。

（1）肌无力危象：最主要的临床类型，暴发型尤为多见，为疾病发展所致。多发生在感染、创伤或减药、停药后，出现呼吸衰竭者为肌无力危象。临床表现为烦躁不安，咽喉肌及呼吸肌进行性无力而出现呼吸、吞咽困难，咳嗽排痰无力，导致分泌物阻塞，发生严重缺氧，甚至呼吸衰竭而死亡。肌无力危象多发生于感染、创伤或停药后，无抗胆碱酯酶药中毒症状，静脉注射新斯的明 2～10 mg，症状可显著好转，其作用时间可持续 2～4 分钟。

（2）胆碱能危象：由于抗胆碱酯酶药物过量，突触后膜产生除极阻断所致，约占重症肌无力危象的 3%。临床表现除有上述肌无力危象症状外，常有瞳孔缩小，泪液、唾液、呼吸道分泌物增多，腹痛、腹胀、腹泻等毒蕈碱样作用和肌束震颤。新斯的明试验使肌无力症状加重，阿托品试验可使毒蕈碱中毒症状改善。

（3）反拗性危象：又称为无反应危象，由于突触后膜大量乙酰胆碱受体受损，对抗胆碱酯酶药物失去反应，致突触后膜难以达到充分的极化所致。临床表现与胆碱能危象相似。停用抗胆碱酯酶药物症状无改善，新斯的明试验症状无改善或加重。

2. 心理和社会状况

患者在原有疾病基础上病情加剧，出现呼吸衰竭等表现，病情危重，使患者及家属焦虑不安、恐惧、消极，甚至悲观绝望。

（三）辅助检查

1. 电生理试验

虽然 1 次低频超强电刺激可使正常人神经冲动释放乙酰胆碱量减少，但仍可保持正常的神经-肌肉接头传导，安全系数为 3 或 4；重症肌无力患者乙酰胆碱受体数目减少，安全系数降低，故多数患者电生理试验阳性。

2. AchR-Ab 测定

大多数为阳性。

3. 胸腺 CT 扫描

多数患者胸腺肿大或有胸腺瘤。

三、护理诊断

（一）清除呼吸道无效

与咳嗽无力及呼吸道分泌物增多有关。

（二）气体交换受损

与呼吸肌、膈肌受累有关。

四、护理目标

（1）呼吸道分泌物及时获得清除，呼吸道保持畅通。

（2）呼吸困难获得缓解，缺氧得到纠正，生命体征平稳。

五、护理措施

（一）一般护理

（1）绝对卧床休息。

（2）给氧：呼吸困难者均应给氧，有明显发绀者应行面罩给氧，必要时行气管插管或气管切开术，呼吸机辅助呼吸。

（3）饮食：多不能进食，应通过鼻饲流质加强营养。

（4）其他：定时改变体位、拍背，引流痰液，使用深部吸引器，定时做雾化吸入，防止肺不张；做好口腔护理、皮肤护理。预防口腔炎和压疮的发生。

（二）急救护理

1. 病情监测

密切观察病情：注意呼吸频率与节律的变化，观察有无呼吸困难加重、发绀、咳嗽无力、瞳孔变化、出汗、唾液或呼吸道分泌物增多等现象。

2. 用药护理

使用抗胆碱酯酶药物时，应严格遵医嘱执行，用药过程中注意观察患者症状是否有所减轻，如用药后症状不减轻，甚至加重，应警惕胆碱能危象的发生，应及时报告医师。禁止使用对神经-肌肉传递阻滞的药物，如氨基糖苷类抗生素、普鲁卡因胺等。

（三）健康指导

（1）保持心情舒畅，生活有规律。

（2）按医嘱正确用药，定期到医院复诊，外出时随身携带好药物及病历。

（3）避免疲劳、预防感染。

（4）病情加重时及时到医院就诊。

六、护理评价

（1）患者呼吸道分泌物及时获得清除，未发生吸入性肺炎，呼吸道保持畅通，气管切开者未发生继发感染。

（2）患者生命体征平稳，血气分析正常。

（3）患者了解重症肌无力危象的预防知识，能按医嘱正确用药。

第九节　■　超高热危象

危象不是一个独立的疾病，它是指某一疾病在病程进展过程中所表现的一组急性综合征。多数危象的发生是由于某些诱发因素对基础疾病所导致的原有内环境急剧变化，并对重要器官特别是大脑功能构成严重的威胁。若抢救不及时，死亡率和致残率均较高。但若能够及时发现治疗，护理措施得当，危象是可以得到有效控制的。

体温超过 41 ℃ 称为高热。超高热危象是指高热同时伴有抽搐、昏迷、休克、出血等，多有体温调节中枢功能障碍。超高热可使肌肉细胞快速代谢，引起肌肉僵硬、代谢性酸中毒及心脑血管系统等的损害，严重者可导致患者死亡。

一、病因

（一）感染性发热

任何病原体（各种病毒、细菌、真菌、寄生虫、支原体、螺旋体、立克次体等）引起的全身各系统器官的感染。

（二）非感染性发热

凡是病原体以外的各种物质引起的发热均属于非感染性发

热，常见病因如下。

1. 体温调节中枢功能异常

体温调节中枢受到损害，使体温调定点上移，造成发热。常见于中暑、安眠药中毒、脑外伤、脑出血等。

2. 变态反应与过敏性疾病

变态反应时形成抗原抗体复合物，激活白细胞释放内源性致热原而引起发热，如血清病、输液反应、药物热及某些恶性肿瘤等。

3. 内分泌与代谢疾病

如甲亢、硬皮病等。

二、临床表现

（一）体温升高

患者体温达到或超过 41 ℃，出现呼吸急促、烦躁、抽搐、休克、昏迷等症状。

（二）发热的特点

许多发热疾病具有特殊热型，根据不同热型，可提示某些疾病的诊断，如稽留热常见于伤寒、大叶性肺炎；弛张热常见于败血症、严重化脓性感染等。

（三）伴随症状

发热可伴有皮疹、寒战、淋巴结或肝脾大等表现。

三、实验室及其他检查

有针对性地进行血常规、尿常规、便常规、脑脊液等常规检查，病原体显微镜检查，细菌学检查，血清学检查，血沉、免疫学检查、X 线、超声、CT 检查等。

四、治疗要点

（一）治疗原则

迅速降温，有效防治并发症，加强支持治疗，对因治疗。

（二）治疗措施

1. 降温

迅速而有效地将体温降至 38.5 ℃是治疗超高热危象的关键。

（1）物理降温的常用方法。①冰水擦浴：对高热、烦躁、四肢灼热者可用；②温水擦浴：对寒战、四肢厥冷的患者，用 32～35 ℃温水擦浴，以免寒冷刺激而加重血管收缩；③乙醇擦浴：30%～50%乙醇擦拭；④冰敷：用冰帽、冰袋置于前额及腋窝、腹股沟、腘窝等处。

物理降温的注意事项：①擦浴方法是自上而下，由耳后、颈部开始，直至患者皮肤微红，体温降至 38.5 ℃左右；②不宜在短时间内将体温降得过低，以防引起虚脱；③伴皮肤感染或有出血倾向者，不宜皮肤擦浴；④降温效果不佳者可适当配合药物降温等措施。

（2）常用退热药物。①复方氨基比林 2 mL 或柴胡注射液 2 mL 肌内注射；②阿司匹林、对乙酰氨基酚、地塞米松等；③对高热伴惊厥的患者，可用人工冬眠药物（哌替啶 100 mg、异丙嗪 50 mg、氯丙嗪 50 mg）全量或半量静脉滴注。

药物退热的注意事项：退热药物可以减少产热和利于散热，故用药时要防止患者虚脱。及时补充水分，冬眠药物可引起血压下降，使用前应补足血容量、纠正休克，注意血压的变化。

2. 病因治疗

（1）对于各种细菌感染性疾病，除对症处理外，应早期使用广谱抗生素，如有病原体培养结果及药敏试验，可针对感染细菌应用敏感的抗生素。

（2）非感染性发热，一般病情复杂，应根据患者的原发病进行有针对性的处理。

五、护理措施

（一）一般护理

保持室温在 22～25 ℃，迅速采取有效的物理降温方式，高热惊厥的患者，置于保护床内，防止坠床或碰伤，备舌钳或牙垫防止舌咬伤。建立静脉通路，保持呼吸道通畅。

（二）严密观察病情

注意观察患者生命体征、神志、外周循环和出入量的变化，特别应注意体温的变化及伴随的症状，每 4 小时测一次体温，降至 39 ℃以下后，每日测体温 4 次，直至体温恢复正常。观察降温治疗的效果。避免降温速度过快，防止患者出现虚脱现象。

（三）加强基础护理

（1）患者卧床休息，保持室内空气新鲜，避免着凉。

（2）降温过程中出汗较多的患者，要及时更换衣裤被褥。保持皮肤清洁舒适。卧床的患者，要定时翻身，防止压疮。

（3）给予高热量、半流质饮食，鼓励患者多进食、多饮水，每天液体入量达 3000 mL；保持大便通畅。

（4）加强口腔和呼吸道护理，防止感染及黏膜溃破；协助患者排痰；咳嗽无力或昏迷无咳嗽反射者，可切开气管，保持呼吸道通畅。

+ + + + + + + + + + + + + + + +
+ + + + + + + + + + + + + + + +
+ + + + + + + + + + + + + + + +

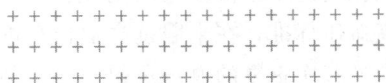

第三章

心血管内科护理

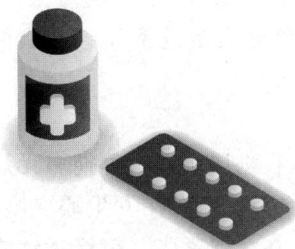

第一节 █ 原发性高血压

原发性高血压的病因复杂，不是单个因素引起，与遗传有密切关系，是环境因素与遗传相互作用的结果。要诊断高血压，必须根据患者与血压对照规定的高血压标准，在未服抗高血压药的情况下，测两次或两次以上非同日多次重复的血压所得的平均值为依据，偶然测得一次血压增高不能诊断为高血压，必须重复和进一步观察。测得高血压时，要做相应的检查以排除继发性高血压，若患者是继发性高血压，未明确病因即当成原发性高血压而长期给予降压治疗，不但疗效差，而且原发性疾病严重发作常可危及生命。

一、护理评估

（一）病史

应注意询问患者有无高血压家族史，个性特征，职业、人际关系、环境中有无引发本病的应激因素，生活与饮食习惯、烟酒嗜好，有无肥胖、心脏病、肾脏病、糖尿病、高脂血症、痛风、支气管哮喘等病史及用药情况。

（二）身体状况

高血压病根据起病和病情进展缓急分为缓进型和急进型两类，前者多见，后者占高血压病的 $1\%\sim5\%$。

1. 一般表现

缓进型原发性高血压起病隐匿，病程进展缓慢，早期多无症状，偶尔在体格检查时发现血压升高，少数患者在发生心、脑、肾等并发症后才被发现。高血压患者可在精神紧张、情绪激动或劳累后有头晕、头痛、眼花、耳鸣、失眠、乏力、注意力不集中等症状，但症状与血压增高程度并不一定一致。

患者血压随季节、昼夜、情绪等因素有较大波动，表现为冬季较夏季高、清晨较夜间高、激动时较平静时高等特点。体检时可听到主动脉瓣区第二心音亢进、主动脉瓣区收缩期杂音，少数患者在颈部或腹部可听到血管杂音。长期持续高血压可有左心室肥厚。

高血压病早期血压仅暂时升高，去除原因和休息后可恢复，称为波动性高血压阶段。随病情进展，血压呈持久增高，并有脏器受损表现。

2. 并发症

并发症主要表现为心脏、脑、肾等重要器官发生器质性损害和功能性障碍。

（1）心脏：血压长期升高，增加了左心室的负担。左心室因代偿而心肌肥厚，继而扩张，导致高血压性心脏病。在心功能代偿期，除有劳累性心悸外，其他症状不明显。心功能失代偿时，则表现为心力衰竭。由于高血压后期可并发动脉粥样硬化，故部分患者可并发冠心病，发生心绞痛、心肌梗死。

（2）脑：重要的脑血管病变表现如下。①一时性（间歇性）脑血管痉挛：可使脑组织缺血，产生头痛、一时性失语、失明、肢体活动不灵或偏瘫。可持续数分钟至数天，一般在 24 小时内恢复。②脑出血：一般在紧张的体力或脑力劳动时容易发生，如情绪激动、搬重物时等突然发生。其临床表现因出血部位不同而异，最常见的部位在脑基底节豆状核，故常损及内囊，又称内囊出血。其主要表现为突然摔倒，迅速昏迷，头、眼转向出血病灶的同侧，出血病灶对侧的"三偏"症状，即偏瘫、偏身感觉障碍和同侧偏盲。呼吸深沉而有鼾声，大小便失禁。瘫痪肢体开始完全弛缓，腱反射常引不出。数天后瘫痪肢体肌张力增高，反射亢进，出现病理反射。③脑动脉血栓形成：多在休息睡眠时发生，常先有头晕、失语、肢体麻木等症状，然后逐渐发生偏瘫，一般无昏迷。随病情进展，可发生昏迷甚至死亡。上述脑血管病变的表现，中医学统称为"中风"或"卒中"，现代医学统称为"脑血管意外"。④高血压脑病：是指脑小动脉发生持久而严重的痉挛、脑循环发生急性障碍，导致脑水肿和颅内压增高，可发生于急进型或严重的缓进型高血压病患者。表现血压持续升高，常超过 26.7/16.0 kPa（200/120 mmHg），剧烈头痛、恶心、呕吐、眩晕、抽搐、视物模糊、意识障碍，直至昏迷。发作可短至数分钟，长者可达数小时或数天。

（3）肾的表现：长期高血压可致肾小动脉硬化，当肾功能代偿时，临床上无明显肾功能不全表现。当肾功能转入失代偿期时，可出现多尿、夜尿增多、口渴、多饮，提示肾浓缩功能减低，尿比重固定在 1.010 左右，称为等渗尿。当肾功能减退时，可发展为尿毒症，血肌酐、尿素氮增高。

（4）眼底视网膜血管改变：目前我国采用 Keith-Wegener4 级眼底分级法。Ⅰ级，视网膜动脉变细；Ⅱ级，视网膜动脉狭窄，动脉交叉压迫；Ⅲ级，眼底出血或棉絮状渗出；Ⅳ级，视盘水肿。眼底改变可反映高血压的严重程度。

3. 急进型高血压病

急进型高血压占高血压病的 1% 左右，可由缓进型突然转变而来，也可起病即为急进型。多见于青年和中年。基本临床表现与缓进型高血压病相似，但各种症状更为突出，具有病情严重、发展迅速、肾功能急剧恶化和视网膜病变（眼底出血、渗出、视盘水肿）等特点。血压显著增高，舒张压持续在 17.3～18.7 kPa（130～140 mmHg）或更高，常于数月或 1～2 年内出现严重的心、脑、肾损害，最后常因尿毒症死亡，也可死于急性脑血管疾病或心力衰竭。经治疗后，少数病情亦可转稳定。

高血压危象：指短期内血压急剧升高的严重临床表现。它是在高血压的基础上，交感神经亢进致周围小动脉强烈痉挛，这是血压进一步升高的结果，常表现为剧烈头痛、神志改变、恶心、呕吐、心悸、呼吸困难等。收缩压可高达 34.7 kPa（260 mmHg），舒张压 16.0 kPa（120 mmHg）以上。

（三）实验室及其他检查

1. 尿常规检查

尿常规检查可阴性或有少量蛋白和红细胞，急进型高血压患者尿中常有大量蛋白、红细胞管型，肾功能减退时尿比重降低，尿浓缩和稀释功能减退，血中肌酐和尿素氮增高。

2. X线检查

轻者主动脉迂曲延长或扩张、并发高血压性心脏病时，左心室增大，心脏呈靴形样改变。

3. 超声波检查

心脏受累时，二维超声显示：早期左室壁搏动增强，第Ⅱ期多见室间隔肥厚，继则左心室后壁肥厚；左心房轻度扩大；多普勒超声于二尖瓣上可测出舒张期血流速度减慢，舒张末期速度增快。

4. 心电图和心向量图检查

心脏受累的患者又可见左心室肥厚或兼有劳损，P波可增宽或有切凹，P环振幅增大，特别是终末期向后电力更为明显。偶有心房颤动（简称房颤）或其他心律失常。

5. 血浆肾素活性和血管紧张素Ⅱ浓度测定

二者可增高，正常或降低。

6. 血浆心钠素浓度测定

心钠素浓度降低。

二、护理目标

（1）头痛减轻或消失。

（2）焦虑减轻或消失。

（3）血压维持在正常水平，未发生意外伤害。

（4）能建立良好的生活方式，合理膳食。

三、护理措施

（一）一般护理

（1）头痛、眩晕、视物模糊的患者应卧床休息，抬高床头，保证充足的睡眠。指导患者使用放松技术，如缓慢呼吸、心理训练、音乐治疗等，避免精神紧张、情绪激动和焦虑，保持情绪平稳。保持病室安静，减少声光刺激和探视，护理操作动作要轻巧并集中进行，少打扰患者。对因焦虑而影响睡眠的患者遵医嘱应用镇静药。

（2）有氧运动可降压减肥、改善脏器功能、提高活动耐力、减轻胰岛素抵抗，指导轻症患者选择适当的运动，如慢跑、健身操、骑自行车、游泳等（避免竞技性、力量型的运动），一般每周3～5次，每次30～40分钟，出现头晕、心慌、气短、极度疲乏等症状时应立即停止运动。

（3）合理膳食，每天摄钠量不超过6g，减少热量、胆固醇、脂肪摄入，适当增加蛋白质，多吃蔬菜、水果，摄入足量的钾、镁、钙，避免过饱，戒烟酒及刺激性的饮料，可以降低血压，减轻体重，防止高血脂和动脉硬化，防止便秘，减轻心脏负荷。

（二）病情观察与护理

（1）注意神志、血压、心率、尿量、呼吸频率等生命体征的变化，每天定时测量并记录血压。血压持续升高时，密切注意有无剧烈头痛、呕吐、心动过速、抽搐等高血压脑病和高血压危象的征象。出现上述现象时应给予氧气吸入，建立静脉通路，通知病危，准备各种抢救物品及急救药物，详细书写特别护理记录单；配合医师采取紧急抢救措施，加快速降压、制止抽搐，以防脑血管疾病的发生。

（2）注意用药及观察：高血压患者服药后应注意观察服药反应，并根据病情轻重、血压的变化决定用药剂量与次数，详细做好记录。若有心、脑、肾严重并发症，则药物降压不宜过快，否则供血不足易发生危险。血压变化大时，要立即报告医师予以及时处理。要告诉患者按时服药及观察，忌乱用药或随意增减剂量与擅自停药。用抗高血压药期间要经常测量血压并做好记录，以提供治疗参考，注意起床动作要缓慢，防止直立性低血压引起摔倒。用利尿药降压时注意记出入量，排尿多的患者应注意补充含钾高的食物和饮料，如玉米面、海带、蘑菇、枣、桃、香蕉、橘子汁等。用普萘洛尔药物要逐渐减量、停药，避免突然停用引起心绞痛发作。

（3）患者如出现肢体麻木，活动欠灵，或言语含糊不清时，应警惕高血压并发脑血管疾病。对已有高血压性心脏病者，要注意有无呼吸困难、水肿等心力衰竭表现；同时检查心率、心律，注意有无心律失常的发生。观察尿量及尿的化验变化，以发现肾脏是否受累。发现上述并发症时，要协助医师相应的治疗及做好护理工作。

（4）高血压急症时，应迅速准确按医嘱给予抗高血压药、脱水药及镇痉药物，注意观察药物疗效及不良反应，严格按药物剂量调节滴速，以免血压骤降引起意外。

（5）出现脑血管意外、心力衰竭、肾衰竭者，给予相应抢救配合。

四、健康教育

（1）向患者提供有关本病的治疗知识，注意休息和睡眠，避免劳累。

（2）同患者共同讨论改变生活方式的重要性，低盐、低脂、低胆固醇、低热量饮食，禁烟、酒及刺激性饮料。肥胖者节制饮食。

（3）教会患者进行自我心理平衡调整，自我控制活动量，保持良好的情绪，劳逸结合，懂得愤怒会使舒张压升高，恐惧焦虑会使收缩压升高的道理，并竭力避免之。

（4）定期、准确、及时服药，定期复查。

（5）保持排便通畅，规律的性生活，避免婚外性行为。

（6）教会患者怎样测量血压及记录。让患者掌握药物的作用及不良反应，告诉患者不能突然停药。

（7）指导患者适当地进行运动，可增加患者的健康感觉和松弛紧张的情绪，增高高密度脂蛋白胆固醇（HDL-C）。推荐做渐进式的有氧运动，如散步、慢跑；也可打太极拳、练气功；避免举高重物及做等长运动（如举重、哑铃）。

第二节 ▌ 冠状动脉粥样硬化性心脏病

冠状动脉粥样硬化性心脏病简称冠心病，指冠状动脉粥样硬化使血管腔狭窄或阻塞，和/或因冠状动脉功能性改变（痉挛）导致心肌缺血、缺氧或坏死而引起的心脏病，统称冠状动脉性心脏病，亦称缺血性心脏病。冠心病是严重危害人民健康的常见病。在我国，本病呈逐年上升趋势。发生年龄多在 40 岁以后，男性多于女性，脑力劳动者多见。

一、临床分型

（一）无症状性心肌缺血（隐匿型）

患者无症状，但静息、动态或负荷试验心电图有 ST 段压低，T 波低平或倒置等心肌缺血的客观证据；或心肌灌注不足的核素心肌显像表现。

（二）心绞痛

心绞痛有发作性胸骨后疼痛，为一过性心肌供血不足引起。

（三）心肌梗死

心肌梗死一般症状严重，由冠状动脉闭塞致心肌急性缺血性坏死所致。

（四）缺血性心肌病（心律失常和心力衰竭型）

缺血性心肌病表现为心脏增大、心力衰竭和心律失常，由长期心肌缺血导致心肌纤维化而引起，临床表现与扩张型心肌病类似。

（五）猝死

因原发性心搏骤停而猝然死亡，多为缺血心肌局部发生电生理紊乱，引起严重的室性心律失常所致。

二、心绞痛

心绞痛是由于冠状动脉供血不足，导致心肌急剧的、暂时的缺血、缺氧所产生的临床综合征。心绞痛可分为稳定型心绞痛和不稳定型心绞痛，本节重点介绍稳定型心绞痛。

（一）病因及发病机制

1. 病因

心绞痛最基本的病因是冠状动脉粥样硬化引起血管腔狭窄和/或痉挛。其次有重度主动脉瓣狭窄或关闭不全、肥厚型心肌病、先天性冠状动脉畸形、冠状动脉栓塞、严重贫血、休克、快速心律失常、心肌耗氧量增加等。常因体力劳动、情绪激动、饱餐、寒冷、阴雨天气、吸烟等而诱发。

2. 发病机制

当冠状动脉的血液供应与需求之间发生矛盾时，冠状动脉血流量不能满足心肌代谢的需要，引起心肌急剧的、暂时的缺血缺氧，即可发生心绞痛。

正常情况下，冠状循环血流量具有很大的储备力量，其血流量可随身体的生理情况有显著的变化，在剧烈体力活动、情绪激动等对氧的需求增加时，冠状动脉适当扩张，血流量增加（可增加6～7倍），达到供求平衡。当冠状动脉粥样硬化致冠状动脉狭窄或部分分支闭塞时，其扩张性减弱，血流量减少，当心肌的血供减少到尚能应付平时的需要，则休息时无症状。一旦心脏负荷突然增加，如劳累、激动、心力衰竭等使心脏负荷增加，心肌耗氧量增加时，对血液的需求增加，而冠脉的供血已经不能相应增加，即可引起心绞痛。

在缺血缺氧的情况下，心肌内积聚过多的代谢产物，如乳酸、磷酸、丙酮酸等酸性物质，或类似激肽的多肽类物质，刺激心脏内自主神经的传入纤维末梢，经第1～5对胸交感神经节和相应的脊髓段，传到大脑，可产生疼痛的感觉，即心绞痛。

（二）临床分型

1. 劳累性心绞痛

劳累性心绞痛发作常由于体力劳动或其他增加心肌需氧量的因素而诱发，休息或含服硝酸甘油后可迅速缓解。其原因主要是冠状动脉狭窄使血流不能按需求相应地增加，出现心肌氧的供需不平衡。

（1）稳定型心绞痛：最常见，指劳累性心绞痛发作的性质在1～3个月内并无改变，即每次发作的诱因、发作次数、程度、持续时间、部位、缓解方式等大致相同。

（2）初发型心绞痛：过去未发作过心绞痛或心肌梗死，初次发生劳累性心绞痛的时间不足一个月者。或既往有稳定型心绞痛已长期未发作，再次发生时间不足一个月者。

（3）恶化型心绞痛：原为稳定型心绞痛的患者，在3个月内疼痛发作的频率、程度、时限、诱因经常变动，进行性恶化，服硝酸甘油不易缓解。可发展为心肌梗死或猝死，亦可逐渐恢复为稳定型心绞痛。

2. 自发性心绞痛

自发性心绞痛发作特点为疼痛发生与体力或脑力活动引起心肌需氧量增加无明显关系，常与冠脉血流储备量减少有关。疼痛程度较重，时限较长，不易为硝酸甘油所缓解。

（1）卧位型心绞痛：休息、睡眠时发作，常在半夜、偶在午睡时发生，硝酸甘油不易缓解。本型易发展为心肌梗死或猝死。

（2）变异型心绞痛：与卧位型心绞痛相似，常在夜间或清晨发作，但发作时心电图相关导联 ST 段抬高，与之对应的导联则 ST 段下移，主要为冠状动脉痉挛所致，患者迟早会发生心肌梗死。

（3）急性冠状动脉功能不全：亦称中间综合征，常在休息或睡眠时发生，时间可达 30 分钟以上，但无心肌梗死表现，常为心肌梗死的前奏。

（4）梗死后心绞痛：急性心肌梗死发生后一个月内再发的心绞痛。

3. 混合性心绞痛

其特点是患者既可在心肌需氧量增加时发生心绞痛，亦可在心肌需氧量无明显增加时发生心绞痛，为冠状动脉狭窄使冠脉血流储备量减少，而这一血流储备量的减少又不固定所致。

临床上常将除稳定型心绞痛之外的以上所有类型的心绞痛及冠脉成形术后心绞痛、冠脉旁路术后心绞痛等归入"不稳定型心绞痛"。此外，恶化型心绞痛及各型自发性心绞痛有可能进一步发展为心肌梗死，故又被称为"梗死前心绞痛"。

（三）临床表现

1. 症状

其症状以发作性胸痛为主要临床表现，典型的疼痛特点如下。

（1）部位：位于胸骨体上段或中段之后，可波及心前区，有手掌大小范围，甚至横贯前胸，界限不很清楚。常放射至左肩、左臂内侧达无名指和小指，或达咽、颈、下颌部等。

（2）性质：典型的胸痛呈压迫性或紧缩性、发闷，也可有堵塞、烧灼感，但不尖锐，不像针刺或刀割样痛，偶伴濒死的恐惧感觉。发作时，患者常不自觉地停止原来的活动。

（3）诱因：体力劳动、情绪激动（如愤怒、焦虑、过度兴奋）、饱餐、寒冷、阴雨天气、吸烟、排便、心动过速、休克等。

（4）持续时间：疼痛出现后逐渐加重，呈阵发性，轻者 3～5 分钟，重者可达 10～15 分钟，但很少超过 30 分钟。

（5）缓解方式：一般停止原有活动或含服硝酸甘油后 1～3 分钟内缓解。

（6）发作频率：疼痛可数天、数周发作一次，亦可一天内多次发作。

2. 体征

一般无异常体征。心绞痛发作时可见面色苍白、皮肤发冷或出汗、血压升高、心率增快，有时闻及第四心音奔马律，可有暂时性心尖部收缩期杂音。

（四）护理

1. 护理目标

患者疼痛缓解，生活能自理；能叙述心绞痛的诱因，遵守保健措施。

2. 护理措施

（1）一般护理：①休息和活动。一般不需卧床休息，保持适当的体力劳动，以不引起心绞痛为度。但心绞痛发作时应立即休息，不稳定型心绞痛患者，应卧床休息。缓解期应根据患者的具体情况制订合理的活动计划，以提高患者的活动耐力，最大活动量以不发生心绞痛症状为度。但应避免竞赛活动和屏气用力动作，并防止精神过度紧张和长时间工作。②饮食原则为低盐、低脂、高维生素、易消化饮食。控制摄入总热量，热量控制在 8372 kJ 左右，主食每天不超过 500 g，避免过饱，甜食少食，晚餐宜少；低脂饮食，限制动物脂肪、蛋黄及动物内脏的摄入，食物中胆固醇的摄入量控制在 300 mg/d 以内（一个鸡蛋含胆固醇 200～300 mg）。少食动物脂肪，常食植物油（豆油、菜油、玉米油等），因为动物脂肪中含较多的饱和脂肪酸，食用过多会使血中胆固醇升高，而植物油含有较多的不饱和脂肪酸，可降低血中胆固醇、防止动脉硬化形成和发展的作用；低盐饮食，通常以不超过 4 g/d 为宜，若有心功能不全，则应更少；限制含糖食物的摄入，少吃含糖高的糕点、糖果，少饮含糖的饮料，主食粗细搭配，防止热量过剩，体重增加；一日三餐要有规律，避免暴饮暴食，戒烟限酒。多吃新鲜蔬菜、水果以增加维生素的摄取及防止便秘的发生。③保持大便通畅。由于便秘时患者用力排便可增加心肌耗氧量，诱发心绞痛。因此，应指导患者养成按时排便的习惯，增加食物中纤维素的含量，多饮水，增加活动，以防发生便秘。

（2）病情观察：心绞痛发作时应观察胸痛的部位、性质、程度、持续时间，严密监测血压、心率、心律、脉搏、体温，描记疼痛发作时心电图，观察有无心律失常、急性心肌梗死等并发症的发生。

（3）用药护理：注意药物的疗效及不良反应。含服硝酸甘油片后 1～2 分钟开始起作用，30 分钟后作用消失。硝酸甘油可引起头痛、血压下降，偶伴晕厥。使用时注意：①随身携带硝酸甘油片，注意有效期，定期更换，以防药效降低。②对于规律性发作的劳累性心绞痛，可进行预防用药，在外出、就餐、排便等活动前含服硝酸甘油。③胸痛发作时每隔 5 分钟含服硝酸甘油 0.5 mg，直至疼痛缓解。如果疼痛持续 15～30 分钟或连续含服 3 片后仍未缓解，应警惕急性心肌梗死的发生。④胸痛发作含服硝酸甘油后最好平卧，必要时吸氧。⑤静脉滴注硝酸甘油时应监测患者心率、血压的变化，掌握好用药浓度和输液速度，患者及家属不可擅自调整滴速，防止低血压的发生。⑥青光眼、低血压时忌用。

（4）心理护理：心绞痛发作时患者常感到焦虑，而焦虑能增强交感神经兴奋性，增加心肌需氧量，加重心绞痛。因此患者心绞痛发作时应专人守护，安慰患者，增加患者的安全感，必要时可遵医嘱给予镇静药。

（5）健康指导：①合理安排休息与活动，保证充足的休息时间。出院后遵医嘱服药，不要擅自增减药量，自我监测药物的不良反应。外出时随身携带硝酸甘油以备急用。活动应循序渐进，以不引起症状为原则。避免重体力劳动、精神过度紧张的工作或过度劳累。②指导患者防止心绞痛再次发作，避免诱发因素，告知患者及家属过劳、情绪激动、饱餐、剧烈运动、受寒冷潮湿刺激等都是心绞痛发作的诱因，应注意尽量避免；减少危险因素，如戒烟，减轻精神压力，选择低盐、低脂、低胆固醇、高纤维素饮食，维持理想的体重，控制高血压，调节血脂，治疗糖尿病等。

3. 护理评价

患者主诉疼痛减轻或消失，能自觉避免诱发因素，未发生并发症或发生后得到了及时的控制；生活需要得到了及时的满足。

三、心肌梗死

心肌梗死是指在冠状动脉病变的基础上，发生冠状动脉血供急剧减少或中断，使相应心肌的严重而持久地急性缺血导致心肌坏死。临床表现为持续而剧烈的胸骨后疼痛、特征性心电图动态演变、白细胞计数和血清心肌坏死标志物增高，常可发生心律失常、心力衰竭或心源性休克。属冠心病的严重类型。

（一）病因及发病机制

本病基本病因是冠状动脉粥样硬化，造成管腔严重狭窄和心肌血液供应不足，而侧支循环尚未充分建立，在此基础上，若发生血供急剧减少或中断，使心肌严重而持久地缺血达 1 小时以上，即可发生心肌梗死。心肌梗死原因绝大多数是由于不稳定粥样斑块破溃，继而出血和管腔内血栓形成，使管腔闭塞。少数情况下粥样斑块内或其下发生出血或血管持续痉挛，也可使冠状动脉完全闭塞。

促使粥样斑块破裂出血及血栓形成的诱因：休克、脱水、出血、外科手术或严重心律失常，使心排血量骤降，冠状动脉灌流量锐减；饱餐特别是进食多量脂肪后，血脂增高，血液黏稠度增高；重体力活动、情绪过分激动、用力排便或血压剧升，致左心室负荷明显加重，儿茶酚胺分泌增多，心肌需氧量猛增，冠状动脉供血明显不足；晨起6～12时交感神经活动增加，机体应激反应增强，冠状动脉张力增高。

心肌梗死可由频发心绞痛发展而来，也可原无症状，直接发生心肌梗死。心肌梗死后发生的严重心律失常、休克或心力衰竭，均可使冠状动脉灌流量进一步降低，心肌坏死范围进一步扩大，严重者可导致死亡。

（二）临床表现

1. 先兆症状

50.0%～81.2%的患者在发病前数天有乏力、胸部不适、活动时心悸、气急、烦躁、心绞痛等前驱症状。心绞痛以新发生或出现较以往更剧烈而频繁的疼痛为突出特征，疼痛持续时间较以往长，诱因不明显，硝酸甘油疗效差，心绞痛发作时伴恶心、呕吐、大汗、心动过缓、急性心功能不全、严重心律失常或血压有较大波动等，心电图示 ST 段一时性明显抬高或压低，T 波倒置或增高。及时处理先兆症状，可使部分患者避免心肌梗死的发生。

2. 主要症状

其症状与心肌梗死面积的大小、部位以及侧支循环情况密切相关。

（1）疼痛：为最早、最突出的症状。疼痛部位和性质与心绞痛相似，但多无明显的诱因。常发生于安静或睡眠时，疼痛程度更重，范围更广，常呈难以忍受的压榨、窒息或烧灼样，伴有大汗、烦躁不安、恐惧及濒死感。疼痛持续时间较长，可达数小时或数天，休息和含服硝酸甘油不能缓解。部分患者疼痛可向上腹部、颈部、下颌和背部放射而被误诊为其他疾病，少数患者无疼痛，一开始即表现为休克或急性心力衰竭。也有患者整个病程都无疼痛或其他症状，后来才发现发生过心肌梗死。

（2）全身症状：一般在疼痛发生后 24～48 小时出现。表现为发热、白细胞增高和红细胞沉降率增快等，由坏死组织吸收所引起。体温升高至 38 ℃左右，一般不超过 39 ℃，持续大约 1 周，伴有心动过速或过缓。

（3）胃肠道症状：剧烈疼痛时常伴恶心、呕吐和上腹胀痛，与坏死心肌刺激迷走神经和心排血量降低致组织灌注不足等有关；亦可出现肠胀气；重者可发生呃逆。

（4）心律失常：大部分患者都有心律失常。多发生在起病 1～2 天内，24 小时内最多见。室性心律失常最多，尤其是室性期前收缩，如出现频发（每分钟 5 次以上）室性期前收缩、成对或呈短阵室性心动过速、多源性室性期前收缩或 R-on-T 现象。常为心室颤动（简称室颤）的先兆。前壁心肌梗死易发生室性心律失常，下壁心肌梗死易发生房室传导阻滞及窦性心动过缓。前壁心肌梗死如发生房室传导阻滞表明梗死范围广泛，预后较差。

（5）低血压和心源性休克：疼痛发作期间血压下降常见，但未必是休克，如疼痛缓解而收缩压下降仍＜10.7 kPa（80 mmHg），且患者表现烦躁不安、面色苍白、皮肤湿冷、脉细而快、大汗淋漓、尿量减少（＜20 mL/h）、神志迟钝，甚至昏厥者则为休克表现，多在起病后数小时至 1 周内发生，主要为心肌广泛坏死、心排血量急剧下降所致。

（6）心力衰竭：主要为急性左心衰竭，为梗死后心脏舒缩力显著减弱或不协调所致。可在起病最初几日内发生，或在疼痛、休克好转阶段出现。发生率为 32％～48％，表现为呼吸困难、咳嗽、发绀、烦躁等。重者可发生肺水肿，随后可有右心衰竭的表现。右心室心肌梗死者一开始即可出现右心衰竭表现，并伴血压下降。

3. 体征

（1）心脏体征：心脏浊音界可正常或轻至中度增大；心率多增快，也可减慢，心律不齐；心尖区第一心音减弱，可闻第三或第四心音奔马律。部分患者发病后 2～3 天出现心包摩擦音。亦有部分患者在心前区可闻及收缩期杂音或喀喇音，为二尖瓣乳头肌功能失调或断裂所致。

（2）血压和其他：除急性心肌梗死早期血压可增高外，几乎所有患者都有血压下降。起病前有高血压者，血压可降至正常；起病前无高血压者，血压可降至正常以下。当伴有心律失常、休克或心力衰竭时，可有相应的体征。

（三）并发症

1. 乳头肌功能失调或断裂

二尖瓣乳头肌因缺血、坏死等使收缩功能发生障碍，造成不同程度的二尖瓣脱垂及关闭不全，心尖区可出现粗糙的收缩期杂音或伴收缩中晚期喀喇音。轻者可以恢复，重者可严重损害左心功能致使发生急性肺水肿，在数天内死亡。

2. 心脏破裂

心脏破裂较少见，常在起病 1 周内出现。多为心室游离壁破裂，偶为心室间隔破裂造成穿孔。

3. 栓塞

栓塞的发生率为 1%～6%，见于起病后 1～2 周。如为左心室附壁血栓脱落所致，则引起脑、肾、脾或四肢等动脉栓塞；由下肢静脉血栓破碎脱落所致，则产生肺动脉栓塞。

4. 心室壁瘤

心室壁瘤主要见于左心室，发生率为 15%～20%。较大的室壁瘤体检时可见左侧心界扩大，超声心动图可见心室局部有反常运动，心电图 ST 段持续抬高。

5. 心肌梗死后综合征

心肌梗死后综合征发生率为 10%。于心肌梗死后数周至数月内出现，可反复发生，表现为心包炎、胸膜炎或肺炎。有发热、胸痛、气急、咳嗽等症状，可能是机体因坏死组织产生的变态反应。

（四）护理

1. 护理目标

患者主诉疼痛减轻或消失；卧床期间生活需要得到满足，促进身心休息；患者的活动耐力逐渐增加；患者保持排便通畅，无便秘发生。心律失常被及时发现和控制，未发生心力衰竭和心源性休克。

2. 护理措施

治疗原则是尽早使心肌血液再灌注（到达医院后 30 分钟内开始溶栓或 90 分钟内开始介入治疗）以挽救濒死的心肌，防止梗死面积扩大或缩小心肌缺血范围，保护和维持心功能，及时处理严重心律失常、泵衰竭和各种并发症，防止猝死。

（1）一般护理：①急性期绝对卧床休息 12 小时，保持环境安静，减少探视，协助患者进食、洗漱及大小便。如无并发症，24 小时床上肢体活动，第 3 天房内走动，第 4～5 天逐渐增加活动量，以不感到疲劳为限。有并发症者可适当延长卧床时间。②饮食指导：起病后 4～12 小时内给予流质饮食，随后用半流质，以减轻胃扩张，2～3 天后改为软食，宜进低盐、低脂、低胆固醇、易消化的食物，多吃蔬菜、水果，少量多餐，不宜过饱。禁烟、酒。避免浓茶、咖啡及过冷、过热、辛辣刺激性食物。超重者应控制总热量，有高血压、糖尿病者应进食低脂低胆固醇及低糖饮食。有心功能不全者，适当限制钠盐。③保持大便通畅：急性心肌梗死患者由于卧床休息、进食少、使用吗啡等药物易引起便秘，而排便用力易诱发心力衰竭、肺梗死甚至心搏骤停。因此，评估患者日常的排便习惯、排便次数及形态，指导患者养成每天定时排便的习惯，多吃蔬菜、水果等粗纤维食物，或服用蜂蜜水；适当腹部环形按摩，促进排便；也可每天常规给缓泻药，必要时给予甘油灌肠。以防止便秘时用力排便导致病情加重。

（2）病情观察：进入冠心病监护病房（CCU），严密监测心电图、血压、呼吸、神志、出入量、外周循环等情况 3～5 天，如有条件还可进行血流动力学监测。及时发现心律失常、休克、心力衰竭等并发症的早期症状。备好各种急救药品和设备。

（3）疼痛护理：疼痛可使交感神经兴奋，心肌缺氧加重，促使梗死范围扩大，易发生休克和严重心律失常，因此应及早采取有效的止痛措施。遵医嘱给予吗啡或哌替啶止痛时注意呼吸功能的抑制，并密切观察血压、脉搏的变化。一般采用鼻导管或双腔氧气管法吸氧，根据血氧饱和度监测调整氧流量。静脉滴注或用微量泵注射硝酸甘油时，严格控制速度，并注意观察血压、心率变化。

（4）溶栓治疗的护理：溶栓前询问患者有无活动性出血、消化性溃疡、脑血管病、近期手术、外伤史等溶栓禁忌证，检查血小板、出凝血时间和血型，配血；迅速建立静脉通道，遵医嘱准确配制并输注溶栓药物；用药后询问胸痛有无缓解，监测心肌酶、心电图及出凝血时间，以判断溶栓效果；观察有无发热、皮疹等过敏现象，皮肤、黏膜及内脏有无出血，出血严重时，停止治疗并立即处理。

（5）心理护理：心肌梗死的发生不仅使患者产生焦虑、抑郁、恐惧等负性心理反应，还会对家庭造成严重的影响，往往导致家庭处于危机状态，使得家庭应对能力降低，不能发挥正常家庭功能。因此，护理人员应尽量陪伴在患者身边，加强患者的心理护理，如给患者介绍监护室的环境、治疗方法，解释不良情绪对疾病的负面影响等。指导患者保持乐观、平和的心情。告诉家属对患者要积极配合和支持，并创造一个良好的身心休养环境，生活中避免对其施加压力。及时了解患者家属的需要，并设法予以满足，如及时向家属通告患者的病情和治疗情况，解答家属的疑问等，以协助患者和家属提高应对危机的能力，维持患者和家庭的心理健康。

（6）康复护理：急性心肌梗死患者进行早期康复护理有利于疾病的预后和提高患者的生活质量。优点如下：①改善功能储备，增加运动耐量和肌力。②改善精神、心理状态，减轻症状，减少心绞痛的发生。③增强心肌血液灌注，减少心肌缺血。④延缓动脉粥样硬化的进展，甚至可使之逆转。⑤减少长期卧床所致的血流缓慢、静脉栓塞等并发症。

根据美国心脏康复学会的建议，急性心肌梗死患者的康复可分为以下三期。①住院期：又可分为监护室抢救期和普通病房期，一般为1~2周。主要护理措施为指导患者进行低强度的体力活动，实施健康教育，为患者及家属提供心理、社会支持及制订出院计划等。②恢复期：出院后休养阶段，一般为8~12周。康复可在家庭、社区或医院中进行，存在低危因素的患者适合在家庭或社区，而存在中、高危因素的患者则适合在医院，其康复过程需要在医疗监护下，以防止发生意外。主要护理措施为鼓励患者逐步增加体力活动、继续接受健康教育，提供进一步的心理、社会支持等。③维持期：自发病后数月直到生命终止。主要护理措施为督促患者坚持进行冠心病的二级预防和适当的体育锻炼，以进一步恢复并保持体力与心功能，从而提高生活质量。

（7）健康指导。①运动指导：患者应根据自身条件，进行适当有规则的运动，适当运动可以提高患者的心理健康水平和生活质量，延长存活时间。运动的内容应视病情、年龄、性别、身体状况等选择一个或多个项目进行，根据运动中的反应，掌握运动强度，避免剧烈运动，防止疲劳。运动中以达到患者最大心率的60%~65%的低强度长期锻炼是安全有效的。②生活指导：合理膳食，均衡营养，防止过饱。戒烟限酒，保持理想体重。根据天气变化适当增减衣服，防止感冒受凉。③避免危险因素：积极治疗梗死后心绞痛、高血压、糖尿病、高脂血症，控制危险因素；保持情绪稳定，避免精神紧张、激动；避免寒冷；保持大便通畅，防止排便用力。④用药指导：坚持按医嘱服药，注意药物不良反应，定期复查。⑤心肌梗死发作时自救：立刻就地休息，保持靠坐姿势，心情放松，保持环境安静且温暖。积极与急救站或医院联系，呼叫救护车或用担架将患者送往医院，切忌扶患者勉强步行。如有条件，立刻吸入氧气。舌下含服硝酸甘油、吲哚美辛，可连续多次服用，亦可舌下含服速效救心丸、复方丹参滴丸等扩张冠状动脉的药物。

3. 介入护理

（1）护理评估。①评估患者的心理：急性心肌梗死来势都比较急，大多数患者在清醒的精神状态下，是非常紧张的；处于心源性休克的患者只要有意识也是非常恐惧的。护理人员必须对患者的心理状态和配合能力给予客观的评估。②了解患者的病史：了解患者的既往史、现病史、药物过敏史、家族史以及治疗情况，根据患者的一般情况，评估介入手术的风险，并发症的发生概率，对比剂的使用种类。尤其要了解本次心肌梗死的部位，以评估再灌注心律失常的种类。③了解社会的支持系统：急性心肌梗死的介入治疗虽然风险很高，但患者的受益比溶栓得到的快而彻底，不能忽略的是家属虽然也是非常着急和恐惧，但他们来自社会的不同阶层，对介入治疗和疾病的认识程度不一，经济承受能力不同，承担风险的意识也不同，需给予正确的评估，并注意观察签署知情同意书等相关医疗文件有无疑虑。④身体评估：观察患者的一般状态及生命体征等是否符合手术要求。⑤实验室检查及其他检查结果：了解心电图以及心肌酶谱等情况，评估介入手术的风险、发生再灌注心律失常的种类，心肺复苏的发生概率及术中备药情况。了解患者肝、肾功能，血糖情况，选择合适的对比剂。⑥术中评估：了解穿刺入路、麻醉方式、介入医师的操作技能、根据心肌梗死发病到数字减影血管造影的时间，评估血管再通后再灌注心律失常的发生概率，根据心电图上的变化和造影的情况评估病变的部位和再灌注心律失常的种类，以及相关的备用药品、物品是否齐全。⑦物品和材料：急性心肌梗死的导管材料同于冠状动脉的介入治疗。所需评估的是通过造影了解病变的部位，冠状动脉开口的情况。药品和抢救物品的评估，要根据患者的一般情况、术前诊断或造影的结果，进行整体评估。

（2）护理措施

1）术前护理干预。①患者的心理干预：我们必须对患者的心理状态有针对性地给予个体认知干预、情绪干预及行为干预。具体做法：根据患者的意识、生命指征的情况，有针对性地提供心理疏导，解除患者焦虑、恐惧的心理，让患者树立信心，保证患者以最佳的心理状态接受治疗。调整导管室内的温度，安排患者平卧于数字减影血管造影床上，保证体位舒适，解开患者的上衣，暴露患者的胸部和需要穿刺的部位，注意保暖。保持环境的舒适，整洁安静，为舒适护理创造条件。②根据病史给予相关的护理干预：造影是发现病变的重要手段，根据冠状动脉介入治疗指南与标准，结合患者的造影情况，给予相关的护理干预，首先限定对比剂的使用种类，在做好细化护理准备的同时，进行有序地护理，并随时观察患者的状态和感觉，注视生命指征的变化，保持输液通路的通畅，及时做好再灌注心律失常等并发症的准备。③物品的准备。导管材料：除了按冠状动脉介入治疗的物品准备外，还要备好抽吸导管等材料，并根据造影的结果、介入治疗的顺序，将所需导管材料（常用的和不常用的都需备全）有序地摆放好，用后要做好登记，贵重材料要将条形码一份粘贴在耗材登记本上，一份粘贴在患者巡回治疗单上。设备：急救设备必须在备用状态并放在靠近患者左侧但不能影响球管转动的位置上，电极贴、导联线必须放在不影响影像质量的位置上，氧饱和感应器、有无创压力连线传感器、微量输液泵等的连线要有序，不能影响球管的转动，整个环境应该是紧张、安静、有序、整洁，并做好心肺复苏的准备。④药品的准备：急性心肌梗死的介入治疗的药物准备，主要是及时有效地处理再灌注心律失常和心肺复苏的用药，常用药物都要精确配备，阿托品、多巴胺、硝酸甘油等按要求稀释好，并注明每毫升所含的浓度。需要替罗非班治疗时，配药要精确，给药要及时。

2) 术中护理要点。①时间的重要：根据时间就是心肌的理念，急患者所急，因为能挽救心肌的时间窗很窄，必须把握每一个环节争取时间。②掌握再灌注心律失常的规律：术前不管从心电图还是医师的诊断中必须了解心肌梗死的部位，便于血管再通后再灌注心律失常的处理。因为经皮冠状动脉腔内成形术（PTCA）与再灌注心律失常的危险和获益有着直接相关的因素，心肌缺血的时间短可使灌注心律失常的发生率升高，但这是开通闭塞血管重建有效的心肌灌注最快、最可靠的手段。一般情况下，右冠状动脉或左冠状动脉的回旋支闭塞，血运再通后通常出现的心律失常是缓慢心律失常；高度房室传导阻滞较常见。可能是窦房结缺血或迷走神经过度兴奋所致，阿托品是一种 M 胆碱受体阻滞药，能拮抗迷走神经过度兴奋所致的传导阻滞和心律失常，必要时置入临时起搏，但起搏电极常常可以诱发快速室性心律失常，导致心室颤动（简称室颤），其发生率统计在 35.3%，并且起搏器电极还可以导致心脏穿孔，必须谨慎使用。前降支闭塞或广泛前壁心肌梗死的患者血运重建后的再灌注心律失常，以室性心律失常常见，出现室性心动过速的机制包括跨膜静息电位降低，梗死组织与非梗死组织间不应期差异造成的折返和局灶性自律性增高。自主节律可能只是一种再灌注心律失常，并不提示室颤发生的危险会增加。非持续性心动过速持续时间<30 秒，最佳处理应该是先观察几分钟，血流动力学稳定后心律可恢复正常，持续性心动过速持续时间是>30 秒，发作时迅速引起血流动力学改变，应立即处理，尤其室性心动过速为多源性发作>5 次搏动应给予高度重视。利多卡因有抗室颤的作用，必要时可直接静脉注射，或静脉注射胺碘酮，出现室颤时如果室颤波较细，直接除颤效果可能不好，可先选择心前区叩击或使用肾上腺素让室颤波由细变粗，此时采取非同步除颤。③静脉通路及要求：建立静脉通路的原则是保证其通畅，如果通路在患者的右侧，必须用连接管延长到患者的左侧并连接三通，这是患者的生命线，是决定能否及时给药挽救患者生命的关键。④护士站立的位置：跟台护士一般都是安排一人，尤其在夜间所有的护理工作都由一个护士来承担，这样护士很难固定自己的位置，患者和医师的需要会给护理工作带来非常烦琐和忙碌的场面。首先，护士要分清主次并给予有序的护理干预。传递完医师相关的材料后，马上站到患者的左侧，将除颤仪调试好，并排放在与患者胸部接近的位置，术前配置好的药物随身携带到患者的左侧，检查患者的输液通路、氧饱和及有创压力的衔接情况，随时观察患者的生命征象。⑤备好抽吸导管：如 PTCA 后，"罪犯血管"无血流，有可能是患者血管内有大量的血栓，在备好抽吸导管的同时，将替罗非班 12.5 mg 稀释成 10 mL，让台上的医师抽吸 1.25 mg 再稀释到 10 mL 经导管直接注入冠状动脉，剩余的 11.25 mg 再稀释到 50 mL 的空针中，用微量输液泵以 2 mL/h 的速度给患者输注，如是夹层的原因应立即植入支架。⑥给予全方位的评估：当急性心肌梗死的患者造影结果与患者的症状不相符时，应给予全方位的评估，在患者血压及生命指征相对稳定的情况下，将硝酸甘油 100～200 μg 经导管直接注入冠状动脉，避免因血管痉挛或血栓的形成导致冠状动脉某支血管的缺如或不显影，尤其在主支与分支分叉的位置，容易将显影的分支误认为是主支，而错过了真正的主支最佳血管再通的时机甚至延误了治疗。

4. 护理评价

患者的疼痛缓解；卧床休息期间患者的生活需要得到满足；生命体征稳定，能进行循序渐进的运动；大便正常，并能说出预防便秘的方法；未发生心律失常、心力衰竭、心源性休克等并发症。

第三节 ▎ 心脏瓣膜病

心脏瓣膜病是由于炎症、黏液瘤样变性、退行性改变、缺血性坏死、先天性畸形、创伤等原因引起的单个或多个瓣膜（包括瓣叶、瓣环、腱索、乳头肌等）的功能或结构异常，导致瓣口狭窄和/或关闭不全。二尖瓣最常受累，约占 70%，二尖瓣并主动脉病变者占 20%～30%，单纯主动脉病变占 2%～5%，而三尖瓣和肺动脉瓣病变者少见。其次为主动脉瓣。

风湿性心脏病简称风心病，是风湿性炎症所致的瓣膜损害，主要累及 40 岁以下人群，女性多于男性。近年发病率已有所下降，但仍是我国常见的心脏病之一。老年人的瓣膜钙化和瓣膜黏液瘤样变性在我国日渐增多。

一、常见的心脏瓣膜病

（一）二尖瓣狭窄

1. 病因

二尖瓣狭窄的最常见病因为风湿热。急性风湿热后，至少需 2 年形成明显的二尖瓣狭窄。风湿性二尖瓣狭窄仍是我国主要的瓣膜病，2/3 的患者为女性。约半数患者无急性风湿热史，但多有反复链球菌扁桃体炎或咽峡炎史。反复风湿活动、呼吸道感染、心内膜炎、妊娠、分娩等诱因均可促使病情加重。多次发作急性风湿热较一次发作后出现狭窄早。

2. 临床表现

（1）早期患者可无症状，一般在二尖瓣中度狭窄时方有明显症状。①呼吸困难：为最常见的早期症状，主要由肺的顺应性降低所致。患者首次呼吸困难发作常以运动、精神紧张、性交、感染、妊娠或心房颤动为诱因，并先有劳力性呼吸困难，严重者出现阵发性夜间呼吸困难、静息时呼吸困难、端坐呼吸，甚至发生急性肺水肿。②咯血：突然咯大量鲜血，通常见于严重二尖瓣狭窄，可为首发症状。支气管静脉同时回流入体循环静脉和肺静脉，当肺静脉压突然升高时，黏膜下淤血、扩张而壁薄的支气管静脉破裂引起大咯血，咯血后肺静脉压减低，咯血可自止；血性痰或带血丝痰伴阵发性夜间呼吸困难或咳嗽；急性肺水肿时咳大量粉红色泡沫样痰；肺梗死伴咯血，为本症晚期并发慢性心力衰竭时少见的情况。③咳嗽：常见，尤其在冬季明显。表现在卧床时干咳，可能与支气管黏膜淤血水肿易引起慢性支气管炎，或左心房增大压迫主支气管有关。④声音嘶哑：较少见，与扩张的左心房增大压迫左主支气管有关。⑤其他：如乏力、心悸，前者由心功能减退、心排血量减少供血不足所致，后者由心律失常尤其是心房颤动所致。食欲减退、腹胀、肝区胀痛、下肢水肿由右心衰竭致体循环淤血所致。

（2）体征：①二尖瓣重度狭窄常有"二尖瓣面容"，双颧绀红。②心尖部可触及舒张期震颤。③听诊可闻及舒张中晚期隆隆样杂音，是二尖瓣狭窄最重要的体征。④心尖部第一心音亢进呈拍击样及二尖瓣开瓣音，存在则高度提示二尖瓣狭窄以及瓣膜仍有一定的柔顺性和活动力，对决定手术治疗的方法有一定的意义。⑤肺动脉瓣区第二心音亢进伴分裂。⑥右心功能不全可有颈静脉怒张、肝大、下肢水肿等。

3. 并发症

（1）心律失常：以心房颤动最常见，为相对早期的并发症，起始可为阵发性，此后可发展为慢性心房颤动（简称房颤）。心房颤动的发生率随左房增大和年龄增长而增加。房颤降低心排血量更诱发或加重心力衰竭。

（2）急性肺水肿：为重度二尖瓣狭窄的严重并发症，如不及时救治，可能致死。

（3）血栓：以脑动脉栓塞最常见，20％的患者可发生体循环栓塞，其余依次为外周（下肢、视网膜）动脉、内脏（脾、肾、肠系膜）动脉和肺动脉等栓塞。栓塞栓子大多来自左心耳，多发生在伴房颤时，因左心房扩张和淤血易形成血栓，血栓脱落引起动脉栓塞。

（4）其他：并发肺部感染常见，可诱发或加重心力衰竭。晚期常有右心衰竭，是晚期常见并发症及主要死亡原因。亦可并发感染性心内膜炎，但较少见。

（二）二尖瓣关闭不全

二尖瓣关闭不全常与二尖瓣狭窄同时存在，亦可单独存在。

1. 病因

心脏收缩期二尖瓣关闭依赖二尖瓣装置（瓣叶、瓣环、腱索、乳头肌）和左心室的结构和功能的完整性，其中任何部分的异常均可致二尖瓣关闭不全。风湿性炎症引起瓣叶纤维化、增厚、僵硬和缩短，使心室收缩时两瓣叶不能紧密闭合，如有乳头肌纤维化、融合和缩短，更加重关闭不全。

2. 临床表现

（1）症状。①急性：轻度二尖瓣反流仅有轻微劳力性呼吸困难；严重反流（如乳头肌断裂）很快发生急性左心衰竭，甚至出现急性肺水肿或心源性休克。②慢性：轻度二尖瓣关闭不全可终身无症状，严重反流有心排血量减少，首先出现的症状是疲乏无力，肺淤血的症状如呼吸困难出现较晚。风心病无症状期常超过20年，一旦出现症状，多有不可逆的心功能损害，急性肺水肿和咯血较二尖瓣狭窄少见；二尖瓣脱垂多无症状，或仅有不典型胸痛、心悸、乏力、头晕、体位性晕厥和焦虑等，严重的二尖瓣关闭不全晚期出现左心衰竭。

（2）体征。①急性：心尖冲动为高动力型；第二心音肺动脉瓣成分亢进；心尖区反流性杂音于第二心音前终止，而非全收缩期，低调，呈递减型，不如慢性者响。②慢性：心尖冲动呈高动力型，左心室增大时向左下移位。风心病时第一心音减弱，可闻及全收缩期吹风样的高调一贯型杂音，向左腋下和左肩胛下区传导；二尖瓣脱垂和冠心病时第一心音多正常，在典型的二尖瓣脱垂为随喀喇音之后的收缩晚期杂音；冠心病乳头肌功能失常时可有收缩早期、中期、晚期或全收缩期杂音。

3. 并发症

并发症与二尖瓣狭窄相似，但感染性心内膜炎发生率较二尖瓣狭窄高，而体循环栓塞较二尖瓣狭窄少见。

（三）主动脉瓣狭窄

1. 病因

先天性二叶瓣畸形为最常见的先天性主动脉瓣狭窄的病因。风湿性炎症导致主动脉瓣膜交界处粘连融合、瓣叶纤维化、僵硬、钙化和挛缩畸形，因而瓣口狭窄。老年人单纯主动脉瓣狭窄的常见原因是退行性钙化。

2. 临床表现

（1）症状出现较晚，呼吸困难、心绞痛和晕厥为典型主动脉瓣狭窄常见的三联征。①呼吸困难：劳力性呼吸困难见于90%的有症状患者，进而可发生阵发性夜间呼吸困难、端坐呼吸和急性肺水肿。②心绞痛：见于60%的有症状患者，常由运动诱发，休息后缓解，主要由心肌缺血引起。③晕厥：见于1/3的有症状患者，多发生于直立、运动中或运动后即刻，少数在休息时发生，由脑缺血引起。

（2）体征：①心尖冲动相对局限、持续有力，主动脉瓣第一听诊区可触及收缩期震颤，并可闻及粗糙而响亮的喷射性收缩期吹风样杂音，向颈部、胸骨左下缘和心尖区传导，主动脉区粗糙而响亮的收缩期杂音是主动脉瓣狭窄的最重要体征。②第二心音减弱。老年人钙化性主动脉瓣狭窄者杂音在心底部。③心尖区抬举性搏动。④脉压缩小。

3. 并发症

（1）心律失常：10%的患者可发生心房颤动，可致严重低血压、晕厥或肺水肿。主动脉钙化侵及传导系统可致房室传导阻滞；左心室肥厚、心内膜下心肌缺血可致室性心律失常；两种情况均可导致晕厥，甚至猝死。猝死一般发生于先前有症状者。患者若发生左心衰竭，自然病程明显缩短，因此终末期右心衰竭少见。

（2）心脏性猝死：仅见于1%～3%的患者。

（3）感染性心内膜炎：不常见，年轻人的较轻瓣膜畸形比老年人的钙化性瓣膜狭窄发生感染性心内膜炎的危险性大。

（4）其他：体循环栓塞、心力衰竭和胃肠道出血少见。

（四）主动脉瓣关闭不全

1. 病因

（1）急性：主动脉瓣膜穿孔或瓣周脓肿、创伤、主动脉夹层和人工瓣撕裂。

（2）慢性：约 2/3 的主动脉瓣关闭不全为风心病所致，由于风湿性炎性病变使瓣叶纤维化、增厚、缩短、变形，影响舒张期瓣叶边缘对合，可造成关闭不全。感染性心内膜炎的感染性赘生物妨碍主动脉瓣闭合而引起关闭不全。另外，先天畸形和主动脉瓣黏液样变性也可引起主动脉瓣关闭不全。

2. 临床表现

（1）症状。①急性：轻者无症状，重者出现急性左心衰竭和低血压。②慢性：多年可无症状，常有体位性头晕。心悸是最先出现的症状，伴心前区不适，由左心室明显增大、心尖冲动增强所致；因舒张压过低、快速改变体位时可产生脑缺血而眩晕，脉压增大明显时可有颈部搏动感；左心衰竭是晚期出现的表现；心绞痛较主动脉瓣狭窄少见，由冠状动脉供血减少所致。

（2）体征：①心尖冲动向左下移位，呈心尖抬举样搏动。②胸骨左缘第 3～4 肋间主动脉瓣第二听诊区可闻及高调舒张期叹气样递减型杂音，是主动脉瓣关闭不全最重要的体征，舒张早期向心尖部传导，前倾坐位和深呼气时易听到。③主动脉瓣区第二心音减弱或消失，见于瓣膜活动很差或反流严重时。④心尖冲动向左下移位，呈抬举性搏动。⑤严重主动脉瓣关闭不全时，收缩压升高、舒张压降低、脉压增大。可出现周围血管征如颈动脉搏动明显、随心脏搏动的点头征、毛细血管搏动征、水冲脉、枪击音等。

3. 并发症

（1）左心衰竭为主要并发症，也是主动脉瓣关闭不全患者的主要死亡原因。

（2）感染性心内膜炎较常见。

（3）可发生室性心律失常，心脏性猝死少见。

二、护理

（一）护理目标

患者焦虑减轻，体温得到控制，未发生感染或发生感染后得到及时的控制；未发生并发症；患者及家属了解整个疾病的发生发展过程。

（二）护理措施

1. 一般护理

（1）休息与活动：心功能代偿期，一般体力活动不限制，但要注意多休息，以降低耗氧量，减轻心脏负担。心功能失代偿期，卧床休息，限制活动量，协助生活护理，待病情好转，实验室检查结果正常后逐渐增加活动。左房内有巨大附壁血栓者应绝对卧床休息，以防血栓脱落造成其他部位栓塞。病情允许时应鼓励并协助患者翻身、活动下肢或下床活动，防止下肢深静脉血栓形成。

（2）饮食：给予高热量、高蛋白、高维生素、易消化饮食。有心力衰竭时应限制钠盐摄入、少量多餐、多吃蔬菜、水果，保持大便通畅。

2. 病情观察

监测生命体征，尤其是心率、心律、血压、脉搏、呼吸频率、呼吸节律及伴随症状，注意患者的精神状态及意识变化。观察有无风湿活动的表现，如皮肤环行红斑、皮下结节、关节红肿及疼痛等。观察患者有无呼吸困难、乏力、食欲减退、少尿等心力衰竭的征象。密切观察有无栓塞的征象，一旦发生，立即报告医师并给予相应的处理。

3. 对症护理

根据病情给予间断或持续吸氧。每 4 小时测量一次体温，超过 38.5 ℃给予物理降温并记录降温效果。大量出汗者应勤换衣裤、被褥，防止受凉。关节炎时可局部热敷以减轻关节炎性水肿对神经末梢的压迫，改善血液循环，使疼痛减轻。

4. 用药护理

遵医嘱给予抗生素及抗风湿药物治疗，观察其疗效和不良反应，如阿司匹林可致胃肠道反应、柏油便、牙龈出血等。注意药物不良反应，如低血钾、洋地黄中毒等。

5. 心理护理

加强与患者的沟通，耐心向患者解释病情，消除患者的焦虑紧张情绪，使其积极配合治疗。向患者和家属详细介绍治疗的方法和目的，缓解患者或家属因不了解介入或手术治疗的效果和顾虑费用而产生的压力。

6. 健康指导

（1）疾病知识：告诉患者及家属本病的病因和病程进展特点，说明本病治疗的长期性，鼓励患者树立信心。有手术适应证者应尽早择期手术。提高生活质量。

（2）休息与活动：保持室内空气流通、温暖、干燥、阳光充足，避免居住环境潮湿、阴暗等不良条件。帮助患者根据心功能情况协调好活动与休息，避免重体力劳动和剧烈运动。教育家属理解患者并给予支持。

（3）预防感染：防治链球菌感染，避免上呼吸道感染、咽炎、扁桃体炎，注意防寒保暖、一旦发生上呼吸道感染、咽炎、扁桃体炎应立即用药治疗。扁桃体反复发炎者在风湿活动控制后 2～4 个月可手术摘除扁桃体。行拔牙、内镜检查、导尿术、分娩、人工流产等手术操作要预防性使用抗生素。风湿活动期禁止拔牙、导尿等侵入性操作。保持口腔清洁，预防口腔感染。

（4）用药指导：告诉患者坚持服药的重要性，按医嘱服用抗风湿药物、抗心力衰竭药物及抗生素。定期门诊复查，防止病情进展。

（5）妊娠指导：育龄妇女要根据心功能情况，在医师指导下控制好妊娠与分娩时机，病情较重不能妊娠与分娩者，做好患者及家属的思想工作。

（三）护理评价

患者能保持一定的活动耐力，生活自理；自我保护意识增强，感染减少；了解疾病的特点，理解治疗的长期性，能积极配合；家庭成员能从各个方面给予患者支持与鼓励，积极配合医院治疗。

+ + + + + + + + + + + + + + + + + +
+ + + + + + + + + + + + + + + + + +
+ + + + + + + + + + + + + + + + + +

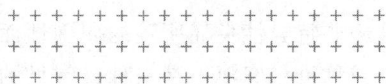

第四章

神经内科护理

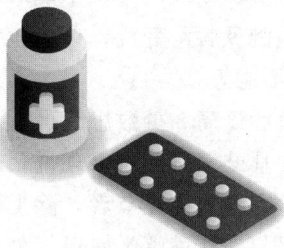

第一节 ▎ 面神经炎

一、概念和特点

面神经炎是由茎乳孔内面神经非特异性炎症所致的周围性面瘫，又称为特发性面神经麻痹，或称贝尔麻痹，是一种最常见的面神经瘫痪性疾病。

二、病理生理

其早期病理改变主要为神经水肿和脱髓鞘病变，严重者可出现轴突变性，以茎乳孔和面神经管内部分尤为显著。

三、病因与诱因

面神经炎的病因尚未完全阐明。受凉、感染、中耳炎、茎乳孔周围水肿及面神经在面神经管出口处受压、缺血、水肿等均可引起发病。

四、临床表现

（1）本病任何年龄、任何季节均可发病，男性比女性略多。一般为急性发病，常于数小时或 1～3 天症状达到高峰。

（2）主要表现为一侧面部表情肌瘫痪，额纹消失，不能皱额蹙眉；眼裂闭合不能或闭合不完全；病侧鼻唇沟变浅，口角歪向健侧（露齿时更明显）；吹口哨及鼓腮不能等。

（3）病初可有侧耳后麻痹或下颌角后疼痛。少数患者可有茎乳孔附近及乳突压痛。面神经病变在中耳鼓室段者可出现说话时回响过度和病侧舌前 2/3 味觉缺失。影响膝状神经节者，除上述表现外，还出现病侧乳突部疼痛，耳郭与外耳道感觉减退，外耳道或鼓膜出现疱疹，称为 Hunt 综合征。

五、辅助检查

面神经传导检查对早期（起病 5～7 天）完全瘫痪者的预后判断是一项有用的检查方法，肌电图（EMG）检查表现为病侧诱发的肌电动作电位 M 波波幅明显下降，如为正常的 30% 或以上者，则可望在 2 个月内完全恢复。如为 10%～29% 者则需要2～8 个月才能恢复，且有一定程度的并发症；如仅为 10% 以下者则需要 6～12 个月才有可能恢复，并常伴有并发症（面肌痉挛等）；如病后 10 天内出现失神经电位，恢复时间将延长。

六、治疗

改善局部血液循环，减轻面神经水肿，促使功能恢复。

（1）急性期应尽早使用糖皮质激素，可用泼尼松 30 mg 口服，1 次/天，或地塞米松静脉滴注 10 mg/d，疗程 1 周左右，并用大剂量维生素 B_1、维生素 B_{12} 肌内注射，还可以采用红外线照射或超短波透热疗法。若为带状疱疹引起者，可口服阿昔洛韦7～10 天。眼裂不能闭合者，可根据情况使用眼膏、眼罩，或缝合眼睑以保护角膜。

（2）恢复期可进行面肌的被动或主动运动训练，也可采用碘离子透入理疗、针灸、高压氧等治疗。

（3）2～3 个月后，对自愈较差的高危患者可行面神经减压手术，以争取恢复的机会。发病后 1 年以上仍未恢复者，可考虑整容手术或面-舌下神经或面-副神经吻合术。

七、护理评估

（一）一般评估

1. 生命体征
一般无特殊。体温升高常见于感染。

2. 患者的主诉

（1）诱因：发病前有无受凉、感染、中耳炎。

（2）发作症状：发作时有无侧耳后麻痹或下颌角后疼痛，一侧面部表情肌瘫痪，额纹消失，不能皱额蹙眉；眼裂闭合不能或闭合不完全；病侧鼻唇沟变浅，口角歪向健侧（露齿时更明显）；不能吹口哨及鼓腮。

（3）发病形式：是否急性发病，持续时间，发病的部位、范围、性质、严重程度等。

（4）既往检查、治疗经过及效果，是否遵医嘱治疗。目前情况包括使用药物的名称、剂量、用法和有无不良反应。

3. 其他

体重与身高、体位、皮肤黏膜、饮食状况及排便情况的评估和/或记录结果。

口腔卫生评估：评估患者的口腔卫生清洁程度，患侧脸颊是否留有食物残渣。

疼痛的评估：使用口诉言词评分法、数字等级评定量表、面部表情测量图对疼痛程度、疼痛控制及疼痛不良作用的评估。

（二）身体评估

1. 头颈部

（1）外观评估：患侧额皱纹是否变浅，眼裂是否增宽，鼻唇沟是否浅，口角是否低，口角是否向健侧歪斜。

（2）运动评估：让患者做皱额、闭眼、吹哨、露齿、鼓气动作，比较两侧是否相等。

（3）味觉评估：让患者伸舌，检查者以棉签或毛笔蘸少许试液（醋、盐、糖等），轻擦于舌的前部，如有味觉可以手指预定符号表示，不能伸舌和讲话。先试可疑一侧再试健侧。每种味觉试验完毕时，需用温水漱口，一般舌尖对甜、咸味最敏感，舌后部对酸味最敏感。

2. 胸部、腹部、四肢

无特殊。

（三）心理-社会评估

（1）患者对疾病知识（特别是预后）的了解情况。

（2）观察患者有无心理异常的表现，患者面部肌肉出现瘫痪，自身形象改变，容易导致其焦虑和急躁的情绪。

（3）了解患者家庭经济状况，家属及社会支持程度。

（四）辅助检查结果的评估

1. 常规检查

一般无特殊，注意监测体温、血常规有无异常。

2. 面神经传导检查

评估患者面神经传导功能检查有无异常。

（五）常用药物治疗效果的评估

以糖皮质激素为主要用药。

（1）服用药物的具体情况：是否餐后服用，主要剂型、剂量与持续用药时间。

（2）胃肠道反应评估：是口服糖皮质激素最常见的不良反应，主要表现为上腹痛、恶心及呕吐等。

（3）出血评估：糖皮质激素可诱发或加剧胃和十二指肠溃疡，严重时可引起出血甚至穿孔。患者服药期间，应定期检测血常规和异常出血的情况。

（4）体温变化及其相关感染灶的表现：糖皮质激素对机体免疫反应有多个环节的抑制作用，削弱机体的抵抗力。容易诱发各种感染，尤其是上呼吸道、尿道、皮肤（含肛周）的感染。

（5）神经、精神症状的评估：小剂量糖皮质激素可引起精神欣快感，而大剂量则出现兴奋、多语、烦躁不安、失眠、注意力不集中和易激动等精神症状，少数尚可出现幻觉、谵妄、昏睡等症状，也有企图自杀者，这种精神失常可迅速恶化。

八、主要护理诊断/问题

（1）身体意象紊乱：与面神经麻痹所致口角歪斜等有关。

（2）疼痛：下颌角或乳突部疼痛，与面神经病变累及膝状神经节有关。

九、护理措施

（一）心理护理

患者突然出现面部肌肉瘫痪，自身形象改变，害怕遇见熟人，不敢出现在公共场所。容易导致焦虑、急躁情绪。应观察有无心理异常的表现，鼓励患者表达对面部形象改变后的心理感受和对疾病预后担心的真实想法；告诉患者本病大多预后良好，并介绍治愈病例，指导患者克服焦躁情绪和害羞心理，正确对待疾病，积极配合治疗；同时护士在与患者谈话时应语言柔和、态度和蔼亲切，避免任何伤害患者自尊的言行。

（二）休息与修饰指导

急性期注意休息，防风、防寒，尤其患侧耳后茎乳孔周围应予保护。外出时可戴口罩，系围巾，或使用其他改善自身形象的恰当修饰。

（三）饮食护理

选择清淡饮食，避免粗糙、干硬、辛辣食物，有味觉障碍的患者应注意食物的冷热度，以防烫伤口腔黏膜；指导患者饭后及时漱口，清除口腔患侧滞留食物，保持口腔清洁，预防口腔感染。

（四）预防眼部并发症

眼睑不能闭合或闭合不全者予以眼罩、眼镜遮挡及点眼药等保护，防止角膜炎、溃疡。

（五）功能训练

指导患者尽早开始面肌的主动运动与被动运动。只要患侧面部能运动，就应进行面肌功能训练，可对着镜子做皱眉、举额、闭眼、露齿、鼓腮和吹口哨等运动，每天数次，每次 5～15 分钟，并辅以面肌按摩，以促进早日康复。

（六）就诊指标

受凉、感染、中耳炎后出现一侧面部表情肌瘫痪，额纹消失，不能皱额蹙眉；眼裂闭合不能或闭合不完全；病侧鼻唇沟变浅，口角歪向健侧（露齿时更明显）；不能吹口哨及鼓腮及侧耳后麻痹或下颌角后疼痛，及时就医。

十、护理效果评价

（1）患者能够正确对待疾病，积极配合治疗。
（2）患者能够掌握相关疾病知识，做好外出的自我防护。
（3）患者口腔清洁舒适，无口腔异物、异味及口臭，无烫伤。
（4）患者无角膜炎、溃疡的发生。
（5）患者积极参与康复锻炼，坚持自我面肌功能训练。
（6）患者对治疗效果满意。

第二节 ▎ 癫痫

一、护理评估

（一）一般评估

1. 生命体征
癫痫发作时心率增快，血压升高。由于患者意识障碍，牙关紧闭，呼吸道分泌物增多等因素影响，很可能导致呼吸减慢甚至暂停，引起缺氧。

2. 患者主诉

（1）诱因：发病前有无疲劳、饥饿、便秘、经期、饮酒、感情冲动、一过性代谢紊乱和变态反应等因素影响；过去是否患有什么重要疾病，如颅脑外伤、脑炎、脑膜炎、心脏疾病；家族成员是否有癫痫患者或与之相关疾病者。

（2）发作症状：发作时有无意识障碍、时间和地点的定向障碍、记忆丧失，身体或局部的不自主抽动程度及持续时间。

（3）发病形式：发作的频率、持续时间及复发的时间，症状出现的部位、范围、性质、严重程度等。

（4）既往检查、治疗经过及效果，是否遵医嘱治疗。目前情况包括使用药物的名称、剂量、用法和有无不良反应。

3. 相关记录

患者年龄、性别、体重、体位、饮食、睡眠、皮肤、液体出入量、NIHSS 评分、GCS 评分、Norton 评分、吞咽功能障碍评定、癫痫发作评估表等。

（二）身体评估

1. 头颈部

患者意识是否清楚，是否存在感觉异常和幻觉现象。眼睑是否抬起，眼球是否上窜或向一侧偏转，两侧瞳孔是否散大、瞳孔对光反射是否消失；角膜反射是否正常。面部表情是否淡漠、颜色是否发绀，有无面肌抽动。有无牙关紧闭、口舌咬伤、吞咽困难、饮水呛咳，有无声音嘶哑或其他语言障碍。咽反射是否存在或消失。

2. 胸部

肺部听诊是否异常，防止舌后坠或口鼻分泌物阻塞呼吸道。

3. 腹部

患者有无腹胀，有无大、小便失禁，并观察大小便的颜色、量和性质，听诊肠鸣音有无减弱。

4. 四肢

四肢有无震颤、抽搐、肌阵挛等不自主运动或瘫痪，四肢有无外伤等；四肢肌力及肌张力，对疼痛刺激有无反应；抽搐后肢体有无脱臼。

（三）心理-社会评估

癫痫是一种慢性疾病，且顽固性癫痫长期反复发作，严重影响日常工作学习，降低生活质量，加之担心随时可能发作，患者不但忍受着躯体的痛苦，还可能忍受着家庭的歧视、社会的偏见，而这一切深深地影响患者的身心健康，患者有时会感到恐惧、焦虑、紧张、情绪不稳等，因此对癫痫患者进行心理-社会评估，进行思想上的疏导，使其生活在一个良好的生活环境里，从而保持愉快的心情、良好的情绪以积极的态度面对疾病。

目前癫痫患者心理-社会评估主要包括语言能力测试、记忆能力测试、智力水平测试，以及生活质量评估。

（四）用药评估

癫痫患者用药评估包含以下几个方面：用药依从性（包括漏服情况和按时用药情况）、对药品知识的知晓程度、患者用药的合理性（包括平均用药品种数和按等间隔用药情况）、癫痫症状的控制情况，以治疗前 3 个月内患者的各种发作类型、发作频度记录为基线，与治疗后 6 个月的发作频度进行比较，以发作频度减少 50％为有效标准，评估患者用药的安全性（包括出现药品不良反应和血药浓度监测）情况、患者的复诊率及对用药教育的满意度。

二、主要护理诊断/问题

（1）有窒息的危险：与癫痫发作时意识丧失、喉痉挛、口腔和气道分泌物增多有关。

（2）有受伤的危险：与癫痫发作时意识突然丧失、判断力失常有关。

（3）知识缺乏：缺乏长期、正确服药的知识。

（4）气体交换受损：与癫痫持续状态、喉头痉挛所致呼吸困难或肺部感染有关。

（5）潜在并发症：脑水肿，酸中毒，水、电解质紊乱。

三、护理措施

（一）保持呼吸道通畅

置患者于头低侧卧位或平卧位头偏向一侧；松开领带和衣扣，解开腰带；取下活动性义齿，及时清除口腔和鼻腔分泌物；立即放置压舌板，必要时用舌钳将舌拉出，防止舌后坠阻塞呼吸道；癫痫持续状态者插胃管鼻饲，防止误吸，必要时备好床旁吸引器和气管切开包。

（二）病情观察

密切观察生命体征及意识、瞳孔变化，注意发作过程中有无心率增快、血压升高、呼吸减慢或暂停、瞳孔散大、牙关紧闭、大小便失禁等；观察并记录发作的类型、发作频率与发作持续时间；观察发作停止后患者意识完全恢复的时间，有无头痛、疲乏及行为异常。

（三）发作期安全护理

告知患者有前驱症状时立即平卧；活动状态时发作，陪伴者应立即将患者缓慢置于平卧位，防止外伤，切忌用力按压患者抽搐肢体，以防骨折和脱臼；将压舌板或筷子、纱布、手绢、小布卷等置于患者口腔一侧上下臼齿之间，防止舌、口唇和颊部咬伤；用棉垫或软垫对跌倒时易擦伤的关节加以保护；癫痫持续状态、极度躁动或发作停止后意识恢复过程中有短时躁动的患者，应由专人守护，加保护性床栏，必要时用约束带适当约束。遵医嘱立即缓慢静脉注射地西泮，快速静脉滴注甘露醇，注意观察用药效果和有无出现呼吸抑制、肾脏损害等不良反应。

（四）发作间期安全护理

给患者创造安全、安静的休息环境，保持室内光线柔和，无刺激；床两侧均安装带床栏套的床栏；床旁桌上不放置热水瓶、玻璃杯等危险物品。对于有癫痫发作病史并有外伤病史的患者，在病室内显著位置放置"谨防跌倒，小心舌咬伤"的警示牌，随时提醒患者、家属及医护人员做好防止发生意外的准备。

（五）心理护理

对癫痫患者心理问题疏导应从其原因入手，建立良好的沟通技巧，通过鼓励、疏导的方式解除其精神负担，进行情感交流，提高自尊和自信，以积极配合治疗。同时消除患者家属的偏见和歧视，使患者得到家庭的支持，以提高治疗效果。

（六）健康教育

1. 服药指导

向患者家属讲解按医嘱规范用药的重要意义，特别强调按期限、按时间、按用量服药对病情控制的重要性，擅自停、换药物和私自增减量对机体的危害，强化患者或家属重视疾病及服药的意识，使之积极配合治疗，如有漏服，一般在下一次服药时补上。定期检测血药浓度，并调整药物剂量。

2. 生活指导

对患者和家属进行癫痫知识的宣教，如疾病的病因、发病机制、症状、治疗等，宣教中与患者建立良好的护患关系，进行全程健康教育、个体化教育。癫痫患者生活中要注意生活规律、注意休息、保持充足的睡眠、适当运动、增强机体抵抗力，避免剧烈运动，尽量避免疲劳和减少参加一些带电磁辐射的娱乐活动。

不宜从事高空、水上作业、驾驶等带有危险性的工作。饮食宜清淡，不吃辛辣刺激性食物和兴奋性食品（如咖啡、浓茶等），戒烟酒，保持大便通畅。告知患者外出时随身携带写有姓名、年龄、所患疾病、住址、家人联系方式的信息卡。在病情未得到良好控制时，室外活动或外出就诊时应有家属陪伴，佩戴安全帽。特发性癫痫且有家族史的女性患者，婚后不宜生育，双方均有癫痫，或一方有癫痫，另一方有家族史者不宜结婚。

3. 就诊指标

患者出现意识障碍、精神障碍，某一局部如眼睑、口唇、面部甚至四肢肌肉不自主抽动，口吐白沫等症状时应立即就诊；服药期间应定期复诊，检查血常规、肝功能和血药浓度，监控药物疗效及不良反应，调整用药。

四、护理效果评估

（1）患者呼吸道通畅，无窒息发生。

（2）患者无跌倒、无损伤发生。

（3）患者癫痫控制良好，且无药物不良反应发生。

第三节 ▌ 帕金森病

一、护理评估

（一）一般评估

1. 生命体征

一般无特殊。

2. 患者主诉

（1）症状：有无静止性震颤，类似"搓丸"样动作；折刀样肌强直及铅管样肌强直；面具脸；写字过小症以及慌张步态。

（2）发病形式：何时发病，持续时间，发作的部位、范围、性质、严重程度等。

（3）既往检查、治疗经过及效果，是否遵医嘱治疗。目前情况包括使用药物的名称、剂量、用法和有无不良反应。

3. 相关记录

患者认知功能、日常生活能力、精神行为症状、年龄、性别、体重、体位、饮食、睡眠、皮肤、液体出入量、跌倒风险评估、吞咽功能障碍评定等记录结果。

（二）身体评估

1. 头颈部

患者意识是否清楚，睁眼运动是否正常。两侧瞳孔是否等大、等圆，瞳孔对光反射是否灵敏；角膜反射是否正常。头颅大小、形状，注意有无头颅畸形。面部表情是否淡漠、颜色是否正常，有无畸形、面肌抽动、眼睑水肿、眼球突出、眼球震颤、巩膜黄染、结膜充血，额纹及鼻唇沟是否对称或变浅，鼓腮、示齿动作能否完成，伸舌是否居中，舌肌有无萎缩。有无吞咽困难、饮水呛咳，有无声音嘶哑或其他语言障碍。咽反射是否存在或消失。有无头部活动受限、不自主活动及抬头无力；颈动脉搏动是否对称。颈椎、脊柱、肌肉有无压痛。颈动脉听诊是否闻及血管杂音。

2. 胸、腹部

无特殊。

3. 四肢

四肢有无震颤、肌阵挛等不自主运动，患者站立和行走时步态是否正常。肱二头肌、肱三头肌反射，桡反射、膝反射、跟腱反射是否阳性。

（三）心理-社会评估

1. 疾病知识

患者对疾病的性质、过程、防治及预后知识的了解程度。

2. 心理状况

了解疾病对其日常生活、学习和工作的影响，患者能否面对现实、适应角色转变，有无人格改变、反应迟钝、记忆力及计算力下降或丧失等精神症状。

3. 社会支持系统

了解家庭的组成、经济状况、文化教育背景；家属对患者的关心、支持及对患者所患疾病的认识程度；了解患者的工作单位或医疗保险机构所能承担的帮助和支持情况；患者出院后的继续就医条件，居住地的社区保健资源或继续康复治疗的可能性。评估患者居住的环境舒适程度及其安全性；评估患者的决策能力，决定患者是否需要代理人；评估服药情况和护理评测需求，是否需要制订临终护理计划；确认患者的主要照料者，并对照料者的心理和生理健康也予以评价。

（四）辅助检查结果的评估

（1）常规检查：一般无特殊。

（2）头颅 CT：脑部有无脑萎缩表现。

（3）功能性脑影像、基因检测、生化检测有无异常。

（五）常用药物治疗效果的评估

1. 应用抗胆碱能药物评估

（1）用药剂量、时间、方法的评估与记录。

（2）不良反应的评估：观察并询问患者有无头晕、视物模糊、口干、便秘、尿潴留、抽搐等症状。

（3）精神症状的评估：有无出现幻觉等。

2. 应用金刚烷胺药物评估

（1）用药剂量、时间、方法的评估与记录。

（2）不良反应的评估：有无神志模糊、下肢网状青斑、踝部水肿。

（3）精神症状的评估：有无出现幻觉等。

3. 应用左旋多巴制剂评估

（1）用药剂量、时间、方法的评估与记录。

（2）有无"开-关"现象、异动症及剂末现象。

（3）有无胃肠道症状：初期可出现胃肠不适，表现为恶心、呕吐等。

二、主要护理诊断/问题

（1）躯体活动障碍：与黑质病变、锥体外系功能障碍所致震颤、肌强直、体位不稳、随意运动异常有关。

（2）长期自尊低下：与震颤、流涎、面肌强直等身体形象改变和言语障碍及生活依赖他人有关。

（3）知识缺乏：缺乏本病相关知识与药物治疗知识。

（4）营养失调：低于机体需要量，与吞咽困难、饮食减少和肌强直、震颤所致机体消耗量增加等有关。

（5）便秘：与消化功能障碍或活动量减少等有关。

（6）语言沟通障碍：与咽喉部、面部肌肉强直，运动减少、减慢有关。

（7）无能性家庭应对：与疾病进行性加重，患者长期需要照顾、经济或人力困难有关。

（8）潜在并发症：外伤、压疮、感染。

三、护理措施

（一）生活护理

加强巡视，主动了解患者的需要，既要指导和鼓励患者自我护理，做自己力所能及的事情，又要协助患者洗漱、进食、淋浴、大小便料理和做好安全防护，增进患者的舒适度，预防并发症。主要是个人卫生、皮肤护理、提供生活方便、采取有效沟通方式、保持大小便通畅。

（二）运动护理

告知患者运动锻炼的目的在于防止和推迟关节强直与肢体挛缩，与患者和家属共同制订切实可行的锻炼计划。

1. 疾病早期

应指导患者维持和增加业余爱好，鼓励患者尽量参加有益的社交活动，坚持适当的运动锻炼，注意保持身体和各关节的活动强度与最大活动范围。

2. 疾病中期

告诉患者知难而退或简单的家人包办只会加速其功能衰退。平时注意做力所能及的家务，尽量做到自己的事情自己做。起步困难和步行时突然僵住不能动时，应放松思想，尽量跨大步伐；向前走时脚要抬高，双臂要摆动，目视前方，不要目视地面；转弯时，不要碎步移动，否则易失去平衡；护士或家人在协助患者行走时，不要强行拉着走；当患者感到脚粘在地上时，可告诉患者先向后退一步，再往前走，这样会比直接向前容易得多。

3. 疾病晚期

应帮助患者采取舒适体位，被动活动关节，按摩四肢肌肉，注意动作轻柔，勿造成患者疼痛和骨折。

（三）安全护理

（1）对于上肢震颤未能控制、日常生活动作笨拙的患者，应谨防烧伤、烫伤等。为端碗持筷困难者准备带有大把手的餐具，选用不易打碎的不锈钢饭碗、水杯和汤勺，避免使用玻璃和陶瓷制品等。

（2）对有幻觉、错觉、欣快、抑郁、精神错乱、意识模糊或智能障碍的患者应特别强调专人陪护。护士应该认真查对患者是否按时服药，有无错服或误服，药物代为保管，每次送服到口；严格交接班制度，禁止患者自行使用锐利器械和危险品；智能障碍患者应安置在有严密监控区域，避免自伤、坠床、坠楼、走失、伤人等意外发生。

（四）心理护理

护士应细心观察患者的心理反应，鼓励患者表达并注意倾听其心理感受，与患者讨论身体健康状况改变所造成的影响、不利于应对的因素，及时给予正确的信息和引导，使其能够接受和适应自己目前的状态并能设法改善。鼓励患者尽量维持过去的兴趣与爱好，多与他人交往；指导家属关心体贴患者，为患者创造良好的亲情氛围，减轻其心理压力。告诉患者本病病程长、进展缓慢、治疗周期长，疗效常与患者精神情绪有关，鼓励患者保持良好心态。

（五）用药指导

告知患者本病需要长期或终身服药治疗，让患者了解常用的药物种类、用法、服药注意事项、疗效及不良反应的观察和处理。告诉患者长期服药过程中可能会突然出现某些症状加重或疗效减退，让患者了解用药过程中可能出现的"开-关现象""剂末现象"及应对方法。

（六）饮食指导

告知患者及家属导致营养低下的原因、饮食治疗的原则与目的，指导合理选择饮食和正确进食。给予高热量、高维生素、高纤维素、低盐、低脂、适量优质蛋白的易消化饮食，并根据病情变化及时调整和补充各种营养素，戒烟、酒。

（七）健康教育

（1）对于被迫退休或失去工作的患者，应指导或协助其培养新的爱好。

（2）教会家属协助患者计划每天的益智活动及参与社会活动。

（3）就诊指标：症状加重或者出现精神症状应及时就诊。

四、护理效果评价

（1）患者能够接受和适应目前的状态并能设法改善。

（2）患者积极参与康复锻炼，尽量能够坚持自我护理。

（3）患者坚持按时服药，无错服、误服及漏服。

（4）患者未发生跌倒或跌倒次数减少。

（5）患者及家属合理选择饮食和正确进食，进食水时不发生呛咳。

（6）患者大便能维持正常。

（7）患者及家属的焦虑症状减轻。

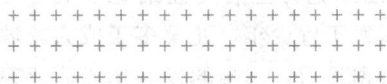

第五章

呼吸内科护理

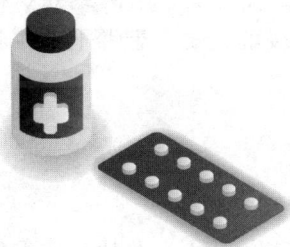

第一节 ▌ 支气管哮喘

支气管哮喘是一种慢性气管炎症性疾病，支气管壁存在以肥大细胞、嗜酸性粒细胞和 T 淋巴细胞为主的炎性细胞浸润，可经治疗缓解或自然缓解。本病多发于青少年，儿童多于成人，城市多于农村。近年的流行病学数据显示，哮喘的发病率或病死率均有所增加，我国哮喘发病率为 $1\%\sim2\%$。支气管哮喘的病因较为复杂，大多在遗传因素的基础上，受到体内外多种因素激发而发病，并反复发作。

一、临床表现

（一）症状和体征

典型的支气管哮喘发作前多有鼻痒、打喷嚏、流涕、咳嗽、胸闷等先兆症状，进而出现呼气性呼吸困难伴喘鸣，患者被迫呈端坐呼吸，咳嗽、咳痰。发作持续几十分钟至数小时后自行或经治疗缓解。此为速发性哮喘反应。迟发性哮喘反应时，患者气管呈持续高反应性状态，上述表现更为明显，较难控制。

少数患者可出现哮喘重度或危重度发作，表现为重度呼气性呼吸困难、焦虑、烦躁、端坐呼吸、大汗淋漓、嗜睡或意识模糊，经应用一般支气管扩张药物不能缓解。此类患者不及时救治，可危及生命。

（二）辅助检查

1. 血液检查

嗜酸性粒细胞、血清总免疫球蛋白 E（IgE）及特异性免疫球蛋白 E 均可增高。

2. 胸部 X 线检查

哮喘发作期由于肺脏充气过度，肺部透亮度增高，合并感染时可见肺纹理增多及炎症阴影。

3. 肺功能检查

哮喘发作期有关呼气流速的各项指标，如第一秒用力呼气容积、最大呼气流速峰值等均降低。

二、治疗原则

本病的防治原则是去除病因、控制发作和预防发作。控制发作应根据患者发作的轻重程度，抓住解痉、抗炎两个主要环节，迅速控制症状。

（一）解痉

哮喘轻、中度发作时，常用氨茶碱稀释后静脉注射或加入液体中静脉滴注。根据病情吸入或口服 β_2 受体激动药。常用的 β_2 受体激动药气雾吸入剂有特布他林、喘乐宁、沙丁胺醇等。

哮喘重度发作时，应及早静脉给予足量氨茶碱及琥珀酸氢化可的松或甲泼尼龙琥珀酸钠，待病情得到控制后再逐渐减量，改为口服泼尼松龙，或根据病情吸入糖皮质激素，应注意不宜骤然停药，以免复发。

（二）抗感染

肺部感染的患者，应根据细菌培养及药敏结果选择应用有效抗生素。

（三）稳定内环境

及时纠正水、电解质及酸碱失衡。

（四）保证气管通畅

痰多而黏稠不易咳出或有严重缺氧及二氧化碳潴留者，应及时行气管插管吸出痰液，必要时行机械通气。

三、护理

（一）一般护理

（1）将患者安置在清洁、安静、空气新鲜、阳光充足的房间，避免接触变应原，如花粉、皮毛、油烟等。护理操作时防止灰尘飞扬。喷洒灭蚊蝇剂或某些消毒剂时要转移患者。

（2）患者哮喘发作呼吸困难时应给予适宜的靠背架或过床桌，让患者伏桌而坐，以帮助呼吸，减少疲劳。

（3）给予营养丰富的易消化饮食，多食蔬菜、水果，多饮水。同时注意保持大便通畅，减少因用力排便所致的疲劳。严禁食用与患者发病有关的食物，如鱼、虾、蟹等，并协助患者寻找变应原。

（4）危重期患者应保持皮肤清洁干燥，定时翻身，防止压疮发生。因大剂量使用糖皮质激素，应做好口腔护理，防止发生口腔炎。

（5）哮喘重度发作时，由于大汗淋漓、呼吸困难甚至有窒息感，所以患者极度紧张、烦躁、疲倦。要耐心安慰患者，及时满足患者需求，缓解紧张情绪。

（二）观察要点

1. 观察哮喘发作先兆

如患者主诉有鼻、咽、眼部发痒及咳嗽、流鼻涕等黏膜过敏症状时，应及时报告医师采取措施，减轻发作症状，尽快控制病情。

2. 观察药物不良反应

氨茶碱 0.25 g 加入 25%～50% 葡萄糖注射液 20 mL 中静脉推注，时间要在 5 分钟以上，因浓度过高或推注过快可使心肌过度兴奋而产生心悸、惊厥、血压骤降等严重反应。使用时要现配现用，静脉滴注时，不宜和维生素 C、促皮质激素、去甲肾上腺素、四环素类等配伍。糖皮质激素类药物久用可引起钠潴留、血钾降低、消化道溃疡、高血压、糖尿病、骨质疏松、停药反跳等，须加强观察。

3. 根据患者缺氧情况调整氧流量

一般为 3～5 L/min。保持气体充分湿化，氧气湿化瓶每天更换、消毒，防止医源性感染。

4. 观察痰液黏稠度

哮喘发作患者由于过度通气，出汗过多，因而身体丢失水分增多，致使痰液黏稠形成痰栓，阻塞小支气管，导致呼吸不畅，感染难以控制。应通过静脉补液和饮水补足水分和电解质。

5. 严密观察有无并发症

如自发性气胸、肺不张、脱水、酸碱失衡、电解质紊乱、呼吸衰竭、肺性脑病等并发症。监测动脉血气、生化指标，如发现异常需及时对症处理。

6. 注意呼吸频率、深浅幅度和节律

重度发作患者喘鸣音减弱乃至消失，呼吸变浅，神志改变，常提示病情危急，应及时处理。

（三）家庭护理

1. 增强体质，积极防治感染

平时注意增加营养，根据病情做适量体力活动，如散步、做简易体操、打太极拳等，以提高机体免疫力。当感染发生时应及时就诊。

2. 注意防寒避暑

寒冷可引起支气管痉挛，分泌物增加，同时感冒易致支气管及肺部感染。因此，冬季应适当提高居室温度，秋季进行耐寒锻炼防治感冒，夏季避免大汗，防止痰液过稠不易咳出。

3. 尽量避免接触变应原

患者应戒烟，尽量避免到人员众多、空气污浊的公共场所。

保持居室空气清新，室内可安装空气净化器。

4. 防止呼吸肌疲劳

坚持进行呼吸锻炼。

5. 稳定情绪

一旦哮喘发作，应控制情绪，保持镇静，及时吸入支气管扩张气雾剂。

6. 家庭氧疗

又称缓解期氧疗，对于患者的病情控制、存活期的延长和生活质量的提高有着重要意义。家庭氧疗时应注意氧流量的调节，严禁烟火，防止火灾。

7. 缓解期处理

哮喘缓解期的防治非常重要，对于防止哮喘发作及恶化，维持正常肺功能，提高生活质量，保持正常活动量等均具有重要意义。哮喘缓解期患者，应坚持吸入糖皮质激素，可有效控制哮喘发作，吸入色甘酸钠和口服酮替酚亦有一定的预防哮喘发作的作用。

第二节 ▍ 支气管扩张

支气管扩张是指直径>2 mm 的支气管由于管壁的肌肉和弹性组织破坏引起的慢性异常扩张。临床特点为慢性咳嗽、咳大量脓性痰和/或反复咯血。患者常有童年麻疹、百日咳或支气管肺炎等病史。随着人民生活条件的改善，麻疹、百日咳疫苗的预防接种，以及抗生素的应用，本病发病率已明显降低。

一、病因及发病机制

（一）支气管-肺组织感染和支气管阻塞

支气管-肺组织感染和支气管阻塞是支气管扩张的主要病因。

27

感染和阻塞症状相互影响，促使支气管扩张的发生和发展。其中婴幼儿期支气管-肺组织感染是最常见的病因，如婴幼儿麻疹、百日咳、支气管肺炎等。

由于儿童支气管较细，易阻塞，且管壁薄弱，反复感染破坏支气管壁各层结构，尤其是平滑肌和弹性纤维的破坏削弱了对管壁的支撑作用。支气管炎使支气管黏膜充血、水肿，分泌物阻塞管腔，导致引流不畅而加重感染。支气管内膜结核、肿瘤、异物引起管腔狭窄、阻塞，也是导致支气管扩张的原因之一。由于左下叶支气管细长，且受心脏血管压迫引流不畅，容易发生感染，故支气管扩张左下叶比右下叶多见。肺结核引起的支气管扩张多发生在上叶。

（二）支气管先天性发育缺陷和遗传因素

此类支气管扩张较少见，如巨大气管-支气管症、Kartagener综合征（支气管扩张、鼻窦炎和内脏转位）、肺囊性纤维化、先天性丙种球蛋白缺乏症等。

（三）全身性疾病

目前已发现类风湿关节炎、Crohn病、溃疡性结肠炎、系统性红斑狼疮、支气管哮喘等疾病可同时伴有支气管扩张；有些不明原因的支气管扩张患者，其体液免疫和/或细胞免疫功能有不同程度的异常，提示支气管扩张可能与机体免疫功能失调有关。

二、临床表现

（一）症状

1. 慢性咳嗽、大量脓痰

痰量与体位变化有关。晨起或夜间卧床改变体位时，咳嗽加剧、痰量增多。痰量多少可估计病情严重程度。感染急性发作时，痰量明显增多，每天可达数百毫升，外观呈黄绿色脓性痰，痰液静置后出现分层的特征：上层为泡沫；中层为脓性黏液；下层为坏死组织沉淀物。合并厌氧菌感染时痰有臭味。

2. 反复咯血

50％～70％的患者有程度不等的反复咯血，咯血量与病情严重程度和病变范围不完全一致。大量咯血最主要的危险是窒息，应紧急处理。部分发生于上叶的支气管扩张，引流较好，痰量不多或无痰，以反复咯血为唯一症状，称为"干性支气管扩张"。

3. 反复肺部感染

其特点是同一肺段反复发生肺炎并迁延不愈。

4. 慢性感染中毒症状

反复感染者可出现发热、乏力、食欲减退、消瘦、贫血等，儿童可影响发育。

（二）体征

早期或干性支气管扩张多无明显体征，病变重或继发感染时在下胸部、背部常可闻及局限性、固定性湿啰音，有时可闻及哮鸣音；部分慢性患者伴有杵状指（趾）。

三、辅助检查

（一）胸部 X 线检查

早期无异常或仅见患侧肺纹理增多、增粗现象。典型表现是轨道征和卷发样阴影，感染时阴影内出现液平面。

（二）胸部 CT 检查

管壁增厚的柱状扩张或成串成簇的囊状改变。

（三）纤维支气管镜检查

有助于发现患者出血的部位，鉴别腔内异物、肿瘤或其他支气管阻塞原因。

四、诊断要点

根据患者有慢性咳嗽、大量脓痰、反复咯血的典型临床特征，以及肺部闻及固定而局限性的湿啰音，结合儿童时期有诱发支气管扩张的呼吸道病史，一般可做出初步临床诊断。胸部影像学检查和纤维支气管镜检查可进一步明确诊断。

五、治疗要点

治疗原则是保持呼吸道引流通畅，控制感染，处理咯血，必要时手术治疗。

（一）保持呼吸道引流通畅

1. 药物治疗

祛痰药及支气管舒张药具有稀释痰液、促进排痰作用。

2. 体位引流

对痰多且黏稠者作用尤其重要。

3. 经纤维支气管镜吸痰

若体位引流排痰效果不理想，可经纤维支气管镜吸痰及生理盐水冲洗痰液，也可局部注入抗生素。

（二）控制感染

控制感染是支气管扩张急性感染期的主要治疗措施。应根据症状、体征、痰液性状，必要时参考细菌培养及药物敏感试验结果选用抗菌药物。

（三）手术治疗

对反复呼吸道急性感染或大咯血，病变局限在一叶或一侧肺组织，经药物治疗无效，全身状况良好的患者，可考虑手术切除病变肺段或肺叶。

六、常用护理诊断

（一）清理呼吸道无效

与咳嗽、大量脓痰、肺部湿啰音与痰液黏稠和无效咳嗽有关。

（二）有窒息的危险

与痰多、痰液黏稠或大咯血造成气道阻塞有关。

（三）营养失调

乏力、消瘦、贫血、发育迟缓与反复感染导致机体消耗增加，以及患者食欲缺乏、营养物质摄入不足有关。

（四）恐惧

精神紧张、面色苍白、出冷汗与突然或反复大咯血有关。

七、护理措施

（一）一般护理

1. 休息与环境

急性感染或咯血时应卧床休息，大咯血患者需绝对卧床，取患侧卧位。病室内保持空气流通，维持适宜的温度、相对湿度，注意保暖。

2. 饮食护理

提供高热量、高蛋白、高维生素饮食，发热患者给予高热量流质或半流质饮食，避免冰冷、油腻、辛辣食物诱发咳嗽。鼓励患者多饮水，每天 1500 mL 以上，以稀释痰液。指导患者在咳痰后及进食前后用清水或漱口液漱口，保持口腔清洁，促进食欲。

（二）病情观察

观察痰液量、颜色、性质、气味和与体位的关系，记录 24

小时痰液排出量；定期测量生命体征，记录咯血情况，观察咯血的颜色、性质及量；病情严重者需观察有无窒息前症状，发现窒息先兆，立即向医师汇报并配合处理。

（三）对症护理

1. 促进排痰

（1）指导有效咳嗽和正确的排痰方法。

（2）采取体位引流者需依据病变部位选择引流体位，使患肺居上，引流支气管开口向下，利于痰液流出。一般于饭前 1 小时进行。引流时可配合胸部叩击，提高引流效果。

（3）必要时遵医嘱选用祛痰药或 β_2 受体激动药喷雾吸入，扩张支气管、促进排痰。

2. 预防窒息

（1）痰液排出困难者，鼓励多饮水或雾化吸入，协助患者翻身、拍背或体位引流，以促进痰液排出，减少窒息发生的危险。

（2）密切观察患者的表情、神志、生命体征，观察并记录痰液的颜色、量与性质，及时发现和判断患者有无发生窒息的可能。如患者突然出现烦躁不安、神志不清，面色苍白或发绀，出冷汗，呼吸急促，咽喉部明显的痰鸣音，应警惕窒息的发生，并及时通知医师。

（3）对意识障碍、年老体弱、咳嗽咳痰无力、咽喉部明显的痰鸣音、神志不清、突然大量呕吐物涌出等高危患者，立即做好抢救准备，如迅速备好吸引器、气管插管或气管切开等用物，积极配合抢救工作。

（四）心理护理

病程较长，咳嗽、咳痰、咯血反复发作或逐渐加重时，患者易产生焦虑、沮丧情绪。护士应多与其交谈，讲明支气管扩张反复发作的原因及治疗进展，帮助患者树立战胜疾病的信心，缓解焦虑不安情绪。咯血时医护人员应陪伴、安慰患者，帮助情绪稳定，避免因情绪波动加重出血。

（五）健康教育

1. 疾病知识指导

帮助患者及家属了解疾病发生、发展与治疗、护理过程。与其共同制订长期防治计划。宣传防治百日咳、麻疹、支气管肺炎、肺结核等呼吸道感染的重要性；及时治疗上呼吸道慢性病灶；避免受凉，预防感冒；戒烟、减少刺激性气体吸入，防止病情恶化。

2. 生活指导

讲明加强营养对机体康复的作用，使患者能主动摄取必需的营养素，以增强机体抗病能力。鼓励患者参加体育锻炼，建立良好的生活习惯，劳逸结合，以维护心、肺功能状态。

3. 用药指导

向患者介绍常用药物的用法和注意事项，观察疗效及不良反应。指导患者及家属学习和掌握有效咳嗽、胸部叩击、雾化吸入和体位引流的方法，以利于长期坚持，控制病情的发展；了解抗生素的作用、用法和不良反应。

4. 自我监测指导

定期复查。嘱患者按医嘱服药，教患者学会观察药物的不良反应。教会患者识别病情变化的征象，观察痰液量、颜色、性质、气味与体位的关系，并记录 24 小时痰液排出量。如有咯血、窒息先兆，立即前往医院就诊。

第三节 ▌ 肺炎

肺炎是指各种原因引起终末气道、肺泡和肺间质的炎症，为呼吸系统常见病。病原微生物感染、理化因素、免疫原性损伤等均可引起肺炎。老年人或免疫功能低下者并发肺炎的病死率高。

一、病因及发病机制

正常情况下，由于局部防御功能的正常发挥，可使气管隆嵴以下的呼吸道保持无菌状态。当个体局部或全身免疫功能低下及病原体数量增多、毒力增强时，病原体被吸入下呼吸道，并在肺泡内生长繁殖，导致肺泡毛细血管充血、水肿、炎细胞浸润和渗出，引起一系列临床症状。常见的病原体有肺炎链球菌、葡萄球菌、肺炎支原体、肺炎衣原体、病毒等。除了金黄色葡萄球菌、铜绿假单胞菌和肺炎克雷伯杆菌等可引起肺组织的坏死性病变容易形成空洞外，肺炎治愈后多不留瘢痕，肺的结构与功能可恢复。

病原体可通过以下途径入侵：口咽部定植菌吸入；周围空气中带菌气溶胶的直接吸入；由菌血症引起的血行感染；邻近感染部位直接蔓延至肺。分类如下。

（1）按病因分类：①细菌性肺炎；②病毒性肺炎；③真菌性肺炎；④其他病原体所致肺炎；⑤理化性因素所致肺炎。

（2）按解剖学分类：①大叶性肺炎；②小叶性肺炎；③间质性肺炎。

（3）按感染来源分类：①社区获得性肺炎；②医院获得性肺炎。

二、临床表现

（一）症状与体征

多数肺炎患者起病急剧，有高热、咳嗽、咳痰症状，不同类型的肺炎痰液有所区别，当炎症累及胸膜可出现胸痛，常伴随全身毒性症状，如疲乏、肌肉酸痛、食欲缺乏等。

（二）并发症

（1）感染性休克：当病原体入侵使微循环和小动脉扩张，有效血容量锐减，周围循环衰竭而引起休克，出现感染性休克的表现。

（2）低氧血症：炎症使肺泡通气量减少，动脉血二氧化碳分压升高，动脉血氧分压降低，肺内气体交换障碍引起低氧血症，可出现呼吸困难、发绀等症状。

（3）肺脓肿：肺部炎症的激化，可形成肺脓肿，咳出大量脓痰或脓血痰，有臭味。

（4）肺不张：多见于年老体弱、长期卧床者，由于无力咳嗽，痰液阻塞气道，引起的肺组织萎缩。小面积肺不张症状不明显，严重肺不张可引起呼吸困难、阵发性咳嗽、胸痛、发绀。

（5）支气管扩张：肺炎病程超过 3 个月者为慢性肺炎，由于长期咳嗽、气道受阻，支气管弹力纤维受损，引起支气管扩张变形，支气管扩张加重肺炎呼吸道症状，引起恶性循环。

三、诊断要点

典型的临床表现结合辅助检查可以确诊。

（一）症状和体征

典型的肺炎症状和体征，如高热、胸痛、咳嗽、咳痰等。

（二）辅助检查

辅助检查包括：①外周血白细胞检查；②病原学检查；③胸部 X 线检查；④血清中特异性抗体检测。

四、治疗要点

治疗原则：抗感染和对症治疗。

（一）抗感染

根据不同的感染类型，个体化应用抗生素，重症者尤其强调早期、联合、足量、足疗程、静脉给药。用药疗程至体温恢复正常和呼吸道症状明显改善后 3～5 天停药。

病毒感染者给予对症治疗，加强支持疗法，防止并发症的发生。中毒症状明显者，如严重呼吸困难、感染性休克、呼吸衰竭等，可应用肾上腺皮质激素。

（二）对症治疗

注意纠正酸碱平衡紊乱，改善低氧血症。

五、护理评估

（一）健康史

询问既往健康状况，有无呼吸道感染史，有无糖尿病等慢性病史，有无着凉、淋浴、劳累等诱因，有无吸烟等不良生活方式，本次发病的症状、体征如何，做过何种治疗等。

（二）身体状况

观察呼吸的频率、节律、深度，有无呼吸困难，胸部叩诊有无实音或浊音，听诊有无啰音和胸膜摩擦音，有无咳嗽，痰液的性质、量，意识、体温和血压有无异常等。

（三）心理-社会因素

了解患者对疾病知识的了解，情绪状态，社会支持度。

（四）辅助检查

胸部 X 线片有无空洞，有无肺纹理改变及炎性浸润；血液白细胞计数有无增多，中性粒细胞有无异常；痰培养有无细菌生长，药物敏感试验结果等。

六、护理诊断及合作性问题

（1）体温过高：与肺部感染有关。

（2）清理呼吸道无效：与痰多、黏稠、咳痰无力有关。

（3）疼痛：胸痛与频繁咳嗽、炎症累及胸膜有关。

（4）潜在并发症：低氧血症、感染性休克与感染有关。

七、护理目标

（1）患者体温降至正常范围。

（2）能掌握咳嗽、咳痰技巧，有效咳痰，保持呼吸顺畅。

（3）学会放松技巧，疼痛缓解，舒适感增强。

（4）无并发症，或能及时发现并发症的先兆及时处理。

八、护理措施

（一）一般护理

为患者创造良好的室内环境。注意保暖，卧床休息。呼吸困难者，可采取半坐卧位，增强肺通气量。给予"三高"饮食，鼓励多饮水，酌情补液，病情危重、高热者可给清淡易消化半流质饮食。加强口腔护理，预防口腔感染。

（二）病情观察

定时测量生命体征，观察意识状态、有无休克先兆，如有四肢发凉，体温下降，无烦躁不安或反应迟钝等表示病情加重。观察记录尿量、尿 pH 和尿比重。军团菌释放的毒素可引起低血钠等，应定期检查患者血电解质、尿常规及肾功能。

（三）对症护理

（1）指导有效咳嗽技巧，减轻疼痛：痰液黏稠不易咳出或无力咳出时，可协助叩背、体位引流雾化吸入、应用祛痰药，促进排痰，保持呼吸道通畅。胸痛时可用宽胶布固定患侧胸部或应用止痛药以减轻疼痛。

（2）给予氧气吸入：提高血氧饱和度，改善呼吸困难症状。

对于肺水肿患者，应在湿化瓶中加入 50％乙醇，以减低肺泡中液体表面张力，使泡沫破裂，改善气体交换，缓解症状。

（3）休克患者的护理：立即采取去枕平卧、下肢略抬高，严密观察生命体征，迅速建立两条静脉通路。补液原则：先盐后糖，先快后慢，见尿加钾的原则。一条通路快速补充血容量，根据医嘱给予右旋糖酐-40 或葡萄糖盐水和抗生素，注意掌握输入量和速度，防止发生肺水肿；另一条通路输入血管活性药物，根据血压调节药物浓度和滴速，血压应维持在（12.0～13.3）/（8.0～9.3）kPa ［（90～100）/（60～70）mmHg]，脉压应高于 2.7 kPa（20 mmHg）。

（4）高热护理：对症处理，体温低下者应予保暖，高热者给予物理降温，药物降温应使体温降至 37～38 ℃ 即可，避免出汗过多引起虚脱。

（四）用药护理

密切观察药物疗效及不良反应。静脉输液过程中，注意配伍禁忌，控制好输入量和速度，防止肺水肿的发生。红霉素为治疗军团菌肺炎的首选药，可以口服，也可静脉滴注，常见药物不良反应为恶心、呕吐等胃肠道不适感，应慢速滴入，避免空腹用药。注意观察有无二重感染的迹象发生。

（五）心理护理

多数肺炎患者起病急剧，对其身体和生活造成很大影响，在病因不明诊断未出的情况下，对患者采取相应的隔离措施尤其会引起患者恐慌，因此，对该类患者的解释应透彻，并给予必要的心理干预。

（六）标本采集

清晨咳痰前，给予朵贝氏溶液含漱 2～3 次，再用生理盐水漱口，指导患者深吸气后用力咳嗽，将来自下呼吸道的痰液直接吐入无菌容器中加盖，2 小时内尽快送检。血液检测应在应用抗生素前进行，采血量应在 10 mL 以上，寒战、高热期采血阳性率高。

（七）其他

发现可疑发热患者应及时采取呼吸道隔离，防止交叉感染。

九、护理评价

（1）体温是否恢复正常。

（2）有无掌握咳痰技巧，能否有效咳嗽、咳痰，呼吸是否顺畅。

（3）胸痛是否缓解。

（4）有无并发症，能否及时发现并发症的先兆，是否能及时配合处理。

十、健康指导

避免过度疲劳、淋雨，季节交换时避免受凉，感冒流行时少去公共场所；纠正不良生活习惯，戒烟，避免酗酒，积极参加体育锻炼，增强机体抵抗力；保持口腔卫生，预防上呼吸道感染，及时、彻底治疗呼吸道及其他部位的感染病灶；肺炎易感者，可接受疫苗注射。

十一、分类

（一）肺炎链球菌肺炎

肺炎链球菌肺炎是由肺炎链球菌感染所引起的肺炎。本病好发于冬季和初春，约占社区获得性肺炎的半数，青壮年男性发病率高。肺炎球菌为口腔和鼻咽部的正常定植菌株，当机体抵抗力下降，协同受凉、疲劳、饥饿、长期卧床等诱因时，病菌入侵，在肺泡内繁殖滋长，引起肺泡壁水肿，白细胞和红细胞渗出，经

Cohn孔向肺的中央部分蔓延，使病变呈肺段或肺叶急性炎性实变。由于病变始于外周，因而叶间分界清楚。典型病理分期为充血期、红色肝变期、灰色肝变期、消散期，应用抗生素后，肺炎发展至整个大叶性炎症已不多见，典型的肺实变则更少，而以肺段性炎症居多。肺炎球菌不产生毒素，一般情况下，不引起原发性组织坏死或形成空洞，病变消散后肺组织结构无损坏，不留纤维瘢痕。

1. 临床表现

（1）症状和体征：病情轻重存在个体差异。典型的表现为：起病急剧，寒战、高热，呈稽留热；约75％的患者有胸痛，咳嗽和吸气时加重，如炎症累及膈面胸膜时，可有同侧上腹部或肩部放射性疼痛。初期有刺激性干咳，有少量白色黏液痰或带血丝痰，1～2天后可咳出铁锈色痰。肺泡实变可引起通气不足，且胸痛限制呼吸而引起呼吸困难，重者动脉血氧饱和度下降，皮肤、口唇发绀。可伴随头痛、肌肉酸痛、食欲缺乏、呕吐、腹泻、腹胀等全身症状。严重感染可有神志不清、谵妄或昏迷等神经系统症状。

患者呈急性病容，常伴口唇单纯疱疹，病变广泛时可有发绀。早期病变有胸廓呼吸运动幅度减小，叩诊有轻度浊音，呼吸音减弱，累及胸膜可闻及捻发音和胸膜摩擦音。肺大片实变时，叩诊浊音增强，触觉语颤增强，可闻及支气管呼吸音。消散期可闻及湿啰音。

本病自然病程为1～2周，发病5～10天，体温可自行消退。使用抗生素治疗体温可在1～3天恢复正常，其他症状和体征随之逐渐消失。

（2）并发症：已少见。严重感染中毒症者可发生感染性休克，其他并发症有胸膜炎、脓胸、肺脓肿等。

2. 辅助检查

（1）血液检查：白细胞计数多在（10～40）$\times 10^9$/L，中性粒细胞比例增高，高达80％以上，伴核左移，细胞内可见中毒颗粒，老年人、免疫力低下者白细胞计数增高不明显。

（2）痰液检查：痰培养和涂片做革兰氏染色及荚膜染色镜检可找到致病菌，抗生素治疗前血培养可呈阳性。

（3）胸部 X 线片：早期仅有肺纹理增粗或病变肺段模糊，肺发生实变可显示大片阴影，并可见支气管气道征。消散期阴影可完全消散，少数病例肺泡内纤维蛋白吸收不完全，可形成机化性肺炎。

3. 诊断要点

疾病多发生于冬、春两季，突然寒战、高热、胸疼、咳嗽和咳铁锈色痰。肺部叩诊浊音，语颤增强，听诊闻及管状呼吸音和湿啰音。实验室检查白细胞增多，核左移；痰涂片及培养发现致病菌。X 线检查显示病变肺段炎性阴影等，即可确诊。

4. 治疗要点

首选青霉素。症状轻者，青霉素 80 万 U，肌内注射，每天3 次。症状重者，给予青霉素 240 万～480 万 U，静脉滴注，并发脑膜炎时，剂量可增至 1000 万～3000 万 U，分 4 次静脉滴注，每次 1 小时内滴完，以维持有效血浓度。或选用第 1 代或第2 代头孢菌素，如头孢唑林、头孢孟多（头孢羟唑）等。对青霉素及头孢类药物过敏者，可用红霉素每天 1.5 g 静脉滴注，或林可霉素每天 2 g 静脉滴注。此外，结合相应的支持疗法，卧床休息，补充营养，多食富含维生素的水果、蔬菜，发热患者多饮水，补充液体。有呼吸困难者吸氧，腹胀明显者给予肛管排气，及时给予退热、止咳去痰等对症处理，禁用抑制呼吸的镇静药。

（二）葡萄球菌肺炎

葡萄球菌肺炎是由葡萄球菌引起的急性化脓性肺部炎症。起病急剧，早期可有循环衰竭，治疗不及时，病死率高。常发生于糖尿病、血液病、艾滋病或原有支气管肺疾病者。儿童患流感或麻疹时易并发肺炎。此外，皮肤感染病灶中的葡萄球菌经血液循环到肺部，可引起多处肺实变、化脓及组织坏死。葡萄球菌为革兰氏阳性球菌，其致病物质主要是毒素与酶，具有溶血、坏死、杀白细胞及血管痉挛等作用。致病力可用血浆凝固酶测定，金黄色葡萄球菌凝固酶为阳性，因而致病力较强，是化脓性感染的主要原因。

1. 临床表现

（1）症状与体征：起病急剧，体温高达 39～40 ℃，胸痛，脓痰，量多，带血丝或呈脓血状，全身毒性症状明显，病情严重者可早期出现周围循环衰竭，老年人症状可不典型。血源性葡萄球菌肺炎常有局部感染或侵入性治疗史，较少咳脓痰。

早期阳性体征不明显，与严重中毒症状和呼吸道症状不一致，其后可出现两肺散在湿啰音。病变较大或融合时可有肺实变体征。

（2）并发症：多并发肺脓肿、肺气囊肿和脓胸。

2. 辅助检查

（1）血液检查：白细胞计数增高，中性粒细胞比例增高，核左移。

（2）胸部 X 线片：显示肺段或肺叶实变，可形成空洞或呈小叶状浸润，其中有单个或多发的液气囊腔，X 线阴影的易变性可表现为一处炎性浸润消失而另有新病灶的出现。

3. 诊断要点

根据全身毒血症状，咳嗽、脓血痰，白细胞计数增高、中性粒细胞比例增加、核左移、中毒颗粒和 X 线表现，可初步诊断。细菌学检查结果可作为确诊依据。

4. 治疗要点

治疗原则为早期清除原发病灶，抗感染治疗，加强支持疗法。抗生素的选择应参考药物敏感试验结果。由于金黄色葡萄球菌对青霉素高度耐药，因而首选用耐青霉素酶的半合成青霉素或头孢类药物，如苯唑西林钠、氯唑西林等，联合氨基糖苷类药可增强疗效。

（三）克雷伯杆菌肺炎

克雷伯杆菌肺炎是由肺炎克雷伯杆菌引起的急性肺部炎症，亦称肺炎杆菌肺炎。多见于老年、营养不良、慢性酒精中毒、已有慢性支气管-肺疾病和全身衰竭的患者，为院内获得性肺炎的重要致病菌，病死率较高。肺炎克雷伯杆菌属革兰氏阴性杆菌，为上呼吸道和肠道寄居菌，有荚膜，当机体抵抗力降低时，在肺泡内生长繁殖，引起组织坏死、液化、形成单个或多发性脓肿。

症状与其他肺炎类似，典型病例痰液呈黏稠脓性、量多、带血，灰绿色或红砖色、胶状，无臭味。可有发绀、气急、心悸，早期可出现休克。X线显示肺叶或小叶实变，有多发性蜂窝状脓肿，叶间隙下坠。老年体衰患者急性肺炎、中毒性症状严重，且有血性黏稠痰者须考虑本病。确诊有待于痰的细菌学检查，并与其他肺炎相鉴别。

本病一经确诊应及早用药。首选氨基糖苷类药物，如庆大霉素、卡那霉素、阿米卡星（丁胺卡那霉素）等，重症者联合使用头孢菌类药物。应加强支持疗法，免疫力降低者容易发生菌血症，预后差。

（四）军团菌肺炎

军团菌肺炎主要是嗜肺军团杆菌感染引起的以肺炎为主的全身性疾病。多数病例为散发性，又称军团菌。为革兰氏阴性杆菌，存在于水和土壤中，可通过供水系统、空调或蒸汽吸入进入呼吸道引起感染。多发生于夏末和秋初，吸烟，酗酒和应用免疫抑制者多见。

典型病例起病慢，潜伏期一般为 2～10 天，前期可有倦怠、发热、头痛和咳嗽。随后出现高热、头痛，咳嗽加剧，咳黏液样血丝痰，一般无脓痰，可有消化道症状，如腹泻、呕吐等。重者可出现嗜睡等神志改变和呼吸衰竭。患者呈急性病容，可有相对缓脉、湿啰音等体征，重症者有肺部实变体征和胸部摩擦音。早期 X 线胸片显示片状肺泡浸润阴影，随病情进展，可出现肺段、叶实变征象，伴多发性圆形致密影。实验室检查白细胞计数增高，核左移，血沉加快，可有低血钠，肝功能试验异常，肾功能受损者有镜检血尿等。

除支持疗法，临床治疗首选红霉素，每天 1～2 g，分 4 次口服，重症者静脉给药，必要时应用利福平，疗程应超过 3 周，防止复发。

第六章

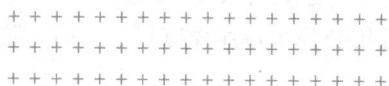

骨科护理

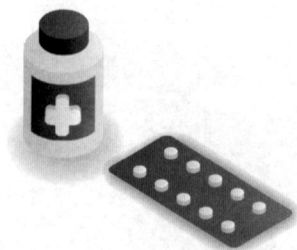

第一节 ▊ 急性腰扭伤

一、概述

急性腰扭伤是腰部肌肉、筋膜、韧带、椎间小关节及腰骶关节的急性损伤，多是突然遭受间接外力所致。俗称"闪腰""岔气"。损伤可使腰部肌肉、筋膜、韧带、关节囊等组织受到过度牵拉、扭转，甚至撕裂。急性腰扭伤临床常见于急性腰肌筋膜损伤、急性腰部韧带损伤和急性腰椎后关节紊乱等。临床表现为受伤后腰部立即出现剧烈疼痛，疼痛为持续性，休息后可减轻但不能消除、咳嗽、喷嚏、用力大便时可使疼痛加剧，腰部不能挺直，行走不便；严重者卧床不起，辗转困难，压痛明显，压痛最明显的部位多为损伤之处。

二、治疗原则

（一）其他治疗

手法治疗、针灸治疗、局部注射治疗。

（二）物理治疗

磁疗、特定电磁波谱（TDP）照射、中药离子导入。

（三）药物治疗

活血化瘀、理气止痛、醋治疗、消炎止痛。

（四）康复治疗

加强腰背肌功能锻炼。

三、护理措施

（一）心理护理

协助患者做好各项生活所需，介绍本病的有关知识、治疗方法及康复过程，解除思想顾虑，增加患者战胜疾病的信心。

（二）休息

绝对卧硬板床休息 1～2 周，以减轻疼痛，缓解肌肉痉挛，防止继续损伤。

（三）疼痛

观察患者疼痛的性质、部位、发作时间、发作规律、伴随症状及诱发因素评估疼痛程度，及时正确应用药物，观察用药反应，消除患者疼痛。

（四）预防感染

局部封闭时，保持针眼处干燥清洁，防止感染。

（五）健康教育

患者掌握正确的劳动姿势，如扛、抬重物时，要尽量让胸部挺直，提重物时，应取半蹲位，使物体尽量贴近身体，在做扛、抬、搬、提等体力劳动时，应佩戴腰围。

（六）加强腰背肌功能锻炼

治疗 2 周后指导患者做功能锻炼。

1. 燕飞式

取俯卧位两手后伸把上身和两腿同时后伸抬起，膝部不能弯曲，尽量在一种姿势下维持一段时间约半分钟，每天 2 次，每次练习 5～10 分钟，以不疲劳为度。

2. 拱桥式

取仰卧位，以头、双肘、双足为着力点，用力将躯干和下肢离开床面做过伸锻炼，维持1分钟，每天2~3次，每次练习5~10分钟。

四、出院指导

（1）掌握日常生活中扛、抬、搬、提的正确姿势，保护腰部，减少慢性腰部损伤的发生。

（2）佩戴腰围1个月。

（3）继续腰背肌锻炼。

（4）加强营养，增强机体抵抗力，根据患者体质进行饮食调护。一般患者可食核桃、山萸肉、黑芝麻等补肾之品；阳虚者嘱其多食温补之品，如羊肉、狗肉、鳝鱼、桂圆等；肝肾阴虚者嘱其多食滋补肝肾之品，如山药、鸭肉、牛肉、百合、枸杞等。

第二节 ▌ 腰肌劳损

一、概述

腰肌劳损是指腰部肌肉、筋膜、韧带等软组织的慢性损伤，有人称为功能性腰痛，是由于长期从事下蹲、弯腰工作，腰背肌经常性的过度负重与疲劳，或工作时姿势不正确，并有腰部解剖缺陷等所致，可因腰部急性损伤治疗不及时或治疗不当，反复受伤后，遗留为慢性腰痛。临床表现为腰背疼痛，多为隐痛，时轻时重，反复发作休息后疼痛减轻，劳累后或阴雨天疼痛加重，喜用双手捶腰。

二、治疗原则

一般采用非手术疗法，手法治疗包括揉按、捏拿、理筋，从而达到舒筋活血、解痉止痛的目的。针灸配合艾灸、火罐、封闭疗法、穴位注射疗法、中药熏洗、药物治疗等。

三、护理措施

（一）休息

急性腰痛患者宜卧硬板床休息，平时可佩戴腰围保护。

（二）观察病情变化

深入病房，询问患者的疼痛性质、部位、规律，缓解或加重的原因，给予心理安慰，必要时口服活血化瘀或通络止痛的药物，观察药物作用及不良反应。

（三）推拿按摩

治疗时让患者排空大小便，稳定情绪，全身放松；在治疗过程中随时观察患者病情，如有不良反应，应停止治疗。

（四）理疗护理

（1）保持室内清洁、安静、空气流通，遮挡患者，保护隐私。

（2）加强巡视，注意倾听患者的主诉，观察患者面色、呼吸等。

（3）注意温热度，以患者舒适为宜，以防烫伤。

（4）根据个体的耐受能力，调节电流强度。

（5）使用电极者，应观察安放电极处皮肤的反应，有无接触性皮炎，治疗完毕后除去电极片，清洁皮肤。

（五）中药熏洗

中药熏洗时，按中药熏洗护理措施护理。

（六）加强腰背部肌锻炼

如拱桥式、飞燕式，每天 2～3 次，每次 5～10 分钟，以不疲劳为度。

四、出院指导

（1）继续腰背肌锻炼。

（2）慎起居，避风寒，禁止吸烟。

（3）掌握正确搬重物的姿势，弯腰搬重物时，屈髋屈膝。

（4）工作中避免久坐，适当活动。工作一段时间后应站起来活动变换姿势。

（5）长时间站立时，避免将身体的重心放在一侧肢体上。

（6）专业体育运动者，剧烈运动前要做充分的准备活动，活动后不宜立即行冷水浴。

（7）睡眠姿势以侧卧为宜，让髋膝处于适当的屈曲位。使腰部肌肉、韧带处于松弛状态，床垫不宜过软。

第三节 ▌ 梨状肌综合征

一、概述

因梨状肌感受风寒湿邪，或因外伤、劳损，或由局部解剖结构变异等原因导致其发生充血、水肿、肥厚、痉挛等病变，刺激或压迫坐骨神经而引起腰腿痛等症状，称为梨状肌综合征。症状表现为臀部及大腿后侧疼痛，或臀深部有酸胀感，疼痛常向下肢放射，可呈持续性刺痛，发作时呈牵拉样、刀割样、针刺样、烧灼样疼痛。偶有小腿外侧麻木，跛行或行走困难。臀部可触及条索状隆起。梨状肌体表投影区按压可有明显深压痛，并向股后小腿后外侧及足底放射。梨状肌呈三角形，为臀部深层肌肉，起自骶骨前面，经坐骨大孔外侧，止于股骨大转子内上方，是髋关节的外旋肌。直腿抬高试验在 60° 以前出现疼痛为试验阳性。梨状肌紧张试验阳性，X 线检查无异常发现。

二、治疗原则

（一）非手术治疗

手法、药物、针灸、封闭、理疗、熏洗。

（二）手术治疗

非手术治疗无效者，可行手术切断梨状肌。

三、护理措施

（一）心理护理

深入病房了解患者的所思所虑，给予心理疏导。

（二）疼痛护理

（1）观察患者的疼痛性质、部位、规律，缓解或加重的原因。

（2）急性期应卧床休息或尽量减少活动，以利病灶部水肿吸收，并注意下肢和臀部的保暖，避免过劳及风寒湿等不良刺激。

（3）口服通络止痛的药物或活血化瘀的药物，观察患者用药后的不良反应。

（4）局部理疗、中药熏洗、按摩均可缓解疼痛。

四、健康教育

向患者介绍有关本病的知识及预后情况，让患者引起足够重视。治疗期间减少或避免损伤，如闪扭、跨越、下蹲，尤其是下肢外展、外旋或蹲位变直立等动作，易使梨状肌拉长、过牵而加重损伤。指导患者做好劳动保护，预防梨状肌损伤。肩扛、手提搬动重物时，髋膝关节要同时屈曲，不可只屈曲髋关节，造成蹲下时闪扭的急性损伤；对长期处于髋膝关节屈曲姿势工作者要注意更换体位及姿势。指导患者进行适当腰背部肌肉的功能锻炼，如仰卧拱桥、俯卧背伸等。

五、出院指导

（1）注意休息，劳逸结合，避免风寒湿邪侵袭机体。

（2）指导患者做髋关节的内收内旋被动运动，在做运动时患者仰卧在床上，患肢屈膝屈髋，亦可做双手推膝关节及患侧髋的内旋活动，每天 2 次，每次 5～10 分钟。

（3）经常自我反复做臀部揉压，用力要重，使其力量深达梨状肌，也可经常进行患肢的外展、下蹲活动。加强腿部力量的练习（侧踢腿、侧压腿），禁止蛙跳等动作。

第四节 ▋ 骨盆骨折

一、基础知识

在多发性损伤中，骨盆骨折多见。除颅脑损伤外，骨盆骨折也是常见的致死原因，其病死率可高达 20％。主要致死原因是由血管损伤引起的难以控制的大出血，并发的脂肪栓塞，或由于腹内脏器、泌尿生殖道损伤和腹膜血肿继发感染所产生的严重败血症和毒血症。骨盆骨折合并神经损伤，日后也可能影响患者的肢体、膀胱、直肠功能和性功能。故骨折脱位的早期复位固定，辅以正确的护理不仅有助于控制出血，减少并发症，也有利于功能康复。

（一）解剖生理

1. 骨盆

骨盆是由骶骨、尾骨和两侧髋骨（髂骨、耻骨和坐骨）连接而成的坚强骨环，形如漏斗。两侧髂骨与骶骨构成骶髂关节，髋臼与股骨头构成髋关节，两侧耻骨借纤维软骨构成耻骨联合，三者均有坚强的韧带附着。骨盆是躯干与下肢连接的桥梁，有承上启下、保护盆腔脏器和传递重力的功能。骨盆分为前后两部，后方有两个负重的主弓，一是在站立位时由两侧髋臼斜行向上通过髂骨增厚部到达骶髂关节与对侧相交而成，称骶股弓（图6-1），此弓站立时支持体重；二是由两侧坐骨结节向上经髋骨后部至骶髂关节与对侧相交而成，称骶坐弓（图6-2），在直立位或坐位时承受体重。此二弓较坚固，不易骨折。前方上下各有1个起约束稳定作用的副弓，称连接弓，由双侧耻骨相连合，上束弓经耻骨体及耻骨上支，防止骶股弓分离；下束弓经耻骨下支及坐骨下支，支持骶坐弓，防止骨盆向两侧分开。副弓远不如主弓坚强有力，受外伤时副弓必先分离或骨折。当负重主弓骨折时，副弓大多同时骨折（耻骨联合分离时可无骨折）。

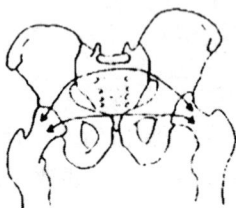

图6-1 骶股弓

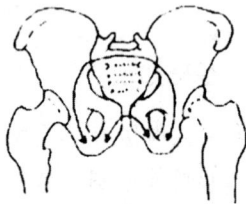

图6-2 骶坐弓

2. 骨盆外围

骨盆外围是上身与下肢诸肌的起止处，如后方有臀部肌肉附着（臀大、中、小肌）；坐骨结节处有二头肌、半腱肌、半膜肌附着；缝匠肌起于髂前上棘，股直肌起于髂前下棘；在耻骨支、坐骨支及坐骨结节处有内收肌群附着。骨盆的上方，在前侧有腹直肌、腹内斜肌、腹横肌起于耻骨联合及耻骨嵴和髂嵴上；在后侧有腰方肌起于髂嵴。这些肌肉的急骤收缩均可引起附着点的撕脱骨折，同时也是骨盆骨折发生移位的因素之一。

3. 盆腔内

盆腔内的主要血管与骨盆的关系密切，耻骨上支前后方各有髂外动、静脉及闭孔动、静脉经过，耻骨下支、坐骨支内缘有阴部内动、静脉经过，当耻骨、坐骨骨折或耻骨联合分离时，上述血管由于贴近骨面易受损伤；髋臼窝处有闭孔动、静脉经过，髋臼骨折或中心型脱位时可伤及此血管；骨盆后段的骶髂关节周围有髂内动、静脉及其主要分支，如臀上动、静脉经坐骨切迹到髂骨后面，骶外侧动脉走在骶骨前面，髂腹动、静脉越过骶髂关节到髂骨前面，髂内动、静脉壁支紧靠盆壁行走，此段血管排列稠密，骨折时常引起损伤，如伴骶髂关节脱位则髂腰动、静脉的分支最易撕裂。骨盆对盆腔内的内脏器官和组织（如膀胱、直肠、输尿管、性器官、血管和神经）有保护作用，严重的骨盆骨折除影响负重功能外，常引起血管神经的损伤，尤其是大量出血会造成休克，盆腔脏器破裂可造成腹膜炎而危及生命。

（二）病因

骨盆骨折多由强大的外力所致，也可通过骨盆环传达暴力而发生他处骨折，如车轮碾轧碰撞、房屋倒塌、矿井塌方、机械挤压等外伤所造成。由于暴力的性质、大小和方向的不同常可引起各种形式的骨折或骨折脱位。

（1）前后方向的暴力主要作用于骶骨和耻骨，在外力作用下，骨盆前倾既增加了负重弓前份的宽度，骶髂关节接触面又更加紧密，加之其后部有非常坚强的韧带，故常造成耻骨下支双侧骨折、耻骨联合分离，并发骶髂关节脱位、骶骨骨折和髂骨骨折等，引起膀胱和尿道损伤。

（2）侧方暴力挤压骨盆，可造成耻骨单侧上下支骨折或坐骨上下支骨折、耻骨联合分离，骶髂关节分离、骶骨纵形骨折、髂骨翼骨折。

（3）间接传导暴力经股骨头作用于髋臼时，还可引起髋臼骨折，甚至发生髋关节中心型脱位，与骶髂关节平行的剪式应力则可导致该关节的后上脱位。

（4）牵拉伤，如急剧的跑跳，肌肉强力收缩，则会引起肌肉附着点撕脱性骨折，常发生在髂前上棘和坐骨结节处。

（5）直接暴力，如由高处坠落，滑倒后臀部着地可引起尾骨骨折或脱位、骶骨横断骨折。

（三）分类

骨盆骨折的严重性取决于骨盆环的破坏程度及是否伴有盆腔内脏、血管、神经的损伤。因此，在临床上可将骨盆骨折分为两大类，即稳定性骨折和不稳定性骨折与脱位。

1. 稳定性骨折

稳定性骨折指骨折线走向不影响负重，骨盆整个环形结构未遭破坏，其中包括不累及骨盆环的骨折如髂骨翼骨折，一侧耻骨支或坐骨支骨折，髂前上、下棘或坐骨结节处撕脱骨折、骶骨裂纹骨折或尾骨骨折脱位（图6-3）。

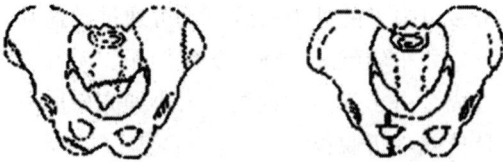

图6-3　稳定性骨折

2. 不稳定性骨折与脱位

不稳定性骨折与脱位是指骨盆环的连接性遭到破坏，至少有前后两处骨折或骶髂关节松弛、脱位及骨盆变形，如耻骨或坐骨上、下支骨折伴耻骨联合分离，耻骨或坐骨上、下支骨折伴骶髂关节错位，耻骨联合分离伴骶髂关节错位等（图6-4）。上述骨折的共同特点是不稳定性。骨折同时发生在耻骨及髂骨部，将骨盆纵向分裂为两半，半侧骨盆连同下肢向后上移位，造成畸形和肢体短缩，导致晚期活动和负重功能严重障碍，而且常伴有其他骨折或内脏损伤，尤以尿道、膀胱损伤多见。也可发生盆腔大血管或肠道损伤，产生严重后果，治疗时需要针对不同情况进行处理。

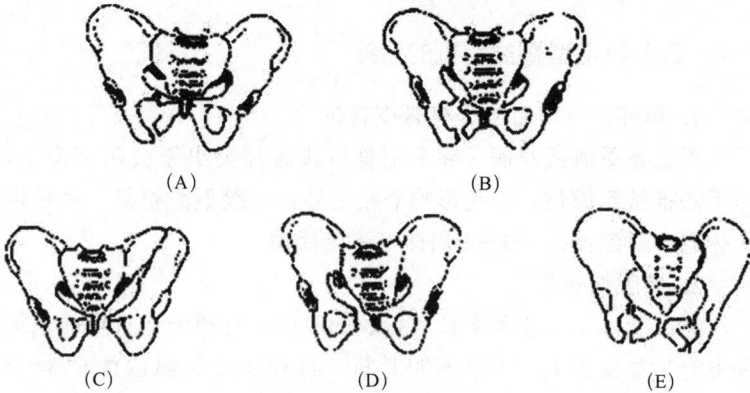

（A）　　　　　　　　　　　　（B）

（C）　　　　　　（D）　　　　　　（E）

图 6 -4　不稳定性骨折与脱位

（A）一侧耻骨上下支骨折合并耻骨联合分离；（B）一侧耻骨上下支骨折合并同侧骶髂关节脱位；（C）髂骨翼骨折合并耻骨联合分离；（D）单侧骶髂关节脱位合并耻骨联合分离；（E）双侧耻骨上下支骨折合并骶髂关节脱位

（四）临床表现

患者有明显的外伤史，伤后局部疼痛、肿胀、瘀斑。骨盆骨折多由强大暴力造成，可合并膀胱、尿道、直肠及血管神经损伤而造成大出血。因此，常有不同程度的休克表现。单处骨折骨盆环保持完整者，除局部有压痛外，多无明显症状。其他较重的骨折，如骨盆环的完整性被破坏，患者多不能翻身、坐起或站立，下肢移动时疼痛加重，局部肿胀、皮下瘀斑及压痛明显。在骶髂关节脱位时，患侧髂后上棘较健侧明显凸起，并较健侧为高，与棘突侧间距离也较健侧缩短，从脐到内踝的长度患侧缩短。交叉量诊对比测量两侧肩峰至对侧髂前上棘之间的距离，可发现变短的一侧骶髂关节错位或耻骨联合分离，或骨折向上移位。骨盆挤压试验和分离试验时在骨折处出现疼痛。尾骨骨折或脱位可有异常活动和纵向挤压痛，肛门指诊能摸到向前移位的尾骨。X线检查可显示骨折类型和移位情况，可摄左、右45°斜位片及标准前后位片，必要时做CT检查。

（五）稳定型骨盆骨折的治疗

1. 单纯前环耻骨支、坐骨支骨折

不论是单侧或双侧，除个别骨折块游离突出于会阴部皮下，需手法推挤到原位，以免影响坐站之外，一般不需整复。卧硬板床休息，对症治疗，3～4周即可下床活动。

2. 撕脱性骨折

需改变体位，松弛牵拉骨折块的肌肉，有利于骨折块的稳定和愈合。如髂前上、下棘撕脱骨折，可在屈膝屈髋位休息3～4周即可下床活动；坐骨结节骨折，可在伸髋屈膝位休息4～6周下床锻炼。

3. 尾骨骨折移位

尾骨骨折移位可通过肛门内整复，如遗留疼痛或影响排便者，可行切除术。

（六）不稳定型骨折的治疗

对不稳定型骨折的治疗，关键在于整复骶髂关节脱位和骨盆骨折的变位，最大限度地恢复骨盆环的原状。治疗方法应根据骨折脱位的类型，采取相应手法，配合单相或双相牵引，或用外固定架、石膏短裤、沙袋垫挤等综合措施来保证复位后的稳定和愈合。

（1）单纯耻骨联合分离，分离轻者用侧方对挤法使之复位，两侧髂骨翼外侧放置沙袋保持固定。分离宽者，用上法复位后再用布兜悬吊以维持对位，或用多头带固定即可。

（2）骶髂关节脱位合并骶骨骨折或髂骨翼骨折，半侧骨盆向上移位而无髂翼内、外翻者，可在牵拉下手法复位，并配合同侧髁上牵引或皮牵引，重量 10～15 kg。维持牵引重量不宜过早减轻，以免错位。8 周拆除牵引，下床锻炼。

（3）骶髂关节脱位并髂翼骨折外翻变位者，手法复位后给予单向下肢牵引即可。

（4）髂翼骨折外翻变位并耻骨联合分离，骶髂关节无后上脱位者，可用骨盆夹固定。耻骨上、下支或坐骨上、下支骨折伴同侧骶髂关节错位，或耻骨联合分离并一侧骶髂关节错位者，复位后多不稳定，除用多头带固定外，患肢需用皮牵引或骨牵引，床尾抬高。错位严重行骨牵引者，健侧需用一长石膏裤做反牵引，一般牵引时间为 6～8 周。

（5）髋臼骨折并股骨头中心型脱位，采用牵伸扳拉复位法和牵引复位法。牵引固定 6～8 周方可解除。

二、护理

（一）护理要点

（1）骨盆骨折一般出血较多，且多伴有休克征象。急诊入院时，病情急，变化快。接诊人员首先应迅速、敏捷、沉着冷静地配合抢救，及时测量血压、脉搏以判断病情，同时输氧、建立静脉通道，并备好手套、导尿包、穿刺针等，以便待病情稳定后配合医师检查腹部、尿道、会阴及肛门。若有膀胱、尿道、直肠、血管损伤需要紧急手术处理者，护士应迅速做好术前准备：备皮、留置导尿管、配血、抗休克、补充血容量、做各种药物过敏试验。操作时动作要轻柔，以免加重损伤，同时要给患者以心理安慰，解除其紧张、恐惧情绪。对病情较轻者，除密切观察生命体征的变化外，还要注意腹部、排尿、排便等情况，警惕隐匿性内脏损伤发生。

（2）牵引治疗期间，要观察患者的体位、牵引重量和肢体外展角度，保证牵引效果，要将患者躯干、骨盆、患肢的体位联系起来观察。要求躯干放直，骨盆摆正，脊柱与骨盆垂直。同时要注意倾听患者的主诉，如牵引针眼疼痛、牵引肢体麻木、足部背伸无力等，警惕因循环障碍而导致的缺血性痉挛，或因腓总神经受压而致的足下垂发生。

（3）预防并发症，长期卧床患者要加强基础护理，预防压疮及呼吸、泌尿系统并发症。尤其是年老体弱者，长期卧床，呼吸变浅，分泌物不易排出，容易引起坠积性肺炎及排尿不全、尿渣沉淀。要鼓励患者加强深呼吸，促进血液循环。病情允许者，利用牵引架向上牵拉抬起上身，有助于排净膀胱中尿液。

（二）护理问题

（1）有腹胀、排便困难或便秘的可能。

（2）有发生卧床并发症的可能。

（3）活动受限，自理能力下降。

（4）有骨折再移位的可能。

（5）患者体质下降。

（6）不了解功能锻炼方法。

（三）护理措施

（1）由于腹膜后血肿的刺激，造成肠麻痹或自主神经功能紊乱，可导致腹胀、排便困难或便秘，加之患者长期卧床，肠蠕动减弱，也可引起便秘。①鼓励患者多食富含粗纤维的蔬菜、水果，必要时服用麻仁润肠丸、果导片等缓泻药。②在排除内出血情况下，可行腹部热敷，并做环形按摩，以促进肠蠕动。按摩时动作要轻柔，不可用力过猛过重。③通过暂禁食，肛管排气，必要时行胃肠减压以减轻肠胀气，逐步恢复胃肠功能。

（2）骨盆骨折后需要牵引、固定，卧床时间长，易发生压疮、肺部及泌尿系统感染等并发症，应予以积极预防。

（3）由于骨折的疼痛或因牵引固定，患者活动功能明显受到限制，给生活起居带来诸多不便。①对于轻症患者或有急躁情绪者，应讲明卧床制动的重要性和必要性及早期活动的危害，取得患者的配合。②主动关心患者，帮助患者解决饮食、生活起居所需，鼓励患者要安心养病。

（4）预防骨折再移位的发生：①每天晨晚间护理时检查患者的卧位与牵引装置，及时调整患者因重力牵引而滑动的体位、外展角度，保持脊柱放直，骨盆摆正，肢体符合牵引力线。②指导并教会患者床上排便的方法，避免因抬臀坐便盆而致骨折错位。③告知患者保持正确卧位的重要性，以及扭动、倾斜上身的危害，取得配合。

（5）因出血量多，卧床时间长，气虚食少、营养不足而致患者体质下降。①做好饮食指导，给高热量、高营养饮食，早期宜食清淡的牛奶、豆腐、大枣米汤、水果和蔬菜，后期给鸡汤、排骨汤、牛羊肉、核桃、桂圆等。②每天做口腔护理2次，以增进食欲。③病情稳定后可指导患者床上活动，如扩胸、举臂等上肢活动，以促进血液运行，增强心肺功能；每天清晨醒后做叩齿、鼓漱、咽津，以刺激胃肠蠕动。

（6）指导功能锻炼。①无移位骨折：单纯耻骨支或髂骨无移位骨折又无合并伤，仅需卧床休息者，取仰卧与侧卧位交替（健侧在下），早期可在床上做股四头肌舒缩和提肛训练及患侧踝关节跖屈背伸活动。伤后1～2周可指导患者练习半坐位，做屈膝屈髋活动。3周后可根据患者情况下床站立、行走，并逐渐加大活动量。4周后经拍片证明临床愈合者可练习正常行走及下蹲。②对耻骨上、下支骨折合并骶髂关节脱位，髂骨翼骨折或骶髂关节脱位合并耻骨联合分离者，仰卧硬板床。早期可根据情况活动上肢，忌盘腿、侧卧，以防骨盆变形。2周后可进行股四头肌等长收缩及踝关节的跖屈背伸活动，每天2次推拿髌骨，以防关节强直。4周后可做膝、髋关节的被动伸屈活动，动作要缓慢，幅度由小到大，逐渐过渡到主动活动。6～8周去除固定后，可先试行扶拐不负重活动，X线片显示骨折愈合后，可逐渐练习扶拐行走。

（四）出院指导

（1）轻症无移位骨折回家疗养者，要告知患者卧床休息的重要性，禁止早期下床活动，防止发生移位。

（2）对耻骨联合分离而要求回家休养的患者，要教会其家属正确使用骨盆兜，或掌握沙袋对挤的方法及皮肤护理和会阴部清洁的方法，防止压疮和感染，禁止侧卧。

（3）临床愈合后出院的患者，要继续坚持功能锻炼。

（4）加强营养，以补虚弱之躯，促进早日康复。

第五节 ▌ 四肢骨折

一、概述

四肢骨折包括上肢骨折、下肢骨折，常见的有锁骨骨折、肱骨干骨折、肱骨髁上骨折、尺桡骨骨折、股骨颈骨折、股骨干骨折、胫腓骨骨折等。

（一）护理评估

1. 术前评估

（1）健康史。①一般情况：患者的年龄、职业特点、运动爱好、日常饮食结构、有无酗酒等。②受伤情况：了解患者受伤的原因、部位和时间，受伤时的体位和环境，外力作用的方式、方向和性质，伤后患者功能障碍及伤情发展情况，急救处理经过等。③既往史：重点了解与骨折愈合有关的因素，如患者有无骨质疏松、骨折史、骨肿瘤病史或手术史。④服药史：患者近期有无服用激素类药物及药物过敏史等。

（2）身体状况。①全身：评估患者有无威胁生命的严重并发症；观察意识和生命体征；观察有无低血容量性休克的症状。

②局部：评估患者骨折部位活动及关节活动范围，有无骨折局部特有特征和一般表现；皮肤是否完整，开放性损伤的范围、程度和污染情况；有无其他并发症。

（3）心理-社会因素：患者的心理状态取决于损伤的范围和程度。多发性损伤患者多需住院和手术治疗，由此形成的压力影响患者和家庭成员的心理状态和相互关系。故应评估患者和家属的心理状态、家庭经济情况及社会支持系统。

（4）辅助检查：评估患者的影像学和实验室检查结果，以帮助判断病情和预后。

2. 术后评估

（1）固定情况：评估切开复位固定术是否有效。

（2）并发症：评估术后是否出现并发症。

（3）康复程度：患者是否按照计划进行功能锻炼，功能恢复情况及有无活动功能障碍引起的并发症。

（4）心理状态和认知程度：评估患者对康复训练和早期活动是否配合，对出院后的继续治疗是否了解。

（二）常见护理诊断/问题

（1）有周围神经、血管功能障碍的危险：与骨和软组织创伤、石膏固定不当有关。

（2）疼痛：与骨折、软组织损伤、肌痉挛和水肿有关。

（3）有感染的危险：与组织损伤、开放性骨折、牵引或应用外固定架有关。

（4）潜在并发症：休克、肌萎缩、关节僵硬、骨筋膜室综合征、深静脉血栓形成等。

（三）护理目标

（1）维持正常的组织灌注，皮肤温度和颜色保持正常，末梢动脉搏动有力。

（2）患者疼痛逐渐减轻直至消失，感觉舒适。

（3）患者未发生骨或软组织感染等并发症。

（4）患者能独立行走或借助助行器行走，能自我护理并掌握功能锻炼和康复知识。

（四）护理措施

1. 现场急救

（1）抢救生命：骨折患者，尤其是严重骨折者，往往合并其他组织和器官的损伤。应检查患者全身情况，首先处理休克、昏迷、呼吸困难、窒息或大出血等可能威胁患者生命的紧急情况。

（2）包扎止血：绝大多数伤口出血可用加压包扎止血。大出血时可用止血带止血，最好使用充气止血带，并应记录所用压力和时间。止血带应每 40～60 分钟放松 1 次，放松时间以局部血流恢复、组织略有新鲜渗血为宜。若骨折端已戳出伤口并已污染，但未压迫重要血管或神经，则不应现场复位，以免将污染物带到伤口深处。若在包扎时骨折端自行滑入创口内，应做好记录，以便入院后清创时进一步处理。

（3）妥善固定：凡疑有骨折者均应按骨折处理。对闭合性骨折者在急救时不必脱去患者的衣裤和鞋袜，肿胀严重者可用剪刀剪开衣袖和裤脚。骨折有明显畸形，并有穿破软组织或损伤附近重要血管、神经的危险时，可适当牵引患肢，使之变直后再行固定。

（4）迅速转运：患者经初步处理后，应尽快转运至就近医院进行治疗。

2. 一般护理

（1）疼痛护理：根据疼痛原因进行对症处理。因创伤骨折引起的疼痛，现场急救中给予临时固定可缓解疼痛。若因伤口感染引起，应及时清创并应用抗生素治疗。疼痛较轻时可鼓励患者听音乐或看电视转移注意力，疼痛严重时遵医嘱给予止痛药。

（2）患肢缺血护理：骨折局部内出血、包扎过紧、不正确使用止血带或患肢严重肿胀等原因均可导致患肢血液循环障碍。应严密观察肢端有无剧痛、麻木、皮温降低、皮肤苍白或发绀、脉搏减弱或消失等血液灌注不足的表现。一旦出现应对因对症处理。

（3）并发症的观察和预防：观察患者意识、生命体征、患肢远端感觉和外周血液循环等，若发现骨折早期和晚期并发症，应及时报告医师，采取相应处理措施。

（4）心理护理：向患者及家属解释骨折的愈合是一个循序渐进的过程，充分固定能为骨折断端连接提供良好的条件，正确的功能锻炼可以促进断端生长愈合和患肢功能恢复。对骨折可能遗留残疾的患者，应鼓励患者表达自己的想法，减轻患者及家属的心理负担。

（5）生活护理：指导患者在患肢固定期间进行力所能及的活动，为其提供必要的帮助，如协助进食、进水和翻身等。

（6）加强营养：指导患者进食高蛋白、高维生素、高热量的食物，多饮水。

（五）健康教育

1. 安全指导

指导患者及家属评估家庭环境的安全性，妥善放置可能影响患者活动的障碍物，如散放的家具。指导患者安全使用步行辅助器械或轮椅。行走练习时需有人陪伴，以防跌倒。

2. 功能锻炼

告知患者出院后坚持功能锻炼的意义和方法。指导家属如何协助患者完成各种活动。

3. 复查

告知患者若骨折远端肢体肿胀或疼痛明显加重，肢体感觉麻木、肢端发凉，夹板、石膏或外固定器松动等，立即到医院复查并评估功能恢复情况。

（六）护理评价

（1）主诉骨折部位疼痛减轻或消失，感觉舒适。

（2）肢端维持正常的组织灌注，皮肤温度和颜色正常，末梢动脉搏动有力。

（3）及时发现和处理并发症。

二、锁骨骨折

锁骨是上肢与躯干的连接和支撑装置，呈 S 形。中外 1/3 是锁骨的力学薄弱部，骨折时容易受损。锁骨后方有锁骨下血管、臂丛神经，骨折可损伤这些血管、神经。

（一）病因与发病机制

锁骨骨折多数病例由间接暴力引起。多见于侧方摔倒时，肩、手或肘部着地。力传导至锁骨，发生斜形或横形骨折。直接暴力可由胸上方撞击锁骨，导致粉碎性骨折，较少见。骨折后若移位明显，可引起臂丛神经及锁骨下血管的损伤。

（二）临床表现

锁骨骨折后，出现肿胀、瘀斑和局部压痛，为减少肩部活动导致的疼痛，患者常用健手托住肘部，头部偏向患侧，以减轻胸锁乳突肌牵拉骨折近端而导致疼痛。查体时，常有局限性压痛和骨摩擦感。

（三）实验室及其他检查

上胸部的正位和 45°斜位 X 线检查可发现骨折移位情况。CT扫描可检查锁骨外端关节面。

（四）诊断要点

根据物理学检查和临床症状，可对锁骨骨折做出诊断。在无移位或儿童的青枝骨折时，单靠物理检查有时难以做出正确诊断，必须经 X 线或 CT 进一步检查。

（五）治疗要点

1. 非手术治疗

儿童的青枝骨折及成人的无移位骨折可不做特殊治疗。采用三角巾悬吊患肢3～6周。成人有移位的中段骨折，采用手法复位后横"8"字形绷带固定6～8周。

2. 手术治疗

当骨折移位明显，手法复位困难。有骨片刺入深部组织时，手法复位可能造成严重后果。手法复位失败，对肩部活动要求高者，多采取手术治疗。切开复位时，根据骨折部位、类型及移位情况选择钢板、螺钉或克氏针进行固定。

（六）护理要点

1. 保持有效的护理

横"8"字形绷带或锁骨带固定者，宜睡硬板床，采取平卧或半卧位，使两肩外展后伸。同时要观察皮肤的颜色，如皮肤苍白或发紫，温度降低，感觉麻木，提示绷带固定较紧。要尽量使双肩后伸外展，并双手叉腰，症状一般能缓解，若不缓解需调整绷带。

2. 健康指导

（1）功能锻炼：骨折复位2～3天后可开始做掌指关节、腕肘关节的旋转舒缩等主动活动。受伤4周后，外固定被解除，此期功能锻炼的常用方法有关节牵伸活动，肩的内外摆动，手握小杠铃做肩部的前上举、侧后举和体后上举。

（2）出院指导：告知患者有效固定的重要意义，横"8"字形绷带或锁骨带固定后，经常做挺胸、提肩、双手叉腰动作，缓解对腋下神经、血管的压迫。强调坚持功能锻炼的重要性，循序渐进地进行肩关节锻炼。定期复查、监测骨折愈合情况。

三、肱骨干骨折

肱骨外科颈下1～2 cm至肱骨髁上2 cm段内的骨折称为肱

骨干骨折，常见于青年和中年人。

（一）病因与发病机制

肱骨干骨折可由直接暴力或间接暴力所致。直接暴力指暴力从外侧肱骨干中段打击，致横形或粉碎性骨折，多为开放性骨折。间接暴力多见于手或肘部着地，向上传导的力，加上身体倾倒时产生的剪式应力，可致肱骨中下 1/3 的斜形或螺旋形骨折。骨折后是否移位取决于外力作用的大小、方向，骨折的部位和肌肉牵拉方向等。可引起骨折端分离或旋转畸形。大多数有成角、短缩及旋转畸形。

（二）临床表现

骨折后，出现上臂疼痛、肿胀、畸形、皮下瘀斑和功能障碍。肱骨干可有假关节活动、骨摩擦感、骨传导音减弱或消失和患肢缩短。合并桡神经损伤时，可出现垂腕、拇指不能外展、手指掌指关节不能背伸、前臂不能旋后、手背桡侧皮肤感觉障碍等。

（三）实验室及其他检查

正、侧位 X 线片可确定骨折类型、移位方向。应包括骨折的近端及肩关节，或远端及肘关节。

（四）诊断要点

根据伤后患者的症状和体征，以及 X 线正侧位片可明确骨折的类型和移位方向。

（五）治疗要点

1. 手法复位外固定

在局麻或臂丛神经阻滞麻醉的基础上，沿肱骨干纵轴持续牵引，按骨折移位的相反方向，行手法复位，X 线摄片确认复位成功后，减少牵引力，小夹板或石膏固定维持复位。成人固定 6～

8周，儿童固定4～6周。

2. 切开复位内固定

手术可以在臂丛阻滞麻醉或高位硬膜外麻醉下进行。在直视下达到解剖对位后，并用加压钢板螺钉内固定。也可用带锁髓内针或 Ender 针固定。

3. 康复治疗

复位后均应早期进行功能锻炼。术后抬高患肢，进行手指主动屈伸活动。2～3周后，即可做腕、肘、肩关节的主动活动。

（六）护理要点

1. 固定患者的护理

可平卧，要保持固定不移位，悬垂石膏固定患者取坐位或半卧位，以保证下垂牵引作用。内固定术后宜取半卧位，患肢下垫枕，减轻肿胀。伴有桡神经损伤者，注意观察神经恢复情况。石膏或夹板固定者，密切观察患肢血运。术后观察伤口渗血情况。

2. 功能锻炼

骨折1周内，做患侧上臂肌肉的主动舒缩活动、握拳、伸曲腕关节、小幅度的耸肩运动。伴桡神经损伤者，可被动进行手指的屈曲活动。2～3周后可做肩关节内收外展活动。4周后可做肩部外展、外旋、内旋、后伸，手爬墙等运动以恢复患肢功能。

3. 健康指导

向患者解释，肱骨干骨折复位后可遗留20°以内向前成角，30°以内向外成角，不影响功能。伴桡神经损伤者伸指伸腕功能障碍，要鼓励坚持功能锻炼。嘱其分别在术后第1、3、6个月复查X线，伴桡神经损伤者，应定期复查肌电图。

四、肱骨髁上骨折

肱骨髁上骨折指在肱骨干与肱骨髁交界处发生的骨折。多发生于10岁以下儿童。易损伤神经和血管，导致前臂缺血性肌挛缩，引起爪形手畸形。

（一）病因与发病机制

1. 伸直型骨折

肘关节处于过伸位跌倒时，手掌着地，暴力经前臂向上，加上身体前倾，向下产生剪式应力，尺骨鹰嘴向前的杠杆力，使肱骨干与肱骨髁交界处发生骨折。骨折远端向后上移位，近折端向前下移位，尺神经、桡神经可因肱骨髁上骨折的侧方移位损伤。

2. 屈曲型骨折

此型较少见，由间接暴力引起。跌倒时，肘关节屈曲，肘后方着地，暴力向上传导至肱骨下端，导致髁上屈曲型骨折。较少合并血管和神经损伤。

（二）临床表现

肘部明显疼痛、肿胀、皮下瘀斑和功能障碍，伸直型骨折肘部向后突出，近折端向前移，并处于半屈位。局部明显压痛，有骨摩擦音及假关节活动，与肘关节脱位相比较肘后三角关系正常。如果合并正中神经、尺神经、桡神经、肱动脉损伤，则出现前臂和手相应的神经支配区的感觉减弱或消失及相应的功能障碍。如复位不当可致肘内翻畸形。

（三）实验室及其他检查

肘部正、侧位 X 线片可以明确骨折部位、类型、移位方向，为选择治疗方法提供依据。

（四）诊断要点

根据 X 线片和受伤史可以明确诊断。

（五）治疗要点

1. 手法复位外固定

若受伤时间短，血液循环良好，局部肿胀不明显者，可行手法复位后外固定。给予局部麻醉或臂丛神经阻滞麻醉。在持续牵引下，行手法复位，使患肢肘关节屈曲 60°～90°给予后侧石膏托固定 4～5 周，X 线片证实骨折愈合良好，即可拆除石膏。

2. 持续牵引

对于手法复位不成功，受伤时间较长，肢体肿胀明显者，可行尺骨鹰嘴牵引，牵引重量 1～2 kg，牵引时间控制在 4～6 周。

3. 手术复位

对于骨折移位严重，手法复位失败，有神经、血管损伤者，采取手术复位。复位方法有经皮穿针内固定、切开复位内固定。

（六）护理要点

1. 保持有效的固定

观察固定的屈曲角度，离床活动时要用三角巾悬吊患肢于胸前。发现固定体位改变时，要及时给予纠正。

2. 严密观察

重点观察患肢的血液循环、感觉、活动情况，以利于及时发现外伤后肱动脉、正中神经、尺桡神经的损伤。

3. 康复锻炼

复位固定后当天可做握拳、屈伸手指练习，1 周后可做肩部主动活动，并逐渐增加运动幅度。3 周后去除外固定，可进行腕、肘、肩部的屈伸练习。伸直型骨折注意恢复屈曲活动，屈曲型骨折注意恢复伸展活动。

五、尺桡骨干双骨折

尺桡骨干双骨折可由直接暴力、间接暴力、扭转暴力引起，青少年多见，占各类骨折的 6%。

（一）病因与发病机制

1. 直接暴力

由重物打击、机器或车轮的直接碾压，导致同一平面的横形或粉碎性骨折。

2. 间接暴力

跌倒时手掌着地，暴力通过腕关节向上传导，暴力作用首先使桡骨骨折。若暴力较强，则通过骨间膜向内下方传导，可引起低位尺骨斜形骨折。

3. 扭转暴力

跌倒时前臂旋转、手掌着地，或手遭受机器扭转暴力，导致不同平面的尺桡骨螺旋形骨折或斜形骨折。可并发软组织撕裂、神经、血管损伤，或合并他处骨折。

（二）临床表现

伤侧前臂出现疼痛、肿胀、成角畸形及功能障碍，主要不能进行旋转活动。局部明显压痛，严重者出现剧痛、患肢肿胀、手指屈曲。可扪及骨折端、骨摩擦感及假关节活动。听诊骨传导音减弱或消失。严重者可发生骨筋膜室综合征。

（三）实验室及其他检查

正位及侧位 X 线片可见骨折的部位、类型及移位方向，以及是否合并桡骨头脱位或尺骨小头脱位。

（四）诊断要点

可依据临床检查、X 线正侧位片确诊。

（五）治疗要点

1. 手法复位外固定

手法复位外固定可在局部麻醉或臂丛神经阻滞麻醉下进行，重点是矫正旋转移位，恢复骨膜紧张度，紧张的骨间膜牵动骨折端复位。复位成功后，用小夹板或石膏托固定。

2. 切开复位内固定

不稳定型骨折或手法复位失败者倾向于切开复位，螺钉钢板或髓内针内固定术治疗。

（六）护理要点

1. 保持有效的固定

注意观察石膏或夹板是否松动和移位。

2. 维持患肢良好血液循环

术后抬高患肢，观察患肢皮肤的颜色、温度、有无肿胀及桡动脉搏动情况。如出现剧痛，手部皮肤苍白、发凉、麻木，被动伸指疼痛，桡动脉搏动减弱或消失等表现时，提示骨筋膜室综合征的发生。如有缺血表现，立即通知医师处理。

3. 康复锻炼

术后 2 周开始练习手指屈伸活动和腕关节活动。4 周后开始练习肘、肩关节活动。8～10 周后 X 线片证实骨折愈合后，可进行前臂旋转活动。

六、桡骨远端骨折

桡骨远端骨折（Colles 骨折）指距桡骨远端关节面 3 cm 内的骨折，占全身骨折的 6.7%～11%，多见于有骨质疏松的中老年人。

（一）病因与发病机制

桡骨远端骨折多由间接暴力引起，通常跌倒时腕关节处于背伸位、手掌着地、前臂旋前，应力由手掌传导到桡骨下端而发生骨折。骨折远端向背侧及桡侧移位。

（二）临床表现

骨折部疼痛、肿胀，可出现典型畸形，由于骨折远端向背侧移位，侧面看呈"银叉"畸形，骨折远端向桡侧移位，并有缩短桡骨茎突上移畸形，正面看呈"枪刺刀样"畸形（图 6-5）。检查局部压痛明显，腕关节活动障碍，皮下出现瘀斑。

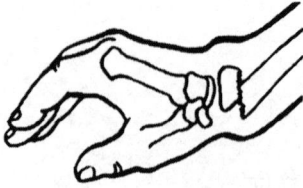

图 6-5　骨折后典型移位

（三）实验室及其他检查

X 线片可见骨折端移位表现：桡骨远骨折端向背侧移位，远端向桡侧移位，骨折端向掌侧成角。可同时有下尺桡关节脱位及尺骨茎突撕脱骨折。

（四）诊断要点

根据 X 线检查结果和受伤史可明确诊断。

（五）治疗要点

1. 手法复位外固定

局部麻醉下手法复位后，用超过腕关节的小夹板固定或石膏夹板在屈腕、尺偏位固定 2 周，消肿后，腕关节中立位继续用小夹板或改用前臂管型石膏固定。

2. 切开复位内固定

严重粉碎性骨折有明显移位者，桡骨下端关节面破坏；手法复位失败，或复位后不能维持固定者，应切开复位，用松质骨螺钉或钢针固定。

（六）护理要点

1. 保持有效的固定

骨折复位固定后不可随意移动位置，注意维持骨折远端旋前、掌曲、尺偏位。避免腕关节旋后或旋前。肿胀消除后要及时调整石膏或夹板的松紧度。

2. 密切观察患肢血液循环情况

如有无腕部肿胀、疼痛、颜色异常、皮温降低等。

3. 康复锻炼

复位当天或手术后次日可做肩部的前后摆动练习，2～3 天后可做肩肘部的主动活动。2～3周后可进行手和腕部的抗阻力练习。后期做腕部的主动屈伸练习和前臂的旋前、旋后牵引练习。

七、股骨颈骨折

股骨颈骨折指由股骨头下到股骨颈基底的骨折，多见于中、老年人，女性多于男性。由于局部血供特点，骨折治疗中易发生骨折不愈合，并且常出现股骨头坏死，老年人易发生严重的全身并发症。

（一）病因与发病机制

股骨颈骨折是在站立或行走时跌倒发生，属间接暴力、低能损伤，老年人多有骨质疏松，轻微扭转暴力即可造成骨折。青壮年在受到高能暴力时可发生股骨颈骨折。

1. 按骨折线走行和部位分类

按骨折线走行和部位分类分为股骨头下骨折、股骨颈骨折、股骨颈基底骨折。

2. 按骨折线的倾斜角分类

按骨折线的倾斜角分类分为外展骨折、中间型骨折、内收型骨折。

3. 按骨折移位程度分类

按骨折移位程度分类分为不完全骨折和完全骨折。不完全骨折是指骨的完整性有部分中断，股骨颈部分出现裂纹。完全骨折是指骨折线贯穿股骨颈，骨结构完全破坏，包括无移位的完全骨折、部分移位的完全骨折、完全移位的完全骨折，最后一型的关节囊和滑膜破坏严重。

（二）临床表现

患侧髋部疼痛，内收型疼痛更明显，不能站立。患肢呈典型的外展、外旋、缩短畸形，大转子明显突出。嵌插骨折患者，有时仍能行走或骑自行车，易漏诊。

（三）实验室及其他检查

1. X 线检查

髋部正侧位 X 线摄片显示骨折的部位、类型和方向。

2. CT 或 MRI 检查

骨折线不清楚或隐匿时进行，或卧床休息 2 周后再行 X 线检查。

（四）诊断要点

有移位的股骨颈骨折诊断不难。外伤史不明显，仅有局部微痛或不适，而且髋关节可屈伸，甚至可以步行，X 线检查不易发现骨折线，应进一步进行 CT 或 MRI 检查，以明确诊断。

（五）治疗要点

1. 非手术治疗

非手术治疗适用于年老体弱或外展、嵌插稳定型骨折者。①持续皮牵引、骨牵引或石膏固定患肢于轻度外展位，牵引治疗后卧硬板床 6～8 周。②手法复位。

2. 手术治疗

对于内收型骨折和有移位的骨折在给予皮牵引或骨牵引复位后，经皮行多枚骨圆针或加压螺纹钉内固定术。内收型有移位的骨折，手法、牵引难以复位的，应采取切开复位内固定治疗。青少年股骨颈骨折应尽量达到解剖复位，采用切开复位内固定治疗。

3. 人工股骨头或全髋关节置换术

人工股骨头或全髋关节置换术适用于 60 岁以上老年人，全身情况较好，有明显移位或股骨头旋转，陈旧性骨折股骨头缺血性坏死者。

（六）护理要点

1. 维持正确的体位

正确的体位是治疗股骨颈骨折的重要措施，应解释清楚，取得配合。平卧硬板床，保持患肢外展 30°中立位，并用牵引维持，防止外旋、内收。尽量避免搬动髋部。

2. 保持确实有效的牵引

患肢做皮牵引或骨牵引时，应保持患肢和牵引力在同一轴线上。不能随意加减重量。牵引时间一般为 8～12 周。

3. 密切观察病情变化

股骨头骨折患者多为老年人，要密切观察病情变化。

4. 预防并发症

股骨头骨折患者行非手术治疗时需长期卧床，易发生坠积性肺炎、泌尿系统感染、压疮等。因此要鼓励患者深呼吸、有效咳嗽，嘱患者多喝水，骨隆突处垫软垫。

5. 功能锻炼

非手术者早期可在床上做股四头肌的静力收缩，去掉牵引后，可做直腿抬高运动。3 个月后可依拐杖行走，6 个月后可不依靠拐杖行走。对于术后内固定者，2 天后可扶患者床上坐起，3～4 周后可扶拐行走，3 个月后可稍负重行走，6 个月后可负重行走。

八、股骨干骨折

股骨干骨折是指由小转子下至股骨髁上部位骨干的骨折。

（一）病因与发病机制

股骨干骨折由强大的直接暴力或间接暴力所致，多见于 30 岁以下的男性。直接暴力可引起横形或粉碎性骨折；间接暴力多为坠落伤，可引起斜形骨折或螺旋形骨折。

（二）临床表现

股骨干骨折后出血多，当高能损伤时，软组织破坏，出血和液体外渗，肢体明显肿胀，常导致低血容量性休克。患侧肢体短缩、成角、旋转和功能障碍，可有骨摩擦感。如果损伤腘窝血管和神经，可出现远端肢体的血液循环、感觉、运动功能障碍。常见的并发症有低血容量性休克、脂肪栓塞综合征、深静脉血栓、创伤性关节炎等。

（三）实验室及其他检查

X 线正侧位摄片应包括其近端的髋关节和远端的膝关节。骨折早期进行血气监测，可监测脂肪栓塞的发生。

（四）诊断要点

根据受伤史及受伤后患肢缩短、外旋畸形，X 线正侧位片可明确骨折的部位和类型。

（五）治疗要点

1. 儿童股骨干骨折的治疗

3 岁以下儿童股骨干骨折常用 Bryant 架行双下肢垂直悬吊牵引。牵引重量以臀部稍悬空为宜。牵引时间为 3～4 周。由于儿童骨骼愈合塑形能力强，骨折断端即使重叠 1～2 cm，轻度向前、外成角是可以自行纠正的，但不能有旋转畸形。

2. 成人股骨干骨折的治疗

一般采用骨牵引，持续股骨髁上或胫骨结节骨牵引，直到骨折临床愈合，一般需 6～8 周。牵引过程中要复查 X 线，了解复位情况。非手术治疗失败或合并神经、血管损伤或伴有多发性损伤不宜卧床过久的老年人可采用切开复位内固定，钢板、螺钉、带锁髓内针固定。

（六）护理要点

1. 牵引的护理

小儿垂直悬吊牵引时，经常触摸患儿足部温度、颜色及足背动脉的搏动情况，以防血液循环障碍及皮肤破损。为有效产生反牵引力，注意牵引时臀部要离开床面，两腿牵引重量要相等。成人牵引时要抬高床尾，保持牵引力方向与股骨干纵轴成直线。定期测量下肢长度和力线以保持有效牵引。骨牵引针处每天消毒，严禁去除血痂。注意检查足背伸肌功能。腓骨头处加垫软垫，以防腓总神经受损。防止发生压疮。

2. 功能锻炼

（1）小儿骨折：炎性期卧床进行股四头肌的静力收缩。骨痂形成期，患儿从不负重行走过渡到负重行走。骨痂成熟期，由部分负重行走过渡到完全负重行走。

（2）成人骨折：除疼痛减轻后进行股四头肌等长收缩外，还要练习踝关节、足关节等小关节的活动。去除外固定后，可进行行走训练，适应下床行走后，逐渐进行负重行走。

九、胫腓骨干骨折

胫腓骨干骨折指胫骨平台以下到踝上的部分发生的骨折。在长骨骨折中最多见，双骨折、粉碎性骨折及开放性骨折居多。

（一）病因与发病机制

1. 直接暴力

主要的致病因素，如重物撞击、直接暴力打击、车轮碾轧等，胫腓骨骨折线在同一平面，呈横形、短斜形，高能损伤有严重肢体软组织损伤，骨高度粉碎。常见开放性骨折。

2. 间接暴力

间接暴力常为弯曲和扭转暴力，如高处坠落足着地、滑倒等。局部软组织损伤轻，可发生长斜形、螺旋形骨折，双骨折时腓骨的骨折线高于胫骨骨折线，亦可造成开放性骨折。

3. 胫骨骨折分类

胫骨骨折可分为三类：胫骨上 1/3 骨折，骨折远端向上移位，腘动脉分叉处受压，可造成小腿缺血或坏疽，易损伤腓总神经；胫骨中 1/3 骨折可导致骨筋膜室综合征；胫骨下 1/3 骨折由于血运差，软组织覆盖少，影响骨折愈合。

（二）临床表现

主要表现为疼痛、肿胀、畸形和功能障碍。伴有腓总神经、胫神经损伤时，出现足下垂。如果继发骨筋膜室综合征，远端肢体出现疼痛、肿胀、麻木、肢体苍白、感觉消失。但儿童青枝骨折及成人腓骨骨折后可负重行走。

（三）实验室及其他检查

正侧位的 X 线检查可明确骨折的部位、类型、移位情况。

（四）诊断要点

根据受伤史，膝、踝关节和胫腓骨 X 线片，对小腿肿胀明显者，警惕有无骨筋膜室综合征。

（五）治疗要点

1. 非手术治疗

非手术治疗适用于稳定型骨折。熟悉骨折软组织损伤情况，包括可能的重要血管、神经损伤，可按逆创伤机制实施手法复位，复位后长腿石膏外固定，利用石膏塑形维持骨折的对位、对线。对于骨折手法复位失败，软组织损伤严重，合并骨筋膜室综合征者，可行跟骨骨牵引。

2. 手术治疗

切开复位内固定适用于不稳定型骨折，多段骨折及污染不重、受伤时间较短的开放性骨折。切开复位后，螺钉或加压钢板、带锁髓内钉内固定。

（六）护理要点

1. 牵引和固定的护理

石膏固定要密切观察患肢的疼痛程度和足趾背伸和跖屈及外

周循环情况。如怀疑神经受压，应立即减压。保持有效牵引，做好皮肤护理，预防压疮。外固定后要把小腿抬高置于中立位。每天 2 次消毒固定针针眼周围皮肤，预防固定针感染。内固定时要观察伤口渗血渗液，以防感染。采用螺钉或钢板固定后，要注意预防关节僵硬。

2. 功能锻炼

早期进行股四头肌的等长收缩，足趾和髌骨的被动及主动活动。跟骨牵引者，要进行髌骨被动活动和抬臀运动，以防跟腱挛缩。内固定早期做膝关节屈曲活动。除去外固定后，逐渐负重活动。

第六节 ▍ 半月板损伤

一、概述

半月板是位于股骨胫骨内髁及股骨胫骨外髁之间的一种纤维软骨组织，其横断面呈半月形，外侧呈"O"形，内侧呈"C"形。主要功能是传导载荷，维持关节稳定。半月板损伤是指半月板组织的连续性或完整性的破坏和中断。主要症状、体征：膝关节疼痛、打软腿、关节绞索或弹响、股四头肌萎缩，急性期可有关节肿胀。

二、治疗原则

（一）非手术治疗

石膏固定、手法复位、针灸推拿、药物治疗。

（二）手术治疗

半月板修补、半月板成形、半月板切除、关节镜微创治疗。

三、护理措施

（一）休息

卧床休息，下床时指导其正确扶拐，避免关节活动时出现绞索，造成摔倒。

（二）石膏固定的护理

石膏固定适用于 14 岁以下急性稳定性半月板撕裂，保持膝关节伸直位固定，石膏固定常规护理，观察石膏松紧度和患肢血液循环活动。卧床制动 4～6 周。

（三）关节绞索复位时注意事项

关节绞索时，手法复位动作应轻，避免暴力，以免加重损伤。

（四）术前准备

手术治疗时，协助做好术前准备及各项检查，指导患者练习床上大小便，掌握股四头肌锻炼方法。

（五）术后病情观察

密切观察生命体征，并做好记录。抬高患肢，观察伤口渗血及关节肿胀情况；伤口包扎松紧适宜，防止过紧影响血液循环或过松出现滑脱。

四、功能锻炼

根据筋骨并用原则，早期指导患者加强足踝部的屈伸活动和股四头肌的收缩锻炼，防止髌股关节粘连，每天 2 次，每次 5～10 分钟。

五、出院指导

（1）告知患者坚持锻炼的重要性，并按要求循序渐进进行功能锻炼。

（2）保护膝关节。6个月内，不做跑步、下蹲、剧烈活动。

（3）关节镜下半月板部分切除术后患者，2周后可骑自行车、游泳、散步等活动。缝合术后患者，4周可带限制型支具屈伸活动，6周后去掉支具进行膝关节康复锻炼。

第七节 ▎ 前交叉韧带损伤

近年来伴随参加体育运动人数的增加，运动系统损伤患者逐年增加，而膝关节前交叉韧带损伤是最常见的运动损伤之一。前交叉韧带是人体膝关节中重要的稳定性结构，前内侧束的主要生理功能是维持膝关节屈曲位的前直向稳定性，后外侧束的主要生理功能是维持膝关节的旋转稳定性和伸直位的前直向稳定性。因膝关节交叉韧带损伤后自愈能力较差，缺乏自我愈合的能力，且继发可出现胫骨前移、膝关节不稳，导致关节软骨及半月板损害，如果损伤后治疗不及时可致骨性关节炎。目前主要的治疗方案包括非手术治疗（即以石膏固定膝关节为主），传统切开韧带断端直接缝合修补术及关节镜下前交叉韧带重建术。因关节镜下重建前交叉韧带具有创伤小、操作视野清晰、术后康复快等优点，得到了广泛的认可和应用，目前已成为前交叉韧带损伤后主要的治疗方法。

一、护理评估

（一）术前评估

1. 健康史

（1）个人情况：患者的年龄、性别、受伤经过及引起损伤的原因，损伤后的处理。

（2）既往史：既往有无外伤、长期卧床病史；有无冠心病、高血压、糖尿病等全身疾病。

2. 身体状况

（1）膝关节局部皮肤的色泽、皮温，患肢毛细血管充盈度及动脉的搏动情况，有无血管危象发生。

（2）急性损伤有合并无重要脏器的损伤。

（3）疼痛部位、程度及性质。

（4）患肢感觉、活动及反射情况。

3. 心理-社会状况

（1）患者及家属是否了解前交叉韧带损伤的特点及治疗康复的目的和重要性。

（2）患者的心理状态、家庭及社会支持情况如何。

（二）术后评估

（1）患肢伤口渗血、渗液。

（2）患肢肢端血液循环情况、肿胀程度、组织张力等。

（3）有无深静脉血栓、肢体失用性综合征等并发症发生。

二、常见护理诊断

（一）疼痛

疼痛与炎症、损伤及平滑肌痉挛有关。

（二）潜在并发症

潜在并发症如深静脉血栓、肢体失用性综合征。

（三）知识缺乏

缺乏疾病治疗与康复的相关知识。

三、护理目标

（1）患者的疼痛程度减轻。

（2）患者未发生并发症，或并发症发生后得到及时发现与处理。

（3）患者知晓疾病治疗与康复的相关知识。

四、护理措施

（一）非手术治疗患者的护理

1. 用药护理

（1）消炎止痛药物的不良反应主要有胃痛、腹胀、恶心、食欲缺乏等。如患者反应强烈，可遵医嘱更换药物或辅以护胃治疗。

（2）定期查肝功能、血常规。如检查结果改变明显，应停止服用，改用其他治疗方法。

（3）注意观察患者局部疼痛情况有无减轻。

2. 冷敷、理疗护理

严密观察局部皮肤有无冻伤和疼痛加重情况。

3. 石膏固定护理

（1）病情观察：①肢体血液循环，如皮肤颜色苍白、发绀、剧烈疼痛、麻木时，应立即报告医师。②伤口渗血渗液，当血液渗出石膏表面时，可将每次在石膏表面观察到的血迹画线并记录时间，根据血迹扩大范围判定出血量及是否继续出血；若石膏表面无渗血时，应观察石膏低位处，如长臂石膏的腋窝下，髋人字石膏的腰背部是否有血液流出；注意不能翻身的患者出血量的观察。

（2）安置正确体位：四肢石膏固定者患肢应高于心脏水平面并放置稳妥，避免旋转、扭曲；躯干部石膏固定应将躯体凹部用垫枕支起，并注意将骨突部悬空，使患肢舒适。在翻身或搬动时必须保持固定位置不变，防止石膏断裂、变形等意外情况发生。

（3）生活护理：定时翻身，保持床单位清洁、平整；避免石膏污染，保持石膏清洁、干燥、边缘整齐；髋人字石膏及石膏短裤的患者，须保持会阴部清洁；石膏远端暴露的肢体，应注意保暖，防止受凉。

（4）功能锻炼：向患者交代石膏固定的时间，指导、鼓励患者多活动未固定的关节及肌肉，以免造成关节僵直和肌肉萎缩。

（二）手术治疗患者的护理

1. 术前护理

（1）术前常规准备：包括交叉配血、麻醉前用药及有关检查等。

（2）病情观察：随时观察患肢血液循环、感觉运动情况及有无皮肤温度、颜色的改变。

2. 术后护理

（1）病情观察：①患肢血液循环，观察有无皮肤苍白、皮温降低、毛细血管充盈时间延长、肢端动脉搏动减弱及消失的血管危象表现。一旦发生血管危象，应立即松开绷带敷料；若1～2小时未见好转，立即行手术探查。②切口渗血情况，观察切口敷料处有无渗血渗液，如有渗出大量鲜红血液，应立即通知医师并协助处理。

（2）预防感染：切口敷料污染时，应及时更换。

（3）包扎与抬高患肢：术后患肢膝关节加压包扎，用软枕抬高3天，用支具将膝关节固定于0°伸直位1周。检查肢体有无受压，及时松解过紧的包扎，观察有无水疱、血肿等现象。

（4）活动锻炼：①术后麻醉清醒鼓励患者行踝泵运动，术后第1天行下肢肌肉的等长收缩锻炼。②术后1周，将膝关节活动支具调至0°～30°，活动固定膝关节，同时指导患者行膝关节主动及被动屈曲活动锻炼。③术后4周内，患者屈曲≤90°，并训练患肢部分负重逐渐过渡至完全负重。④术后4～6周，主要进行跨步训练、平衡训练、下蹲锻炼。⑤术后6周后，可行去除支具的活动锻炼，但行半月板缝合术后患者需佩戴支具 8 周。

五、健康教育

应向患者讲解石膏固定的目的及注意事项，注意勿折断或浸湿石膏；同时锻炼远端关节，预防关节畸形或挛缩；嘱患者不要随意取下或拆除支具，避免缝合的韧带在愈合前发生再断裂。

六、护理评价

（1）患者的疼痛程度是否减轻。
（2）患者是否出现并发症，若发生并发症是否及时发现和处理。
（3）患者是否知晓疾病治疗与康复的相关知识。

第八节　跟腱断裂

一、概述

跟腱是由腓肠肌肌腱和比目鱼肌肌腱混合而成，又称小腿三头肌肌腱，是人体中最坚强、肥大的肌腱。起于小腿中下 1/3 交界处，止于跟骨后结节中点，止点位于皮下，跟腱的功能是使足踝跖屈，后提足跟。跟腱断裂常发生于踝关节背伸位，突然用力跳跃的一瞬间。跟腱断裂是临床中常见的一种损伤，多发生于体育及文艺工作者。分为开放性和闭合性两种，开放性跟腱断裂多为锐器直接切割所造成。跟腱断裂后不能活动，继而肿胀、压痛，皮下瘀斑。

二、治疗原则

（一）非手术治疗

石膏外固定适用于不完全性跟腱断裂；夹板固定法适用于闭

合性跟腱断裂。

（二）手术治疗

跟腱缝合术适用于新鲜的开放性或闭合性跟腱断裂。筋膜修补术适用于陈旧性跟腱断裂。膜瓣修补术适用于陈旧性跟腱断裂。

三、护理措施

（一）密切观察病情变化

石膏固定后的患者需床头交接班。倾听患者主诉，严密观察肢体血液循环及感觉运动情况，若患者主诉局部有固定性压迫疼痛感或其他异常时，及时报告医师。

（二）患者制动

尽量不要搬动患者，若需变换体位，需用手掌托扶患肢，不可用手指抓捏，以免在石膏上形成凹陷，引起肢体压疮。

（三）石膏干固后的护理

石膏干固后脆性增加，容易断裂，翻身或改变体位时要平托石膏，力量要轻柔均匀，避免折断。术后石膏外固定者，应注意石膏内有无伤口渗血情况，如石膏内有血迹渗出并逐渐扩大，为持续出血征象，应报告医师，及时处理。

（四）体位护理

前后石膏托或短腿石膏靴将患肢固定于膝关节屈曲、踝关节重力跖屈位（即自然垂足位），患肢制动 6 周左右，限制踝关节的背伸活动、股四头肌等长收缩、足趾背伸和跖屈活动，每天 2～3 次，每次 5～10 分钟。

四、功能锻炼

患肢固定 6 周后去除石膏，进行踝关节背伸、跖屈和膝关节的伸屈功能锻炼，并加强股四头肌等长收缩锻炼，每天 3 次，每次 15～30 分钟。8 周后可下地行走。

五、出院指导

（1）根据医嘱告知患者复诊时间，适时解除外固定。

（2）告知患者坚持锻炼的重要性，使其能主动循序渐进行伤肢功能锻炼。患肢固定 4 周后去除膝关节石膏进行膝关节屈的锻炼，继续加强股四头肌的等长舒缩，足趾背伸和跖屈活动，每天 3 次，每次 15～30 分钟。患肢固定 6 周后去除踝关节石膏，进行踝关节的背伸、跖屈锻炼，每天 3 次，每次 15～30 分钟。被动锻炼踝关节时，力度适宜，禁用暴力，强度以患者能够承受为准。循序渐进，不可以操之过急。8 周后可下地行走，9 个月内禁止弹跳等剧烈活动。后期可配合中药熏洗，按摩舒筋，穿高跟鞋等促其功能恢复。

（3）根据病情，做好随访，遇有不适及时复诊。

第九节 ▌ 关节脱位

一、概述

关节稳态结构受到损伤，使关节面失去正常的对合关系，称为关节脱位。除了骨端对合失常外，其病理表现还有相应的骨端骨折、关节周围软组织损伤、关节腔的血肿及后期关节粘连异位骨化，丧失功能，可并发神经、血管损伤。创伤性脱位最多见，上肢脱位较下肢脱位常见。发生脱位的部位以肩关节、肘关节、髋关节多见。

（一）护理评估

1. 健康史

（1）一般情况：如年龄、对运动的喜好等。

（2）外伤史：评估患者有无突发外伤史，受伤后的症状和疼痛的特点、受伤后的处理方法。

（3）既往史：患者以前有无类似外伤史、有无关节脱位的习惯、既往脱位后的治疗和恢复情况等。

2. 身体状况

（1）局部情况：患肢疼痛程度。有无血管和神经受压的表现、皮肤有无受损。

（2）全身情况：生命体征、躯体活动能力、生活自理能力等。

（3）辅助检查：X 线检查有无阳性发现。

3. 心理-社会状况

患者的心理状态，对本次治疗有无信心。患者所具有的疾病知识和对治疗、护理的期望。

（二）常见护理诊断/问题

（1）疼痛：与关节脱位引起局部组织损伤及神经受压有关。

（2）躯体功能障碍：与关节脱位、疼痛、制动有关。

（3）有皮肤完整受损的危险：与外固定压迫局部皮肤有关。

（4）潜在并发症：血管、神经受损。

（三）护理目标

（1）患者疼痛逐渐减轻直至消失，感觉舒适。

（2）患者关节活动能力和舒适度得到改善。

（3）患者皮肤完整，未出现压疮。

（4）患者未出现血管、神经损伤，若发生能及时发现和处理。

（四）护理措施

1. 体位

抬高患肢并保持患肢处于关节的功能位，以利于回流，减轻肿胀。

2. 缓解疼痛

（1）局部冷热敷：受伤 24 小时内局部冷敷，达到消肿止痛目的；受伤 24 小时后，局部热敷以减轻肌肉痉挛引起的疼痛。

（2）镇痛：应用心理暗示、转移注意力或放松治疗法等非药物镇痛方法缓解疼痛，必要时遵医嘱给予镇痛药。

3. 病情观察

定时观察患肢远端血运，皮肤颜色、温度、感觉，活动情况等。若发现患肢苍白、发冷、疼痛加剧、感觉麻木等，及时通知医师。

4. 保持皮肤完整性

使用石膏固定或牵引的患者，避免因固定物压迫而损伤皮肤。对皮肤感觉功能障碍的肢体，防止烫伤和冻伤。

5. 心理护理

关节脱位多由意外事故造成，患者常焦虑、恐惧。在生活上给予帮助，加强沟通，使之心情舒畅，从而愉快地接受并配合治疗。

（五）护理评价

（1）疼痛得到有效控制。

（2）关节功能得以恢复，满足日常活动需要。

（3）皮肤完整，无压疮或感染发生。

（4）发生血管、神经损伤，若发生能及时发现和处理。

二、肩关节脱位

肩关节脱位最为常见，约占全身关节脱位的 1/2。肩胛盂关节面小而浅，关节囊和韧带松大薄弱，有利于肩关节活动，但缺乏稳定性，容易脱位。

（一）病因与发病机制

肩关节脱位分为前脱位、后脱位、下脱位、盂上脱位，前脱位又分为喙突下脱位、盂下脱位、锁骨下脱位（图6-6），由于肩关节前下方组织薄弱，以前脱位最为多见。

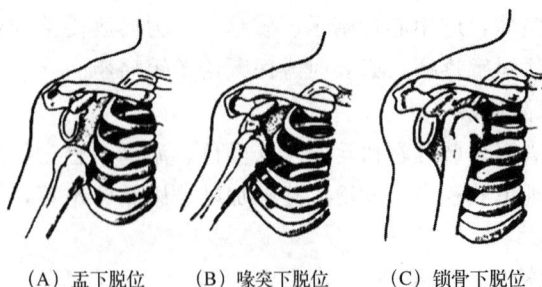

（A）盂下脱位　　　（B）喙突下脱位　　　（C）锁骨下脱位

图6-6　脱位类型

导致肩关节脱位最常见的暴力形式为间接外力。摔倒时肘或手撑地，肩关节处于外展、外旋和后伸位，肱骨头滑出肩胛盂窝，位于喙突的下方，发生最常见的喙突下脱位。当肩关节极度外展、外旋和后伸，以肩峰作为支点通过上肢的杠杆作用发生盂下脱位。前脱位除了前关节囊损伤外，可有前缘的盂缘软骨撕脱，称Bankart损伤。也可造成肩胛下肌近止点处肌腱损伤，造成关节不稳定，成为脱位复发的潜在因素。肱骨头后上骨软骨塌陷骨折称Hill-Saehs损伤，肩关节脱位常合并肱骨大结节撕脱骨折和肩袖损伤。

（二）临床表现

1. 一般表现

外伤性肩关节前脱位主要表现为肩关节疼痛、周围软组织肿胀、关节活动受限。健侧手常扶持患肢前臂，头倾向患肩，以减少活动及肌牵拉，减轻疼痛。

2. 局部特异体征

（1）弹性固定：上臂保持固定在轻度外展前屈位，任何方向的活动都导致疼痛。

（2）Dugas 征阳性：患肢肘部贴近胸壁，患手不能触及对侧肩部，反之，患手放到对侧肩，患肘不能贴近胸壁。

（3）畸形：从前方观察患者，患肩失去正常饱满圆钝的外形，呈"方肩"畸形，患肢较健侧长，是肱骨头脱出于喙突下所致。

（4）关节窝空虚：除方肩畸形外，触诊肩峰下有空虚感，可在肩关节盂外触到脱位肱骨头。

（三）诊断要点

结合外伤史，如跌倒时手掌撑地，肩部出现外展外旋，或肩关节后方直接受到剧烈撞击，就诊时患者特有的体态和临床表现，以及 X 线检查可以确诊。

（四）影像学检查

X 线检查可以了解脱位的类型，还能明确是否合并骨折。必要时行 MRI 检查，可进一步了解关节囊、韧带及肩袖损伤。

（五）治疗要点

治疗要点包括急性期的复位、固定和恢复期的功能锻炼。

1. 复位

（1）手法复位：新鲜脱位应尽早进行复位，以便早期解除病痛。切忌暴力强行手法复位，以免损伤神经、血管、肌肉，甚至造成骨折。经典方法：①Hippocrates 法，医师站于患者的患侧，沿患肢畸形方向缓慢持续牵引的同时以足蹬于患侧腋窝，逐渐增加牵引力量，轻柔旋转上臂，借用足作为支点，内收上臂，完成复位（图 6-7）。②Stimson 法，患者俯卧于床，患肢垂于床旁，用布带将 2.3～4.5 kg 重物悬系患肢手腕自然牵拉 10～15 分钟，肱骨头可在持续牵引中自动复位。该法安全、有效。

（2）切开复位：如手法正确仍不能完成复位者，可采用切开复位。切开复位指征：软组织阻挡、肩胛盂骨折移位、合并大结节骨折、肱骨头移位明显，影响复位和稳定者。

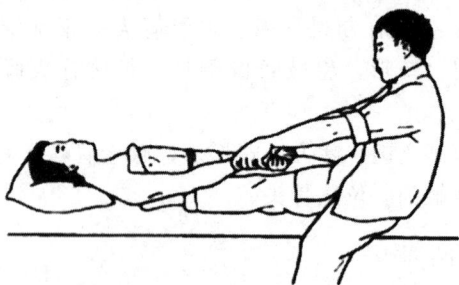

图 6-7　肩关节前脱位 Hippocrates 法复位

2. 固定

复位成功后，损伤的关节囊、韧带、肌腱、骨与软骨必须通过制动来修复。应使患肢内旋肘关节屈曲 90°于胸前，腋窝垫棉垫，以三角巾悬吊或将上肢以绷带与胸壁固定。关节囊破损明显或仍有肩关节半脱位者，将患侧手置于对侧肩上，上肢贴胸壁，腋窝垫棉垫，用绷带固定于胸壁前。40 岁以下患者宜制动 3～4 周；40 岁以上患者，制动时间可相应缩短，因为年长者复发性肩关节脱位发生率相对较低，而肩关节僵硬却常有发生。

3. 功能锻炼

肩关节的活动锻炼应开始于制动解除以后，而且应循序渐进，切忌操之过急。固定期间，活动腕部和手指，症状缓解后指导患者用健手被动外展和内收患肢。3 周后指导患者锻炼患肢。方法：弯腰 90°，患肢自然下垂，以肩为顶点做圆锥环转，范围逐渐增大。4周后，指导患者手指爬墙外展、举手摸头顶、借力臂上举等，使肩关节功能恢复。

（六）护理要点

1. 心理护理

给予患者生活上的照顾，及时解决困难，精神安慰，缓解紧张心理。

2. 病情观察

移位的骨端可压迫邻近的血管和神经，引起患肢缺血，感觉、运动障碍。对皮肤感觉功能障碍的肢体要防止烫伤。定时检查患肢末端的血液循环状况，若发现患肢苍白、发冷、大动脉搏动消失，提示有大动脉损伤的可能，应及时处理。动态观察患肢的感觉和运动，以了解患肢神经损伤的程度和恢复情况。

3. 复位

做好复位前的身体与心理准备。复位前给予适当的麻醉，以减轻疼痛，同时使用肌肉松弛药，利于复位。复位成功后被动活动。

4. 固定

向患者及家属讲解复位后固定的目的、方法、意义、注意事项。使之充分了解关节脱位后复位固定的重要性。固定期间，要保持固定有效，经常观察患者肢体位置是否正确；固定时间不宜过长，固定时间过长易发生关节僵硬；固定时间过短，损伤得不到充分修复，易发生再脱位。一般固定3周左右，若合并骨折、陈旧性脱位、习惯性脱位，应适当延长固定的时间。由于肩关节脱位患肢固定于胸壁，注意腋窝下要垫棉垫以保护腋窝胸壁皮肤。40岁以上患者可适当缩短制动时间，注意肩关节僵硬的发生。

5. 缓解疼痛

早期正确复位固定可使疼痛缓解或消失。移动患者时，帮患者托扶固定患肢，动作轻柔，避免因活动患肢加重疼痛。指导患者和家属应用心理暗示、松弛疗法等转移注意力而缓解疼痛。遵医嘱应用镇痛药，促进患者舒适与睡眠。

6. 健康指导

向患者及家属讲解关节脱位治疗和康复知识，讲述功能锻炼的重要性和必要性，指导并使患者能自觉地按计划进行正确的功能锻炼，减少盲目性。

三、肘关节脱位

全身大关节中，肘关节脱位的发生率相对低，约占总发病数的 1/5。脱位后如不及时复位，容易导致前臂缺血性痉挛。

（一）病因与脱位机制

肘关节脱位可有后脱位、外侧方脱位、内侧方脱位和前脱位，其中后脱位最常见（图 6-8），多为间接暴力所致。摔倒时前臂旋后位手掌撑地，由于肱骨滑车横轴线向外倾斜，使所传达的暴力达到肘部时转成肘外翻及前臂旋后过伸的应力，尺骨鹰嘴突在鹰嘴窝内呈杠杆作用，导致尺桡骨近端同时被推向后外侧，产生后脱位。肘前关节囊及肱前肌撕裂，后关节囊及内侧副韧带损伤，可合并肱骨内上髁骨折、正中神经和尺神经损伤。晚期可发生骨化性肌炎。

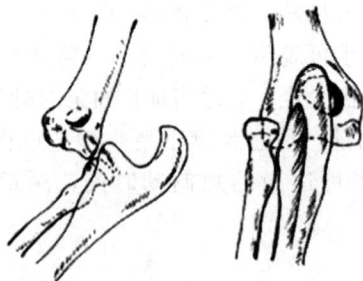

图 6-8　肘关节后脱位

（二）临床表现

1. 一般表现

伤后局部疼痛、肿胀、功能和活动受限。

2. 特异体征

（1）畸形：肘后突，前臂短缩，肘后三角相互关系改变，鹰嘴突出内外髁，肘前皮下可触及肱骨下端。

（2）弹性固定：肘处于半屈近于伸直位，屈伸活动有阻力。

（3）关节窝空虚：肘后侧可触及鹰嘴的半月切迹。

3. 并发症

脱位后，由于肿胀而压迫周围神经、血管。后脱位时可伤及正中神经、尺神经、肱动脉。

（1）正中神经损伤：成"猿手"畸形，拇指、示指、中指感觉迟钝或消失，不能屈曲，拇指不能外展和对掌。

（2）尺神经损伤：成"爪状手"畸形，表现为手部尺侧皮肤感觉消失，小鱼际及骨间肌萎缩，掌指关节过伸，拇指不能内收其他四指不能外展及内收。

（3）肱动脉受压：患肢血液循环障碍，表现为患肢苍白、发冷、大动脉搏动减弱或消失。

（三）实验室及其他检查

X线检查用以证实脱位及发现合并的骨折。

（四）诊断要点

有外伤史，以跌倒手掌撑地最常见，根据临床表现和 X 线检查可明确诊断。

（五）治疗要点

1. 复位

一般均能通过闭合方法完成复位。助手沿畸形关节方向对前臂和上臂做牵引和反牵引，术者从肘后用双手握住肘关节，以指推压尺骨鹰嘴向前下，同时矫正侧方移位，助手在复位过程中配合维持牵引并逐渐屈肘，出现弹跳感则表示复位成功。

2. 固定

用长臂石膏或超关节夹板固定肘关节于功能位，3 周后去除固定。

3. 功能锻炼

要求主动渐进活动关节，避免超限和被动牵拉关节。固定期间，可主动伸掌、握拳、屈伸手指等，去除固定后练习肘关节屈伸旋转以利功能恢复。

（六）护理要点

1. 固定

注意观察固定的正确有效，固定期间保持肘关节的功能位，不可随意放松。

2. 保持清洁、平整

保持肘关节周围皮肤清洁，石膏夹板内衬物保持平整。

3. 指导活动

指导患者活动患侧掌指，按摩患肢，防止肌肉萎缩。

四、桡骨头半脱位

桡骨头半脱位是小儿多见的日常损伤，俗称牵拉肘。多发生在 5 岁以内小儿，以 2～3 岁最常见。

（一）损伤机制与病理

患儿肘关节处于伸直位，前臂旋前时突然受到牵拉致伤。前臂旋前时，桡骨头容易从环状韧带的撕裂处脱出，使环状韧带嵌于肱桡关节间隙内。一般环状韧带滑脱不到桡骨头周径的一半，所以屈肘和前臂旋后容易复位。5 岁以后，环状韧带增厚，附着力渐强，不易发生半脱位。

（二）临床表现

患儿被牵拉受伤后，因疼痛哭闹，不让触动患部，不肯使用患肢，特别是举起前臂。检查发现前臂多呈旋前位，半屈；桡骨头处可有压痛，但无肿胀和畸形；肘关节活动受限。

（三）辅助检查与诊断

X线检查无阳性发现。诊断主要依靠牵拉病史、症状和体征。

（四）治疗要点

1. 复位

闭合复位多能成功。复位方法是一手握住患儿的前臂和腕部，另一手握住肘关节，拇指压住桡骨头，使前臂旋后多能获得复位。

2. 固定

复位后无须特殊固定，用三角巾或布带悬吊患肢于功能位1周即可。

（五）护理要点

嘱患儿家属勿强力牵拉患儿手臂，复位后症状不能立即消除者，要密切观察一段时间来明确复位是否成功。

五、髋关节脱位

髋关节是身体最大的杵臼关节，结构稳固，周围有强大韧带和肌肉附着，只有高能暴力才能导致脱位，如车祸中高速暴力撞击。按股骨头的移位方向，髋关节脱位分为前脱位、后脱位和中心脱位，其中后脱位最多见，占85％～90％。以髋关节后脱位为例详细阐述。

（一）病因、病理与分类

1. 脱位机制

髋关节后脱位一般发生于交通事故，患者处于髋关节屈曲内收和屈膝体位，强力使大腿急剧内收、内旋时，迫使股骨颈前缘抵于髋臼前缘形成支点，因杠杆作用股骨头冲破后关节囊，滑向髋臼后方形成后脱位。如暴力自前方作用于屈曲的膝，沿股骨纵轴传达到髋，也可使股骨头向后方脱位。

2. 分类

临床上按有无合并骨折分型。①Ⅰ型：无骨折伴发，复位后无临床不稳定。②Ⅱ型：闭合手法不可复位，无股骨头或髋臼骨折。③Ⅲ型：不稳定，合并关节面、软骨或骨碎片骨折。④Ⅳ型：脱位合并髋臼骨折，须重建，恢复稳定和外形。⑤Ⅴ型：合并股骨头或股骨颈骨折。

（二）临床表现

脱位后出现髋部疼痛，髋关节活动受限。患肢呈屈曲、内收、内旋及短缩畸形，臀部可触及向后上突出移位的股骨头。可合并坐骨神经损伤，表现为大腿后侧、小腿后侧及外侧和足部全部感觉消失，膝关节屈曲，小腿和足部全部肌瘫痪，足部出现神经营养性瘫痪。

（三）实验室及其他检查

正位、侧位和斜位 X 线片可明确诊断。应注意是否合并骨折，特别是容易漏诊的股骨干骨折。CT 可清楚显示髋臼后缘及关节内骨折情况。

（四）诊断要点

根据明显暴力外伤史，临床表现有疼痛、髋关节不能活动等确定诊断。

（五）治疗要点

对于Ⅰ型损伤可采取 24 小时内闭合复位治疗。对于Ⅱ～Ⅴ型损伤，多主张早期切开复位和对并发的骨折进行内固定。

1. 闭合复位方法

应充分麻醉，使肌肉松弛。

（1）Allis 法：患者仰卧于地面垫上，助手双手向下按压两侧髂前上棘以固定骨盆。术者一手握住患肢踝部，另一前臂置于小腿上端近腘窝处，使髋、膝关节屈曲 90°，再向上用力提拉持续牵引。待肌松弛后，再缓慢内旋、外旋，当听到或感到弹响，表示股骨头滑入髋臼，然后伸直患肢。若局部畸形消失、关节活动恢复，表示复位成功。

（2）Stimson 法（图 6-9）：患者俯卧于检查床上，患侧下肢悬空，髋及膝各屈曲 90°。助手固定骨盆，术者一手握住患者的踝部，另一手置于小腿近侧，靠近腘窝部，沿股骨纵轴向下牵拉，即可复位。

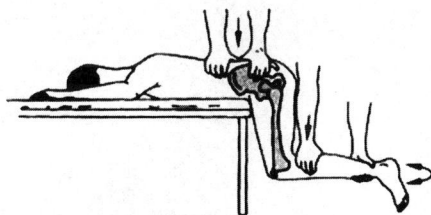

图 6-9　Stimson 法复位

2. 切开复位术

当有梨状肌阻挡、关节囊嵌闭或骨软骨碎片卷入关节时，手法复位多失败。合并髋臼骨折片较大，影响关节稳定时，应手术切开复位，同时将骨折复位内固定。

3. 固定

复位后患肢皮牵引 3 周。4 周后可持腋杖下地活动，3 个月后可负重活动。

4. 功能锻炼

固定期间进行股四头肌收缩训练、未固定关节的活动。3 周后活动关节，4 周后皮牵引去除，指导患者扶双拐下地活动。3 个月内患肢不负重，以防股骨头缺血性坏死及受压变形。3 个月后，经 X 线证实股骨头血供良好者，尝试去拐步行。

（六）护理要点

1. 指导活动

髋关节脱位后常需皮牵引，牵引期间指导患者行股四头肌收缩训练，防止肌肉萎缩。

2. 预防压疮

需长期卧床者注意做好皮肤护理预防压疮。

3. 饮食护理

注意合理膳食，保持排便规律，预防便秘。

第七章

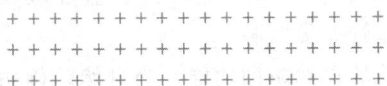

妇科护理

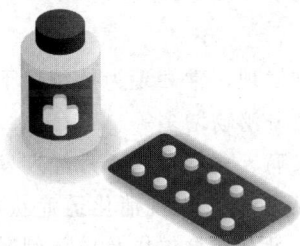

第一节 ▌ 盆腔炎性疾病

盆腔炎性疾病（PID）是指女性上生殖道的一组炎性疾病，主要包括子宫内膜炎、输卵管炎、输卵管卵巢脓肿、盆腔腹膜炎。最常见的是输卵管炎及输卵管卵巢脓肿。

女性生殖系统具有比较完善的自然防御功能，当自然防御功能遭到破坏，或机体免疫力降低、内分泌发生变化或外源性病原体入侵而导致子宫内膜、输卵管、卵巢、盆腔腹膜、盆腔结缔组织发生炎症。感染严重时，可累及周围器官和组织，当病原体毒性强、数量多、患者抵抗力低时，常发生败血症及脓毒血症，若未得到及时治疗可能发生盆腔炎性疾病后遗症。

一、护理评估

（一）健康史

（1）了解既往疾病史、用药史、月经史及药物过敏史。

（2）了解流产、分娩的时间、经过及处理。

（3）了解本次患病的起病时间、症状，疼痛性质、部位，以及有无全身症状。

（二）生理状况

1. 症状

（1）轻者无症状或症状轻微不易被发现，常表现为持续性下腹痛，活动或性交后加重；发热；阴道分泌物增多等。

（2）重者可表现为寒战、高热、头痛、食欲减退；月经期发病者可表现为经量增多、经期延长；腹膜炎者出现消化道症状，如恶心、呕吐、腹胀等；若脓肿形成，可有下腹包块及局部刺激症状。

2. 体征

（1）急性面容、体温升高、心率加快。

（2）下腹部压痛、反跳痛及肌紧张。

（3）检查见阴道充血；大量脓性臭味分泌物从宫颈口外流；穹隆有明显触痛；宫颈充血、水肿、举痛明显；子宫体增大有压痛且活动受限；一侧或双侧附件增厚，有包块，压痛。

3. 辅助检查

（1）实验室检查：宫颈黏液脓性分泌物，或阴道分泌物0.9%氯化钠溶液湿片中见到大量白细胞；红细胞沉降率升高；血C反应蛋白升高；宫颈分泌物培养或革兰氏染色涂片淋病奈瑟菌阳性或沙眼衣原体阳性。

（2）阴道超声检查：显示输卵管增粗，输卵管积液，伴或不伴有盆腔积液、输卵管卵巢肿块。

（3）腹腔镜检查：输卵管表面明显充血；输卵管壁水肿；输卵管伞端或浆膜面有脓性渗透物。

（4）子宫内膜活组织检查证实子宫内膜炎。

（三）高危因素

1. 年龄

盆腔炎性疾病高发年龄为15～25岁。

2. 性活动及性卫生

初次性交年龄小、有多个性伴侣、性交过频及性伴侣有性传播疾病；使用不洁的月经垫、经期性交等。

3. 下生殖道感染

性传播疾病，如淋病奈瑟菌性宫颈炎、衣原体性宫颈炎及细菌性阴道病。

4. 子宫腔内手术操作后感染

刮宫术、输卵管通液术、子宫输卵管造影术、宫腔镜检查、人工流产、放置宫内节育器等手术时，消毒不严格或术前适应证选择不当，导致感染。

5. 邻近器官炎症直接蔓延

如阑尾炎、腹膜炎等蔓延至盆腔。

6. 复发

盆腔炎性疾病再次发作。

（四）心理-社会因素

1. 对健康问题的感受

患者是否存在因无明显症状或症状轻而不重视以致延误治疗的情况。

2. 对疾病的反应

患者是否由于慢性疾病过程长，思想压力大而产生焦虑、烦躁情绪。若病情严重，患者常担心预后，往往有恐惧、无助感。

3. 家庭、社会及经济因素

评估患者的家庭情况与经济状况。

二、护理诊断

（一）疼痛

其与感染症状有关。

（二）体温过高

其与盆腔急性炎症有关。

（三）睡眠形态紊乱

其与疼痛或心理障碍有关。

（四）焦虑

其与病程长、治疗效果不明显或不孕有关。

（五）知识缺乏

其与缺乏经期卫生知识有关。

三、护理措施

（一）症状护理

1. 密切观察

分泌物增多，观察阴道分泌物颜色、性状、气味及量，选择合适的药液进行阴道冲洗。在不清楚阴道炎的种类时，不可滥用冲洗液，指导患者勤换会阴垫及内裤，保持外阴清洁干燥。

2. 支持疗法

卧床休息，取半卧位，有利于脓液积聚于直肠子宫陷凹，使炎症局限；给高热量、高蛋白、高维生素饮食或半流质饮食，及时补充丢失的液体；对出现高热的患者，采取物理降温，出汗时及时更衣，保持身体清洁舒适；若患者腹胀严重，应行胃肠减压。

3. 症状观察

密切监测生命体征，测体温、脉搏、呼吸、血压，每 4 小时 1 次；物理降温后 30 分钟测体温，以观察降温效果。若患者突然出现腹痛加剧，寒战、高热、恶心、呕吐、腹胀，应立即报告医师，同时做好剖腹探查的准备。

（二）用药护理

1. 门诊治疗

指导患者遵医嘱用药，了解用药方案并告知注意事项。常用方案：头孢西丁钠 2 g，单次肌内注射，同时口服丙磺舒 1 g，然后改为多西环素 100 mg，每天 2 次，连服 14 天，可同时加服甲硝唑 400 mg，每天 2～3 次，连服 14 天；或选用其他第三代头孢菌素与多西环素、甲硝唑合用。

2. 住院治疗

严格遵医嘱用药，了解用药方案并密切观察用药反应。

（1）头孢霉素类或头孢菌素类药物：头孢西丁钠 2 g，静脉滴注，每6小时1次。头孢替坦二钠2g，静脉滴注，每12小时1次。加多西环素100 mg，每12小时1次，静脉输注或口服。对不能耐受多西环素者，可用阿奇霉素替代，每次500 mg，每天1次，连用3天。对输卵管卵巢脓肿患者，可加用克林霉素或甲硝唑。

（2）克林霉素与氨基糖苷类药物联合方案：克林霉素900 mg，每8小时1次，静脉滴注；庆大霉素先给予负荷量（2 mg/kg），然后予维持量（1.5 mg/kg），每8小时1次，静脉滴注；临床症状、体征改善后继续静脉应用24～48小时，克林霉素改口服，每次450 mg，每天4次，连用14天；或多西环素100 mg，每12小时1次，连续用药14天。

3. 观察药物疗效

若用药后48～72小时，体温持续不降，患者症状加重，应及时报告医师处理。

4. 中药治疗

中药治疗主要用活血化瘀、清热解毒的药物。可遵医嘱指导服中药或用中药外敷腹部，若需进行中药保留灌肠，按保留灌肠操作规程完成。

（三）手术护理

1. 药物治疗无效

经药物治疗48～72小时，体温持续不降，患者中毒症状加重或包块增大者。

2. 脓肿持续存在

经药物治疗病情好转，继续控制炎症数天（2～3周），包块仍未消失但已局限化。

3. 脓肿破裂

突然腹痛加剧，寒战、高热、恶心、呕吐、腹胀，检查腹部拒按或有中毒性休克表现。

（四）心理护理

（1）关心患者，倾听患者诉说，鼓励患者表达内心感受，通过与患者进行交流，建立良好的护患关系，尽可能满足患者的合理需求。

（2）加强疾病知识宣传，解除患者思想顾虑，增加其对治疗的信心。

（3）与家属沟通，指导家属关心患者，与患者及家属共同探讨适合个人的治疗方案，取得家人的理解和帮助，减轻患者心理压力。

四、健康指导

（一）讲解疾病知识

向患者讲解盆腔炎性疾病的知识，告知及时就诊和规范治疗的重要性。

（二）个人卫生指导

保持会阴清洁，做好经期、孕期及产褥期的卫生宣传。

（三）性生活指导及性伴侣治疗

注意性生活卫生，月经期禁止性交。

（四）饮食生活指导

给高热量、高蛋白、高维生素饮食，增加营养，积极锻炼身体，注意劳逸结合，不断提高机体抵抗力。

（五）随访指导

对于抗生素治疗的患者，应在 72 小时内随诊，明确有无体温下降、反跳痛减轻等临床症状改善。若无改善，需做进一步检查。对沙眼衣原体及淋病奈瑟菌感染者，可在治疗后 4～6 周复查病原体。

五、注意事项

（一）倾听患者主诉

应仔细倾听患者主诉，全面了解患者疾病史，认真阅读治疗方案，制订相应的护理计划，配合完成相应治疗和处理。

（二）预防宣传

（1）注意性生活卫生，减少性传播疾病。

（2）及时治疗下生殖道感染。

（3）进行公共卫生教育，提高公民对生殖道感染的认识，明白预防感染的重要性。

（4）严格掌握妇科手术指征，做好术前准备，严格无菌操作，预防感染。

（5）及时治疗盆腔炎性疾病，防止后遗症发生。

第二节 ▌ 子宫内膜异位症

一、概念、发病率

子宫内膜组织（腺体和间质）出现在子宫体以外的任何部位，称为子宫内膜异位症，简称内异症。子宫内膜异位症为良性病变，但具有类似恶性肿瘤的远处转移和种植生长能力。多发生在育龄妇女。

二、发病机制

其发病机制尚未完全阐明，目前认为比较相关的有子宫内膜种植学说、体腔上皮化生学说等。

三、辅助检查

（1）影像学检查：B超检查可提示内异症位置、大小和形态；盆腔CT和MRI对盆腔内异症有诊断价值。

（2）腹腔镜检查和活组织检查：目前国际公认的内异症诊断的最佳方法，只有在腹腔镜或剖腹探查直视下才能确定内异症临床分期。

（3）血清CA125值：中、重度内异症患者血清CA125值可能升高。

四、治疗

应根据患者年龄、症状、病变部位、范围以及对生育要求等加以选择，强调个体化治疗。症状轻或无症状的轻微病变可选择期待治疗；有生育要求的轻度患者经过全面评估判断后先给予药物治疗，重者行保留生育功能手术；年轻无生育要求的重症患者，可行保留卵巢功能手术，并辅以激素药物；症状及病变均严重的无生育要求者，可考虑行根治性手术。腹腔镜手术是首选的手术方法，目前认为腹腔镜确诊、手术加药物为内异症的治疗金标准。

五、护理评估

（一）健康史

了解患者既往病史、药物过敏史；了解患者婚育史，是否有不孕或性交痛，是否有人流史及输卵管手术史；了解患者月经史，是否有痛经，痛经发生的时间、伴随症状，痛经时是否卧床休息或使用药物镇痛；了解是否有月经过多及经期延长，经期前后有无排便坠胀感；了解是否有周期性尿频；了解腹壁瘢痕或脐部是否会出现周期性局部肿块及疼痛。

（二）生理状况

1. 症状

疼痛是内异症的主要症状，典型症状为继发性痛经、进行性加重。了解下腹疼痛的部位、性质、伴随症状、与经期的关系。

2. 体征

卵巢异位囊肿较大时，妇科检查可触及与子宫粘连的肿块，破裂时可有腹膜刺激征。典型盆腔内膜异位症行双合诊检查时，可扪及触痛性结节，触痛明显。如阴道直肠受累，可在阴道后穹隆触及甚至看到突出的紫蓝色结节。

（三）高危因素

1. 年龄

育龄期是内异症的高发年龄，这与内异症是激素依赖性疾病的特点相符合。

2. 遗传因素

直系亲属中患有此病者的妇女发病率高，此病与基因遗传相关。

3. 手术史

了解患者的疾病有无与医源性种植相关的可能。

（四）心理-社会因素

了解患者对疾病的认知，是否有紧张、焦虑等表现；了解患者家庭关系；了解患者的经济水平等。

六、护理措施

（一）症状护理

1. 疼痛护理

告知患者疼痛发生的原因，疼痛剧烈时可卧床休息，必要时可遵医嘱给予镇痛药物。

2. 阴道流血的护理

出血明显大于既往月经量的患者，注意收集会阴垫，评估出血量。按医嘱给予止血药，必要时输血、补液、抗感染治疗，指导患者做好会阴部清洁，防止感染。

3. 压迫症状的护理

当患者出现局部压迫致排尿排便不畅时，可给予导尿，以缓解尿潴留，指导患者进食富含纤维素的蔬菜，如芹菜，必要时使用缓泻药软化粪便，缓解便秘症状。

（二）用药护理

1. 口服避孕药物

口服避孕药物适用于轻度内异症患者，常用低剂量高效孕激素和炔雌醇复合制剂，用法为每天 1 片，连续用 6～9 个月，护士需观察药物疗效，观察患者有无恶心、呕吐等不良反应。

2. 注射药物治疗

常使用促性腺激素释放激素类似物，用药频率为每 4 周注射 1 次，治疗时间为 3～6 个月，护士需观察药物疗效，观察有无潮热、阴道干涩、性欲降低等不良反应。

3. 孕激素类药物

孕激素类药物常用为甲羟孕酮、甲地孕酮或炔诺酮，剂量为 30 mg/d，使用时护士需观察患者有无恶心、轻度抑郁、水钠潴留、体重增加、不规则点滴出血等不良反应，停药数月后痛经可缓解，月经恢复。

（三）心理护理

（1）理解并尊重患者，耐心解答其提出的问题，缓解其压力。

（2）鼓励患者诉说内心的真实感受，讲解疾病知识，增强其治疗疾病的信心。

（3）协助其取得家人的理解和帮助，提供足够的支持。

（四）健康指导

（1）指导患者出院后 3 个月到门诊复查，了解术后康复情况。

（2）子宫内膜异位灶切除及全子宫切除患者禁止性生活 3 个月，禁止盆浴 3 个月，可淋浴。

（3）指导患者遵医嘱按时服药，定期做 B 超检查，检查子宫内膜异位症的治疗效果，如出现超过月经量的阴道出血、异常分泌物、下腹疼痛，及时到医院就诊。

（4）指导非手术治疗患者注意饮食卫生，多进食水果、干果，月经前后，注意勿进食过热或过冷的食物。

七、注意事项

（1）子宫内膜异位症为良性病变，但具有类似恶性肿瘤的远处转移和种植生长能力。手术后容易复发，因此术后常常需配合药物治疗，药物治疗过程中如出现严重的绝经期症状，可酌情反向添加治疗，提高雌激素水平，降低相关血管症状和骨质疏松的发生，也可提高患者的顺应性。

（2）子宫内膜异位症患者不孕率高达 40%，应注意做好不孕相关的健康指导。

第三节 ▌ 子宫腺肌病

一、概念及发病率

子宫腺肌病是指当子宫内膜腺体和间质侵入子宫肌层时，形成弥漫或局限性的病变，是妇科常见病。本病多发生于 30～50 岁经产妇；约 15% 的患者同时合并子宫内膜异位症；约 50% 的患者合并子宫肌瘤；临床病理切片检查发现，10%～47% 子宫肌层中有子宫内膜组织，但 35% 无临床症状。

二、发病机制

多次妊娠、分娩、人工流产、慢性子宫内膜炎等造成子宫内膜基底层损伤，子宫内膜自基底层侵入子宫肌层内生长可能是主要原因。此外，由于内膜基底层缺乏黏膜下层的保护，在解剖结构上子宫内膜易于侵入肌层。子宫腺肌病常合并子宫肌瘤和子宫内膜增生，提示高水平雌孕激素刺激，也可能是促进内膜向肌层生长的原因之一。

三、辅助检查

阴道 B 超提示子宫增大，肌层中不规则回声增强；盆腔 MRI 可协助诊断；宫腔镜下取活检可确诊。

四、治疗

治疗方式应视患者症状、年龄、生育要求而定。药物治疗适用于症状较轻，有生育要求和接近绝经期的患者；年轻或希望生育的子宫腺肌病患者可试行病灶挖除术；症状严重、无生育要求或药物治疗无效者应行子宫全切术。

五、护理评估

（一）健康史

了解患者年龄、月经史、婚育史、既往患病史、出现典型症状的情况及对患者身心的影响。子宫腺肌病多发生于生育年龄的经产妇，常合并内异症和子宫肌瘤，有多次妊娠及分娩或过度刮宫史。生殖道阻塞，如单角子宫、宫颈阴道不通畅等患者常同时合并子宫腺肌病。

（二）生理状况

1. 症状

询问患者是否有经量过多、经期延长和逐渐加重的进行性痛经史。

2. 体征

妇科检查时子宫均匀性增大或局限性隆起，质硬且有压痛。

（三）高危因素

1. 年龄

40 岁以上的经产妇。

2. 子宫损伤

多次妊娠、人工流产、慢性子宫内膜炎等造成子宫内膜基底层损伤。

3. 先天不足

生殖道阻塞，如单角子宫、宫颈阴道不通、有子宫无阴道的先天畸形等。

4. 卵巢功能失调

高水平雌孕激素刺激者，如子宫肌瘤、子宫内膜增生患者。

（四）心理-社会因素

了解患者对疾病的认知，是否存在焦虑、恐惧等表现；了解患者家庭关系，是否因不孕或继发不孕影响夫妻、家庭关系；了解患者的经济水平等。

六、护理措施

（一）症状护理

1. 月经改变

对于经量增多者，指导其使用透气棉质卫生巾，保留卫生巾称重，以评估月经量；经期延长者，早晚各用温开水清洗外阴 1 次，以防逆行感染。若合并贫血，需指导患者遵医嘱服用药物，观察贫血的改善情况。

2. 痛经

询问患者疼痛部位、性质、疼痛开始时间及持续时间。疼痛轻者，指导患者腹部热敷、卧床休息；疼痛重者，遵医嘱给予前列腺素合成酶抑制剂。

（二）用药护理

1. 口服避孕药

口服避孕药适用于轻度子宫腺肌病患者，常用低剂量高效孕激素和炔雌醇复合制剂，用法为每天 1 片，连续用 6～9 个月，护士需观察药物疗效，观察有无恶心、呕吐等不良反应。

2. 促性腺激素释放激素激动剂

常用药物：亮丙瑞林 3.75 mg，月经第 1 天皮下注射后，每隔 28 天注射 1 次，共 3～6 次，需观察有无潮热、阴道干燥、性欲减退和骨质丢失等不良反应，停药后可消失。连续用药 3 个月以上者，需添加小剂量雌激素和孕激素，以防止骨质丢失。

3. 左炔诺孕酮宫内节育器（LNG-ZUS）

治疗初期部分患者会出现淋漓出血、节育器下移甚至脱落等，需加强随访。

（三）手术护理

1. 保守手术

保守手术，如小病灶挖除术或子宫肌壁楔形切除术，可明显减轻症状并增加妊娠概率。指导其术后 6 个月受孕，其余护理同全子宫切除患者手术前后护理，参见"子宫肌瘤"的手术护理内容。

2. 子宫全切术

年轻或未绝经的患者可保留卵巢；绝经后或合并严重子宫内膜异位症者，可行双卵巢切除术。手术前后护理，参见"子宫肌瘤"的手术护理内容。

（四）心理护理

（1）痛经、月经改变以及贫血影响患者生活质量，患者焦虑烦躁，向患者说明月经时轻度疼痛不适是生理反应，给予舒缓的音乐、舒适的环境，保证其足够的休息和睡眠，患者、家属、护士共同制订规律而适度的锻炼计划，家属督促患者适度锻炼，可缓解患者的心理压力。

（2）手术患者担心预后和性生活，向其说明子宫切除术后症状可基本消失，生活质量会得到改善。此外，向其说明子宫是月经来潮和孕育胎儿的器官，切除子宫不会导致男性化，以增加其对治疗的信心。

（五）健康指导

（1）指导患者随访：手术患者出院后 3 个月到门诊复查，了解术后康复情况。

（2）保守手术和子宫全切术患者，术后休息 1～3 个月，3个月之内避免性生活及阴道冲洗，避免提举重物，防止正在愈合的腹部肌肉用力，并应逐渐加强腹部肌肉的力量。未经医护人员许可，避免从事可增加盆腔充血的活动，如跳舞、久站等。

（3）有生殖道阻塞疾病时，嘱患者积极治疗，实施整形手术。

（4）对实施保守手术治疗的患者，指导其术后 6 个月受孕。

（5）注意高危因素与妇科疾病的相关性，定期做好妇科病普查。

七、注意事项

（1）医务人员应避免刮宫过度，减少内膜碎片进入肌层的机会。

（2）药物治疗过程中如出现严重的绝经期症状，可酌情反向添加治疗，提高雌激素水平，降低相关血管症状和骨质疏松的发生，也可提高患者的顺应性。

第四节 ▌ 子宫肌瘤

子宫肌瘤又称子宫平滑肌瘤，是女性生殖器官中最常见的一种良性肿瘤，主要由子宫平滑肌组织增生而成，其间还有少量的纤维结缔组织，多见于 30～50 岁女性。由于子宫肌瘤生长速度慢，对机体影响不大。因此，子宫肌瘤临床报道的发病率远比真实的要低。

一、病因

子宫肌瘤的确切病因尚不清楚。本病好发于生育年龄女性，绝经后子宫肌瘤停止生长，甚至萎缩、消失，发生子宫肌瘤的女性常伴发子宫内膜增生。所以，绝大多数的人认为子宫肌瘤的发生与雌性激素，特别是雌激素有关。雌激素可以使子宫内膜增生，使子宫肌纤维增生肥大，肌层变厚，子宫增大，而且肌瘤组织经过检验，其中雌激素受体和雌二醇的含量比正常子宫平滑肌组织高。所以，目前认为子宫肌瘤与长期和大量的雌激素刺激有关。

二、病理

（一）巨检

子宫肌瘤为实质性球形结节，表面光滑，与周围平滑肌组织有明显界限，外无包膜，但是子宫肌瘤周围的肌层受压可形成假包膜。子宫肌瘤切开后，切面呈旋涡状结构，颜色和质地与子宫肌瘤成分有关，若含平滑肌较多，则子宫肌瘤质地较软，颜色略红；若纤维结缔组织多，则质地较硬、颜色发白。

（二）镜检

子宫肌瘤由皱纹状排列的平滑肌纤维相互交叉组成，切面呈漩涡状，其间掺有不等量的纤维结缔组织。细胞大小均匀，呈卵圆形或杆状，核染色质较深。

三、分类

（一）按肌瘤生长部位分类

子宫体肌瘤（90％）与子宫颈肌瘤（10％）。

（二）按肌瘤生长方向与子宫肌壁的关系分类

1. 肌壁间肌瘤

肌壁间肌瘤最多见，占总数的 60％～70％。子宫肌瘤全部位于肌层内，四周均被肌层包围。

2. 浆膜下肌瘤

浆膜下肌瘤占总数的 20％。子宫肌瘤向子宫浆膜面生长，突起于子宫表面，外面仅有一层浆膜包裹。这种肌瘤还可以继续向浆膜面生长，仅留一细蒂与子宫相连，成为带蒂的浆膜下肌瘤，活动度大。蒂内有供应子宫肌瘤生长的血管，若供血不足，子宫肌瘤易变性、坏死；若发生蒂扭转，可出现急腹痛；若因扭转而造成断裂，子宫肌瘤脱落至腹腔或盆腔，可形成游离性肌瘤；有些浆膜下肌瘤生长在宫体侧壁，突入阔韧带，形成阔韧带肌瘤。

3. 黏膜下肌瘤

黏膜下肌瘤占总数的 10％～15％。子宫肌瘤向宫腔内生长，并突出于宫腔，仅由黏膜层覆盖，称黏膜下肌瘤。黏膜下肌瘤使宫腔变形、增大，易形成蒂，就好像宫腔内长了异物一样，可刺激子宫收缩，在宫缩的作用下，黏膜下肌瘤可被挤压出宫颈口外，或堵于宫颈口处，或脱垂于阴道。

各种类型的子宫肌瘤可发生在同一子宫，称为多发性子宫肌瘤（图 7-1）。

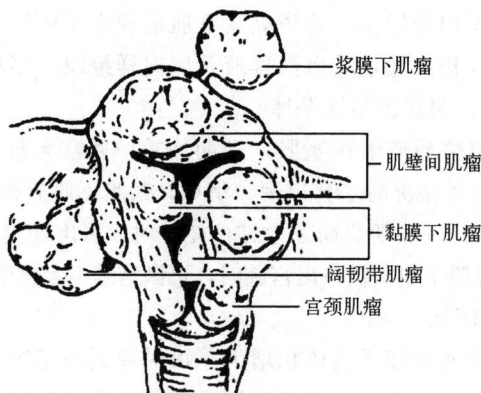

浆膜下肌瘤

肌壁间肌瘤

黏膜下肌瘤

阔韧带肌瘤

宫颈肌瘤

图 7-1　各种类型子宫肌瘤示意图

四、临床表现

（一）症状

多数患者无明显症状，只是偶尔在进行盆腔检查时发现。临床表现与子宫肌瘤的部位、生长速度及是否发生变性有关，而与其数量及大小关系不大。

1. 月经改变

月经改变为最常见的症状，主要表现为月经周期缩短，经期延长，经量过多，不规则阴道出血，其中以黏膜下肌瘤最常见，其次是肌壁间肌瘤。浆膜下肌瘤及小的肌壁间肌瘤对月经影响不明显。若肌瘤发生坏死、溃疡、感染，则可出现持续或不规则阴道流血或脓血性白带。

2. 腹部包块

腹部包块常为患者就诊的主诉。当子宫肌瘤增大超过妊娠 3 个月子宫大小时，可在下腹部扪及肿块，质硬，无压痛，清晨膀胱充盈将子宫推向上方时更加清楚。

3. 白带增多

子宫肌瘤使宫腔面积增大，内膜腺体分泌增多，加之盆腔充血，所以患者白带增多。若为黏膜下肌瘤脱垂于阴道，则表面易感染、坏死，排出大量脓血性排液及腐肉样组织，伴臭味。

4. 腰酸、腹痛、下腹坠胀

患者常感腰酸或下腹坠胀，经期加重，通常无腹痛，腹痛只在发生一些意外情况时才会出现。例如，浆膜下肌瘤蒂扭转时，可出现急性腹痛；妊娠期肌瘤发生红色变性时，可出现腹痛剧烈伴发热、恶心；黏膜下肌瘤被挤出宫腔时，可因宫缩引起痉挛性疼痛。

5. 压迫症状

大的子宫肌瘤使子宫体积增大，可对周围的组织器官产生一定的压迫症状。例如，前壁肌瘤压迫膀胱可出现尿频、尿急；宫颈肌瘤可引起排尿困难、尿潴留；后壁肌瘤可压迫直肠引起便秘、里急后重；较大的阔韧带肌瘤压迫输尿管可致肾盂积水。

6. 不孕或流产

子宫肌瘤压迫输卵管使其扭曲管腔不通，或使宫腔变形，影响受精或受精卵着床，导致不孕、流产。

7. 继发性贫血

长期月经过多、不规则出血，部分患者可出现继发性贫血，严重时全身乏力、面色苍白、气短、心悸。

（二）体征

子宫肌瘤较大时，可在腹部触及质硬、表面不规则、结节状物质。妇科检查时，肌壁间肌瘤子宫增大，表面不规则，有单个或多个结节状突起。浆膜下肌瘤外仅包裹一层浆膜，所以质地坚硬，呈球形块状物，与子宫有细蒂相连，可活动；黏膜下肌瘤突出于宫腔，像受精卵一样，所以整个子宫均匀增大，有时宫口扩张，子宫肌瘤位于宫口内或脱出于阴道，呈红色、实质、表面光滑，若感染则表面有渗出液覆盖或溃疡形成，排液有臭味。

五、治疗原则

治疗需根据患者的年龄、症状、有无生育要求及子宫肌瘤的大小等情况综合考虑。

（一）随访观察

若子宫肌瘤小（子宫<孕 2 月）且无症状，通常不需治疗，尤其近绝经年龄患者，雌激素水平低落，子宫肌瘤可自然萎缩或消失，每 3～6 个月随访 1 次；随访期间若发现子宫肌瘤增大或症状明显，再考虑进一步治疗。

（二）药物治疗（保守治疗）

子宫肌瘤大小在 2 个月妊娠子宫的大小以内，症状不明显或较轻，近绝经年龄及全身情况不能手术者，均可给予药物对症治疗。

1. 雄性激素

雄性激素类常用药物有丙酸睾酮，可对抗雌激素，使子宫内膜萎缩，直接作用于平滑肌，使其收缩而减少出血，并使近绝经期的患者提早绝经。

2. 促性腺激素释放激素类似物（GnRH-a）

GnRH-a 类常用药物有亮丙瑞林或戈舍瑞林，可抑制垂体及卵巢的功能，降低雌激素水平，使子宫肌瘤缩小或消失，适用于子宫肌瘤较小、经量增多或周期缩短、围绝经期患者。此类药物不宜长期使用，以免因雌激素缺乏导致骨质疏松。

3. 其他药物

其他常用药物有米非司酮，作为术前用药或提前绝经使用，但不宜长期使用，以防产生拮抗糖皮质激素的不良反应。

（三）手术治疗

手术治疗为子宫肌瘤的主要治疗方法，若子宫肌瘤大于等于 2.5 个月妊娠子宫大小或症状明显，出现贫血，应手术治疗。

1. 肌瘤切除术

肌瘤切除术适用于年轻要求保留生育功能的患者，可经腹或腹腔镜切除子宫肌瘤，突出宫内或脱出于阴道内的带蒂黏膜下肌瘤也可经阴道或经宫腔镜下摘除。

2. 子宫切除术

子宫肌瘤较大，多发，症状明显，年龄较大，无生育要求或已有恶变者可行子宫全切术。50 岁以下，卵巢外观正常者，可保留卵巢。

六、护理评估

（一）健康史

了解患者一般情况，评估月经史、婚育史，是否有不孕、流产史；询问有无长期使用雌激素类药物。如果接受过治疗，还应了解治疗的方法及所用药物的名称、剂量、用法及用药后的反应等。

（二）身体状况

1. 症状

了解有无月经异常、腹部肿块、白带增多、贫血、腹痛等临床表现，了解出现症状的时间及具体表现。

2. 体征

了解妇科检查结果，子宫是否均匀或不规则增大、变硬，阴道有无子宫肌瘤脱出等情况。了解 B 超检查所示结果中子宫肌瘤的大小、个数及部位等。

（三）心理、社会状况

患者及家属对子宫肌瘤缺乏认识，担心肿瘤为恶性，对治疗方案的选择犹豫不决，因需要手术治疗而焦虑不安，担心手术切除子宫可能会影响其女性特征，影响夫妻生活。

七、护理诊断

（一）营养失调

低于机体需要量，与月经改变、长期出血导致贫血有关。

（二）知识缺乏

缺乏子宫肌瘤疾病发生、发展、治疗及护理知识。

（三）焦虑

焦虑与月经异常，影响正常生活有关。

（四）自我形象紊乱

自我形象紊乱与手术切除子宫有关。

八、护理目标

（1）患者获得子宫肌瘤及其健康保健知识。

（2）患者贫血得到纠正，营养状况改善。

（3）患者出院时，不适症状缓解。

九、护理措施

（一）心理护理

评估患者对疾病的认知程度，尊重患者，耐心解答患者提出的问题，告知患者和家属子宫肌瘤是妇科最常见的良性肿瘤，手术或药物治疗都不会影响今后日常生活和工作，使患者消除顾虑，纠正错误认识，配合治疗。

（二）缓解症状

对出血多需住院的患者，护士应严密观察并记录其生命体征变化情况，协助医师完成血常规、凝血功能检查、备血、核对血型、交叉配血等。注意收集会阴垫，评估出血量。按医嘱给予止血药和子宫收缩药，必要时输血、补液、抗感染或刮宫止血。巨大子宫肌瘤者常出现局部压迫症状，如对于排尿不畅者应予以导尿，便秘者可用缓泻药缓解不适症状。带蒂的浆膜下肌瘤发生扭转或肌瘤红色变性时应评估腹痛的程度、部位、性质，有无恶心、呕吐、体温升高征象。需剖腹探查时，护士应迅速做好急诊手术前准备和术中术后护理。保持患者外阴的清洁干燥，如对于黏膜下肌瘤脱出宫颈口者，应保持其局部清洁，预防感染，为经阴道摘取子宫肌瘤做好术前准备。

（三）手术护理

经腹或腹腔镜下行肌瘤切除或子宫切除术的患者，按腹部手术患者的一般护理进行护理，并要特别注意观察术后阴道流血情况。经阴道黏膜下肌瘤摘除术常在蒂部留置止血钳24～48小时，取出止血钳后需继续观察阴道流血情况，按阴道手术患者进行护理。

（四）健康教育

1. 药物治疗的患者

此类患者需定期随访，护士要告知患者随访的目的、意义和随访时间。应3～6个月定期复查，期间监测子宫肌瘤生长状况，了解患者症状的变化，如有异常及时和医师联系，修正治疗方案。对应用激素治疗的患者，护士要向患者讲解用药的相关知识，使患者了解药物的治疗作用、使用剂量、服用时间、方法、不良反应及应对措施，避免擅自停药和服药过量引起撤退性出血和男性化。

2. 手术后的患者

出院后1个月门诊复查，了解患者术后康复情况，并给予术后性生活、自我保健、日常工作恢复等健康指导。任何时候出现不适或异常症状，需及时随诊。

十、结果评价

（1）患者能叙述子宫肌瘤药物治疗的注意事项或术后自我护理措施。

（2）患者面色红润，无疲倦感。

（3）患者出院时，能列举康复期随访时间及注意问题。

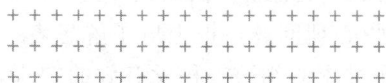

第八章

▶▶

肿瘤科护理

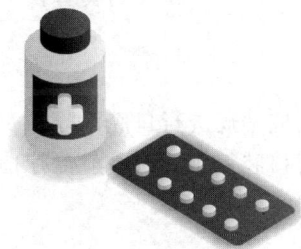

第一节 ▊ 肿瘤放射治疗的护理

肿瘤患者在接受放射治疗的过程中，由于射线在杀灭肿瘤细胞的同时对邻近的正常组织会造成一定损伤，而出现不同程度的毒性反应，以及随之而来的一些心理问题，护士应了解患者病情、治疗计划以及预期效果，通过耐心细致、科学有效的护理，帮助患者顺利完成放射治疗，得到身心康复。

一、放射治疗前护理

（一）心理护理

向患者及家属介绍有关放射治疗的知识，大致的治疗程序，放射治疗中可能出现的不良反应和治疗后可能发生的并发症以及需要配合的事项，使患者消除焦虑情绪和恐惧心理，积极配合治疗。

（二）身体准备

1. 摘除金属物质

在放射治疗中金属物质可形成次级电子，使其相邻的组织受射线量增加，出现溃疡且不易愈合。所以接受头颈部照射的患者在放射治疗前应摘除金属牙套，气管切开的患者将金属套管换成塑料套管或硅胶管，避免造成损伤。

2. 放射治疗前处理

口腔的处理极为重要，放射治疗前应常规进行口腔治疗，及时修补龋齿，拔出残根或断牙，并注意口腔卫生。如放射治疗前必须拔牙，应待牙床愈合以后再行放射治疗。

3. 放射治疗前应改善全身情况

纠正贫血、脱水、电解质紊乱等，做好必要的物理及实验室检查。血象低者给予治疗，如有感染，须先控制感染后再行治疗；如有伤口，除特殊情况外，一般应待伤口愈合再行放射治疗。

二、放射治疗期间护理

（一）照射野皮肤的保护

在放射治疗过程中，照射野皮肤会出现放射治疗反应，其程度与放射源种类、照射剂量、照射野的面积及部位等因素有关。如护理不当，可加重皮肤反应。所以护士应做好健康宣教，使患者充分认识皮肤保护的重要性，并指导患者掌握照射野皮肤保护的方法。

（1）充分暴露照射野皮肤：避免机械性刺激，建议穿柔软宽松、吸湿性强的纯棉内衣，颈部的照射野要求衣领柔软或低领开衫，以减少刺激，便于穿脱。

（2）照射野区域皮肤：可用软毛巾温水清洗，禁用碱性肥皂搓洗；不可涂酒精、碘酒、药膏以及对皮肤有刺激性的药物。

（3）避免皮肤损伤：剃毛发宜用电动剃须刀，以防损伤皮肤造成感染。

（4）保持照射野皮肤的清洁干燥：特别是多汗区皮肤，如腋窝、腹股沟、外阴等处。

（5）避免紫外线及潮湿：外出时防止暴晒及风吹雨淋。

（6）照射野区域保护：禁止做穿刺，局部禁贴胶布，禁止冷热敷。

（二）保持口腔清洁

头颈部放射治疗患者，保持口腔清洁非常重要。由于射线的影响，唾液分泌减少，口腔自洁能力下降，容易发生龋齿及口腔感染，从而诱发更严重的放射治疗并发症或后遗症。所以做好口腔清洁是放射治疗中的重要环节，需要患者配合：①保持良好的口腔卫生，餐后睡前漱口，清除食物残渣，预防感染和龋齿发生；②每日用软毛牙刷刷牙，建议用含氟牙膏；③饮食以软食易消化为好，禁烟酒，避免强冷强热及辛辣食品对口腔黏膜的刺激。

（三）注意监测血常规结果的变化

因放射治疗可使造血系统受到影响造成骨髓抑制，使白细胞和血小板计数降低，以致出现严重感染。患者在放射治疗期间应每周查一次血常规，及时监测血细胞的变化，并观察有无发热等症状，及早对症治疗，以保证放射治疗顺利进行。

（四）头颈部放射治疗护理要点

（1）眼、鼻、耳放射治疗期间应经常应用润滑剂、抗生素滴剂预防感染，保持照射部位清洁舒适。

（2）根据需要做鼻咽冲洗、上颌窦冲洗，保持局部清洁，提高放射敏感性。

（3）气管切开的患者保持呼吸道通畅，观察有无喉头水肿并备齐急救物品。

（4）脑瘤患者放射治疗期间，注意观察有无颅内压增高症状，如头痛、恶心、呕吐等，应立即通知医师给予处置。

（5）督促并指导患者做张口功能锻炼，预防放射性张口困难。张口锻炼是预防放射治疗后颞颌关节纤维化的重要方法。通过被动张口、支撑、搓齿、咬合等动作，活动颞颌关节和咀嚼肌，防止颞颌关节强直和咀嚼肌萎缩。张口锻炼方法：①大幅度张口锻炼。口腔迅速张开，然后闭合，幅度以可以忍受为限，2～3分钟/次，3～4次/日。②支撑锻炼。根据患者门齿距选择不同大小的软木塞或木质开口器（直径2.5～4.5 cm），置于上、下门齿之间或双侧磨牙区交替支撑锻炼，张口程度以能忍受为限，保持或恢复理想开口度（＞3 cm），10～20分钟/次，2～3次/日。③搓齿及咬合锻炼，活动颞颌关节，锻炼咀嚼肌，每日数次。④放射治疗期间即开始张口锻炼，长期坚持，作为永久性功能锻炼。

（五）胸部放射治疗护理要点

食管癌照射后局部黏膜水肿反应较重，容易出现疼痛和吞咽困难，应做好饮食指导，选择半流质饮食，禁食辛辣刺激性食物，如患者出现发热、呛咳，提示有食管穿孔的可能。肺癌患者放射治疗期间注意预防感冒，以免诱发放射性肺炎。

（六）腹部放射治疗护理要点

腹部照射前应排空大小便，减少膀胱直肠反应。

（七）全身反应

1. 放射治疗期间

部分患者出现疲劳、头晕、虚弱、食欲缺乏、恶心、呕吐、性欲减退、睡眠障碍和血象改变等全身症状，在对症处理同时注意营养饮食，给高热量、高蛋白、高维生素饮食，家属配合烹制美味食品增加食欲。提供安静休养环境，睡眠障碍可使用药物助眠，保证生活规律。给予精神鼓励，使患者增强信心，主动积极地配合治疗。

2. 预防感染

机体免疫力下降可引起病毒感染，如带状疱疹沿神经分布，多见于胸背部肋间神经与下肢，其次是三叉神经。表现为疱疹呈串珠状，大小不一，透明，伴疼痛，严重时可累及全身，剧痛伴发热。处理以抗病毒、营养神经、增强免疫力药物为主，保持皮肤清洁，加强营养改善全身状况。

（八）心理护理

由于放射治疗反应的出现，往往会加重患者心理负担，要加强护患之间沟通，根据患者具体情况，有针对性地做好阶段性健康指导，使患者对放射治疗的每一阶段出现的不良反应有所了解，不会惊慌恐惧，并掌握应对方法。通过定期组织讲座、召开工休座谈会的方式，增加护士与患者之间、患者与患者之间的交流机会，介绍成功病例，通过各种形式宣传肿瘤防治知识，使患者增强战胜疾病信心，顺利完成治疗。

（九）饮食调整

接受放射治疗后患者会出现食欲减退，头颈部放射治疗患者会出现口干、味觉改变、口咽疼痛等不同程度的口腔黏膜反应，从而影响进食。加上放射治疗后机体消耗增加，使患者体重下降，全身反应加重，严重者应中断治疗。资料显示，放射治疗患者体重减轻≥7 kg者预后差。科学合理的营养饮食可促进组织修复，提高治疗效果。放射治疗患者饮食要注意以下几方面。

（1）饮食品种丰富，搭配合理，保证高蛋白、高热量、高维生素、低脂饮食。如瘦肉、海产品、新鲜果蔬。不要盲目忌口。

（2）饮食以清淡无刺激易消化食物为主，多吃煮、炖、蒸等易消化的食物。禁烟酒，忌过冷、过硬、过热食物，忌油腻、辛辣食品。

（3）根据放射治疗反应进行饮食调整。少食多餐，保证足够营养和水分摄入。放射治疗刚开始的7～10天内，饮食应清淡，尽量避免酸、甜等增加唾液分泌的食物和饮料，减少唾液分泌，减轻腮腺急性反应。口干、味觉改变症状出现时，建议食用含水量高、易消化的饮食或半流食，饮水或汤类以协助咀嚼与吞咽。多吃生津止渴、养阴清热食品，如藕汁、萝卜汁、绿豆汤、冬瓜汤、芦根汤、西瓜、蜂蜜、猕猴桃、雪梨、葡萄等。配合中药材，如胖大海、菊花、麦冬、洋参片等泡水饮用。食用有助于改善贫血、纠正白细胞下降的食物，如动物肝脏、动物骨髓、鸡、鸭、鱼、猪瘦肉、奶制品、豆芽、麦芽、大枣、菠菜、生姜等。口腔黏膜反应严重时引起进食疼痛，可将新鲜水果或蔬菜榨汁后饮用，可将肉松或鱼、肉等切碎放入粥或面片中食用。重度口腔黏膜反应不能进食时，可采用鼻饲饮食或静脉营养，以保证足够的营养，促进机体恢复。腹泻患者给予少渣、低纤维饮食，避免产气食品，如豆类、牛奶、糖、碳酸类饮料。鼓励患者多饮水，每日 3000 mL 以上，以增加尿量，促进体内毒素排出。

三、放射治疗后护理

（一）支持疗法

放射治疗结束后应继续予以支持疗法，增强免疫功能和骨髓功能，因照射野的皮肤在多年后仍可发生放射性溃疡，应注意保护照射区的皮肤，避免感染、损伤及物理性刺激，防止强风及雨淋、阳光暴晒。

（二）口腔放射治疗后

口腔受放射治疗后 3～4 年内不能拔牙，特别是当出现放射性龋齿断裂时，牙根也不能拔出。平时可用含氟类牙膏预防龋齿，出现炎症时予以止痛消炎，以免诱发颌骨骨髓炎或骨坏死。如三年后需要拔牙，拔牙前后各一周应常规应用抗生素，可将放射性骨坏死的发生率降低到最低。

（三）头颈部放射治疗后

头颈部肿瘤放射治疗后要练习张口，让患者充分认识到功能锻炼的重要性，以免发生张口困难，给患者的生活带来不便。

（四）预防感冒

放射治疗后要预防感冒，及时治疗头面部的感染。由于颈深部组织受照射后淋巴回流不畅，局部免疫功能低下，容易因风吹、日晒、雨淋、感冒等诱发头颈部急性蜂窝组织炎，可在放射治疗后任何时候发生，起病急来势凶猛，可伴有寒战、头痛、呼吸困难，延误诊治可致死亡。

（五）气管切开患者的护理

气管切开患者需要带管出院的，指导患者和家属掌握气管套管处理的正确方法。

（六）营养护理

科学合理营养，进食高蛋白、高热量、高维生素、低脂饮食，多食新鲜水果、蔬菜，禁食辛辣、刺激、热性食品，如荔枝、桂圆、龙眼、狗肉、羊肉等。注意各种营养配比要适当。

（七）生活方式护理

放射治疗结束后也要严禁烟酒，进行适当的体育运动，注意劳逸结合，生活有规律。

（八）复查

定期复查很重要，住院患者出院后1个月复查，以后每3个月复查1次，1年后无特殊情况可半年复查1次。如病情有变化，及时来院复查。

第二节 ▌ 肿瘤化学治疗的护理

应用化学药物治疗恶性肿瘤的方法称为化学治疗。化学治疗是治疗恶性肿瘤的重要手段。在1942年化学治疗被用于治疗淋巴瘤取得惊人的疗效，因此被认为是肿瘤化学治疗的开端。随后进入20世纪50年代，发现不少有效的药物如氟尿嘧啶（5-FU）、环磷酰胺（CTX）等，并在临床上取得相当的成功，被认为是肿瘤内科治疗的第二个里程碑。20世纪60年代，大部分目前常用化学治疗药物被发现，并通过联合化学治疗治疗小儿急性淋巴细胞白血病和霍奇金淋巴瘤取得根治效果，从而将联合化学治疗应用于实体瘤的治疗。20 世纪 70 年代，顺铂、多柔比星应用于临床以及化学治疗方案进一步成熟，化学治疗疗效进一步提高，被认为是前进中的第三个里程碑。肿瘤化学治疗已经从姑息治疗为目的向根治性治疗发展。近 20 年来随着手术后化学治疗（辅助化学治疗）的进展，由于控制了亚临床微小病灶，使部分肿瘤治愈率提高。目前，利妥昔单抗的出现，成为淋巴瘤治疗的又一里程碑。

一、抗肿瘤药物的临床应用

（一）化学治疗的基本形式

1. 根治性化学治疗

用于化学治疗可能治愈的肿瘤，如绒毛膜上皮癌、急性淋巴细胞白血病、恶性淋巴瘤、睾丸癌等。

2. 辅助化学治疗

辅助化学治疗是指部分肿瘤在采取有效的局部治疗后（手术或放射治疗）使用的化学治疗。主要是针对可能存在的微小转移病灶，以防止复发和转移。

3. 新辅助化学治疗

新辅助化学治疗是指临床表现为局限性肿瘤，可用局部治疗手段者（手术或放射治疗），在手术或放射治疗前先用使用化学治疗，使局部肿瘤缩小，减少手术或放射治疗造成的损伤；或使部分局部晚期难以手术的患者获得手术机会。

4. 姑息性化学治疗

对临床晚期病例，已失去手术的价值，实行姑息化学治疗可减轻患者的痛苦，提高生活质量，延长寿命。

5. 研究性化学治疗

研究性化学治疗应符合临床药物试验的 GCP（good clinical practice）标准化学治疗方案的形成，主要通过Ⅰ期临床试验确定最大耐受剂量和主要毒性，Ⅱ期临床试验证明安全有效，Ⅲ期临床试验证明优越性，同时需要重复验证确立肯定的疗效。

（二）化学治疗药物给药途径及方法

1. 静脉给药

静脉给药是常用的给药方法，先用无菌生理盐水建立静脉通道，确保针头在血管内。给药前、中、后注意评估血管及局部情况，倾听患者主诉，如局部有无刺痛、烧灼感等。

常用静脉给药方法：静脉推注法、中心静脉置管给药法、静脉冲入法、静脉滴注法和电子化学治疗泵持续静脉给药法。

2. 肌内注射给药

对组织无刺激的药物如博来霉素，可采用深部肌内注射，以利药物吸收。

3. 口服给药

口服药物相对不良反应少，口服药需装入胶囊或制成肠溶制剂，以减轻药物对胃黏膜的刺激。常用口服化学治疗药有卡培他滨。

4. 腔内化学治疗

腔内化学治疗是指胸、腹腔内化学治疗和心包腔化学治疗。药物特性为可重复使用、刺激较小、抗瘤活性好，如顺铂（DDP）。每次注药前抽尽积液，注药后 2 小时内每 15 分钟协助患者更换体位，使药液充分与胸、腹腔接触，最大限度发挥作用。

5. 鞘内化学治疗给药

可通过腰椎穿刺给药。其特点为药物均匀分布、有效浓度高、复发率低。注药后患者平卧一段时间，可明显改善药物分布。

6. 动脉内化学治疗给药

直接动脉注射和通过导管动脉注射。

二、化学治疗药物配制注意事项

（1）配药前洗手穿防护衣，佩戴一次性口罩、帽子，戴乳胶手套。在操作中一旦手套破损应立即更换。

（2）操作台面应覆盖一次性防护垫，减少药液污染。一旦污染或操作完毕，应及时更换。

（3）割锯安瓿前应轻弹其颈部，使附着药粉至瓶底。打开安瓿时应垫以纱布，以防划破手套。

（4）溶解粉剂药物时，溶剂应沿瓶壁缓慢注入瓶底，待药粉浸透后再行搅动，以防粉末溢出。

（5）瓶装药物稀释及抽取药液时，在瓶内进行排气和排液后再拔针，不使药液排于空气中。

（6）应注意核对药物的配伍禁忌，根据药物性质及医嘱选择溶媒。

（7）抽取药液选用一次性注射器，抽出药液以不超过注射器容量 3/4 为宜。每次用后按污物处理。

（8）在完成全部药物配备后，用 75％乙醇及清水擦拭操作柜内部和操作台表面。

（9）备药后所用一切污染物应放于污物专用袋集中处理。

（10）操作完毕脱去手套后用肥皂及流动水彻底洗手，有条件者可行淋浴，减轻其毒性作用。

三、化学治疗药物输注注意事项

（1）在用药前，详细向患者讲解应用化学治疗的配合要点、药物渗出的临床表现等。

（2）静脉给药时护士应做好个人防护并戴手套。

（3）化学治疗前应识别是发疱性还是非发疱性药物。正确选择输液部位：①避开手腕、肘窝、手术的肢体末端，前臂为佳。②乳腺癌根治术后避免患肢注射。③避免下肢静脉注射。④避免在同一部位多次穿刺，有计划地调换静脉。选择静脉需从小到大、由下到上、由远端到近端。⑤各部位血管条件不佳，选择手背上直的、弹性好的易于穿刺的血管，并使用静脉留置针。⑥联合化学治疗时，应考虑使用 PICC。

（4）注射化学治疗药物前，必须先用生理盐水或 5％葡萄糖注射液冲管，确保针头在静脉内再注入化学治疗药物。注射化学治疗药物前，应检查是否有回血。联合用药时每种药物之间用生理盐水冲洗、滴注。输液过程中严密观察静脉情况，用发疱性药物时，实施床旁监护，如果出现局部隆起、疼痛或输液不通畅，及时处理。

（5）输入化学治疗药物后，用生理盐水或 5％葡萄糖注射液充分冲洗管道后再拔针，使化学治疗药物完全进入体内，并减少药液对血管壁的刺激。

（6）使用后的注射器及针头应完整处理放入专用袋中，以免拔下针头药液撒漏造成污染。脱掉手套后用肥皂流动水彻底洗手。

四、化学治疗患者的一般护理

（1）做好患者心理护理，多给予安慰解释，讲解化学治疗相关知识，增强患者对治疗的信心，取得合作。

（2）熟悉常用抗癌药物的作用、给药方法及不良反应，了解患者的治疗方案，采取正确的给药途径及方法，按时准确给药。

（3）做好化学治疗前常规检查，遵医嘱定时查血常规，及时发现感染征象，做好消毒隔离工作。

（4）首次化学治疗患者做好 PICC 置管宣教，未置管患者，注意保护血管，按化学治疗选用血管的原则进行，防止静脉炎和药物外渗引起的组织损伤。

（5）给予患者高营养的少油清淡饮食，少食多餐，多食新鲜水果、蔬菜。

（6）胃肠道反应较重者，睡前可适当给予胃黏膜保护药，必要时加用镇静药或止痛药。

（7）注意保护口腔黏膜，保持口腔清洁，及时发现口腔黏膜变化。

（8）严密观察病情，注意患者的排尿、排便情况，及时发现肾功能不全、肠梗阻等。

（9）化学治疗期间密切观察药物的不良反应程度，及时报告医生予以对症处理。

（10）对于疼痛患者，评估疼痛的部位、性质及持续时间，遵医嘱给予三阶梯止痛药物，并观察药物疗效及不良反应，做好心理护理。

五、化学治疗药物外渗的预防及护理

静脉给药是化学治疗主要的给药途径，但静脉给药时，化学治疗药物对血管的刺激较大，易发生化学治疗药物外渗，化学治疗药物会导致外渗处皮肤大面积坏死，经久不愈。严重者，组织缺损较大，常累及周围神经、血管、肌腱，造成明显的瘢痕增生及局部功能障碍，故在临床工作中，预防及早期正确处理尤为重要。

（一）化学治疗药物分类

1. 发疱性

外渗后可引起局部组织坏死的药物，如阿霉素、表柔比星、柔红霉素、放线菌素 D、丝裂霉素、普卡霉素、氮芥、长春新碱等。

2. 刺激性

外渗后引起的灼伤或轻度炎症而无坏死的药物，如卡莫司汀、依托泊苷、替尼泊苷、链佐星等。

3. 非发疱性

无明显发疱或刺激作用的药物，如环磷酰胺、噻替哌、甲氨蝶呤、博来霉素、氟尿嘧啶、阿糖胞苷、顺铂、米托蒽醌、门冬酰胺酶等。

（二）化学治疗药物外渗的预防

护士必须重视抗肿瘤药外渗的预防，以防止发生严重的药物外渗，具体措施如下。

（1）化学治疗前应识别是发疱性还是非发疱性药物。

（2）输注化学治疗药的人员应受过专门训练或取得从事化学治疗的证明，按制订的方案进行化学治疗。

（3）适量稀释液稀释药物，以免药物浓度过高。

（4）为保证外周静脉畅通，最好取近心端静脉给药，避开手背和关节部位，因该部位静脉靠近动脉和肌腱，易引起永久性损伤。理论上应按以下次序选择注射部位：前臂、手背、手腕、肘窝。对强刺激性和发疱性药物，一般采用前臂静脉给药。

（5）在注射发疱性药物前，应抽回血来证实静脉是否通畅。询问患者有无疼痛或烧灼感。

（6）静注发疱性药物，如发现生理盐水或葡萄糖外渗明显，则应另选注射部位（或对侧上肢，或外渗部位侧面，或近端），避免使用同一静脉的远端。

（7）如果需要多种药物，应先注入非发疱性药物；如果均为发疱性药物，则应先注入稀释量最少的药。两次给药之间以生理盐水或葡萄糖冲洗管道。

（8）合并使用止吐药时，因部分止吐药有镇静作用，使患者不能说明输注部位出现的感觉，此时应特别注意观察给药部位有无红肿等现象。

（9）对腋窝手术后或有上腔静脉压迫综合征的患者，不应选择患肢静脉给药。

（10）注射化学治疗药物后，用生理盐水或葡萄糖冲洗管道和针头后再拔管。

（三）常用化学治疗药物渗漏后的分类处理

（1）蒽环类抗生素阿霉素、表柔比星、柔红霉素等，最佳方法是冰敷或冷敷局部，也可静脉注射 8.4％碳酸氢钠 5 mL 解毒剂二甲亚砜外用，6 小时 1 次。

（2）丝裂霉素与阿霉素（ADM）一样，可在局部皮下注射维生素 B_6，局部外用地塞米松，也可用硫代硫酸钠 10 mL 注射于外渗处（由 10％硫代硫酸钠 4 mL 加注射用水 6 mL 配制而成）或

50 mg/mL 维生素 C 局部静脉注射，都可以起到直接灭活的作用。

（3）氮芥首选硫代硫酸钠，10％硫代硫酸钠 4 mL 与 6 mL 蒸馏水混合，局部注射及静脉滴注，同时局部冰敷 6～12 小时。

（4）植物碱类诺维本、长春瑞滨和长春碱。①透明质酸酶或生理盐水加 1 mL 局部皮下注射。②给予氦氖激光照射。

（5）卡莫司汀局部静脉注射 8.4％碳酸氢钠 5 mL。

（6）若无上述解毒剂可用 2％普鲁卡因（利多卡因）2 mL 加生理盐水 5～10 mL 或用 50～100 mg 氢化可的松于患处注射（使用普鲁卡因前应做过敏试验）。

（四）静脉炎及组织坏死的防护

1. 静脉炎临床表现与分级

0 级：没有症状。

1 级：输液部位发红，伴有或不伴有疼痛。

2 级：输液部位疼痛，伴有发红和/或水肿。

3 级：输液部位疼痛，伴有发红和/或水肿，有条索状物形成，可触及条索状静脉。

4 级：输液部位疼痛，伴有发红和/或水肿，有条索状物形成，可触及条索状静脉，长度＞2.5 cm，有脓液流出。

2. 静脉炎的处理

发生静脉炎的局部血管禁止静脉注射，患处勿受压，尽量避免患侧卧位。使用多磺酸黏多糖乳膏（喜疗妥）等药物外敷，鼓励患者多做肢体活动，以促进血液循环。

第三节　甲状腺癌

一、概述

甲状腺癌是头颈部肿瘤中常见的恶性肿瘤，是最常见的内分泌恶性肿瘤，占全身肿瘤的 1%。发病率因国家或地区而异。甲状腺癌可发生于任何年龄阶段，女性多于男性，男女比例为1∶3，20～40 岁为发病高峰期，50 岁后明显下降。

（一）病因

发生的原因不明，相关因素如下。

1. 电离辐射

电离辐射是唯一一个已经确定的致癌因素。放射线对人体有明显的致癌作用，尤其是儿童及青少年，被照射的小儿年龄越小、发生癌的危险度越高。

2. 碘摄入异常

摄碘过量或缺碘均可使甲状腺的结构和功能发生改变，高碘或缺碘地区甲状腺癌发病率升高。

3. 性别和激素

甲状腺的生长主要受促甲状腺素（TSH）支配，神经垂体释放的 TSH 是甲状腺癌发生的促进因子。实验表明，甲状腺乳头状癌组织中女性激素受体含量较高。

4. 遗传因素

5%～10% 的甲状腺髓样癌患者及 3.5%～6.25% 的乳头状癌患者有明显的家族史，推测这类癌的发生可能与遗传因素有关。

5. 甲状腺良性病变

如腺瘤样甲状腺肿和功能亢进性甲状腺肿等一些甲状腺增生性疾病偶尔发生癌变。

（二）病理分型

目前原发性甲状腺癌分为分化型甲状腺癌（乳头状癌、滤泡状癌）、髓样癌、未分化癌等。

1. 分化型甲状腺癌

（1）乳头状癌：甲状腺癌中最常见的类型，占甲状腺癌的

80％以上。分化良好，恶性程度低，病情发展缓慢、病程长、预后好。一般以颈淋巴结转移最多，血行转移较少见，血行转移中以肺转移为多见。

（2）滤泡状癌：较乳头状癌少见，世界卫生组织将嗜酸性细胞癌纳入滤泡状癌中。滤泡状癌占甲状腺癌的 10.6％～15％，居第二位，发展缓慢、病程长、预后较好，以滤泡状结构为主要组织学特征。患病年龄比乳头状癌患者大。播散途径主要是通过血液转移到肺、骨和肝，淋巴转移相对较少。在分化型甲状腺癌中，其预后不及乳头状癌好，以嗜酸性细胞癌的预后最差。

2. 髓样癌

髓样癌较少见，发生在甲状腺滤泡旁细胞，亦称为 C 细胞恶性肿瘤。C 细胞的特征主要为分泌甲状腺降钙素以及多种物质，并产生淀粉样物等。发病主要为散发性，少数为家族性。女性较多，以颈淋巴结转移较为多见。

3. 未分化癌

此类甲状腺癌，较少见，约占甲状腺癌的 1％，恶性程度较高，发展快，预后极差。以中年以上男性多见。未分化癌生长迅速，往往早期侵犯周围组织，常发生颈淋巴结转移，血行转移亦较多见。

（三）临床表现

1. 症状

（1）颈前肿物：早期缺乏特征性临床表现，但 95％以上的患者均有颈前肿块，质地硬而固定，表面不平。乳头状癌、滤泡状癌、髓样癌等类型颈前肿物生长缓慢，而未分化癌颈前肿物发展迅速。

（2）周围结构受侵的表现：晚期常压迫喉返神经、气管、食管而产生声音嘶哑、呼吸困难或吞咽困难等症状。

（3）其他脏器转移的表现，以及耳、枕、肩等处疼痛。

（4）内分泌表现：可伴有腹泻或阵发性高血压，甲状腺髓样癌可出现与内分泌有关的症状，如顽固性腹泻（多为水样便）和阵发性高血压。

2. 体征

（1）甲状腺结节：多呈单发，活动受限或固定，质地偏硬且不光滑。

（2）颈淋巴结肿大：乳头状癌、未分化癌、髓样癌等类型颈淋巴结转移率高，多为单侧颈淋巴结肿大。滤泡状癌以血行转移为多见。

（四）辅助检查

1. 影像学检查

（1）B超检查：甲状腺B超检查有助于诊断。恶性肿瘤的超声检查可见边界不清，内部回声不均匀，瘤体内常见钙化强回声。

（2）单光子发射计算机断层显像检查：可以明确甲状腺的形态及功能。一般将甲状腺结节分为三种：热结节、温结节、凉（冷）结节，甲状腺癌大多表现为凉（冷）结节。

（3）颈部CT、MRI检查：可提示良、恶性诊断依据。明确显示甲状腺肿瘤的癌肿侵犯范围。

（4）X线检查：颈部正侧位片可观察有无胸骨后扩展、气管受压或钙化等，常规胸片可观察有无转移等。

（5）PET检查：对甲状腺良恶性病变的诊断准确率高。

2. 血清学检查

血清学检查包括甲状腺功能检查、血清甲状腺球蛋白、血清降钙素等。

3. 病理学检查

（1）细胞学检查：细针穿刺细胞学检查是最简便的诊断方法，诊断效果取决于穿刺取材方法及阅片识别细胞的经验。

（2）组织学检查：确诊应由病理组织切片活检确定。

（五）治疗

以外科手术治疗为主，配合内、外照射治疗，内分泌治疗，化学治疗等。

1. 手术治疗

如确诊为甲状腺癌，应及时行原发肿瘤和颈部转移灶的根治手术。

2. 放射治疗

（1）外放射治疗：甲状腺癌对放射线的敏感性与甲状腺癌的分化程度成正比，分化越好，敏感性越差；分化越差，敏感性越高。分化型甲状腺癌如甲状腺乳头状癌对放射线的敏感性较差，其邻近组织如甲状软骨、气管软骨、食管及脊髓等，均对放射线耐受性差，照射剂量过大时常造成严重并发症，一般不宜采用外放射治疗。未分化癌恶性程度高，肿瘤发展迅速，手术切除难以达到根治目的，临床以外放射治疗为主，放疗通常宜早进行。对于手术后有残余者或手术无法切除者，术后也可辅助放疗。常规放疗照射剂量为大野照射 50 Gy，然后缩野针对残留区加量至 60～70 Gy。如采用 IMRT 可以提高靶区治疗剂量，在保护重要器官的情况下，高危区的单次剂量可提高至 2.2～2.25 Gy。

（2）内放射治疗：分化好的乳头状癌与滤泡状癌具有吸碘功能，特别是两者的转移灶都可能吸收放射性核素[131]碘（[131]I）。临床上常采用[131]I 来治疗分化型甲状腺癌的转移灶，一般需行甲状腺全切或次全切除术后，以增强转移癌对碘的摄取能力后再行[131]I 治疗。不同组织类型肿瘤吸碘不同，未分化型甲状腺癌几乎不吸碘，其次是髓样癌。

3. 化学治疗

甲状腺癌对化疗敏感性差。分化型甲状腺癌对化疗反应差，化疗主要用于不可手术、摄碘能力差或有远处转移的晚期癌。相比而言，未分化癌对化疗则较敏感，多采用联合化疗，常用药物为顺铂、多柔比星、环磷酰胺、紫杉类等。

4. 内分泌治疗

术后长期服用甲状腺素片可以抑制 TSH 分泌及预防甲状腺功能减退，对预防甲状腺癌复发有一定疗效。对生长缓慢的分化型甲状腺癌疗效较好，对生长迅速的未分化甲状腺癌无明显疗效。

甲状腺癌的预后与病理类型、临床分期、根治程度、性别及年龄有关。年龄 <15 岁或 >45 岁者预后较差，女性好于男性。有学者报道甲状腺癌的 10 年生存率乳头状癌可达 74%～95%，滤泡状癌为 43%～95%。未分化癌预后极差，一般多在数月内死亡，中位生存率仅为 2.5～7.5 个月，2 年生存率仅为 10%。

二、护理

（一）护理措施

1. 饮食护理

饮食营养应均衡，宜进食高蛋白、低脂肪、低糖、高维生素、无刺激性软食，除各种肉、鱼、蛋、奶外，多吃新鲜蔬菜、水果等。戒烟禁酒，少食多餐。如出现进食时咳嗽、声音嘶哑者，应减少流质饮食，细嚼慢咽，量宜少，并注意防止食物进入气管。忌食肥腻黏滞食物，油炸、烧烤等热性食物和坚硬不易消化食物。

2. 保持呼吸道通畅

指导患者做深呼吸及咳嗽运动，有痰液及时咳出。对声嘶患者多给予生活上的照顾及精神安慰。

3. 放疗期间的护理

（1）[131]I 内放射治疗护理：放射性核素 [131]I 是治疗分化型甲状腺癌转移的有效方法，其疗效依赖于肿瘤能否吸收碘。已有报道，[131]I 对分化型甲状腺癌肺转移及淋巴结转移治疗效果较好。给药前至少 2 周给予低碘饮食（日摄碘量在 20～30 μg），避免食用含碘高的食物，如海带、紫菜、海鱼、海参、山药等，碘盐可先在热油中炸烧使碘挥发后食用，同时鼓励患者多吃新鲜蔬菜、水果、蛋、奶、豆制品及瘦肉。并防止从其他途径进入人体的碘剂，如含碘药物摄入、皮肤碘酒消毒、碘油造影等。患者空腹口服^{131}I 2 小时后方可进食，以免影响药物吸收。口服^{131}I后应注意以下几点：①2 小时后嘱患者口含维生素 C 含片，或经常咀嚼口香糖，促进唾液分泌，以预防放射性唾液腺炎，多饮水，及时排空小便，加速放射性药物的排泄，以减少膀胱和全身照射。②注意休息，加强口腔卫生。避免剧烈运动和精神刺激，并预防感染、加强营养。③建立专用粪便处理室，勿随地吐痰和呕吐物，大小便应该使用专用厕所，便后多冲水，严禁与其他非核素治疗的患者共用卫生间，以免引起放射性污染。建立核素治疗患者专用病房。④服药后勿揉压甲状腺，以免加重病情。⑤2 个月内禁止用碘剂、溴剂，以免影响^{131}I的重吸收而降低治疗效果。⑥服药后应住^{131}I治疗专科专用隔离病房或住单间 7～14 天，以减少对周围人群不必要的辐射；指导患者正确处理排泄物和污染物，衣裤、被褥进行放置衰变处理且单独清洗。⑦女性患者 1 年内避免妊娠。^{131}I治疗后 3～6 个月定期随访，不适随诊，以便及时预测疗效。

（2）放疗时加强口腔护理，嘱患者多饮水，常含话梅或维生素 C，促进唾液分泌，预防或减轻唾液腺的损伤。饭前、饭后及临睡时用复方硼砂溶液漱口。黏膜溃疡者进食感疼痛，可用 2%利多卡因漱口或局部喷洒金因肽。

（3）观察放疗期间的咽喉部情况，对放疗引起的咽部充血、喉头水肿应行雾化吸入，根据病情需要在雾化器内可加入糜蛋白酶、地塞米松、庆大霉素等药物，雾化液现配现用，防止污染。每天 1 次，严重时可行 2～3 次。出现呼吸不畅甚至窒息时，应立即通知医师，并做好气管切开的准备。

（二）健康教育

1. 服药指导

甲状腺癌行次全或全切除者，指导患者应遵医嘱终身服用甲状腺素片，勿擅自停药或增减剂量，目的在于抑制 TSH 的分泌，使血中的 TSH 水平下降，使残存的微小癌减缓生长，甚至消失，防止甲状腺功能减退和抑制 TSH 增高。所有的甲状腺癌术后患者服用适量的甲状腺素片可在一定程度上预防肿瘤的复发。

2. 功能锻炼

卧床期间鼓励患者床上活动，促进血液循环和切口愈合。头颈部在制动一段时间后，可开始逐步练习活动，促进颈部的功能恢复。颈淋巴结清扫术者，斜方肌可能受到不同程度的损伤，因此，切口愈合后应开始肩关节和颈部的功能锻炼，随时注意保持患肢高于健侧，以纠正肩下垂的趋势。特别注意加强双上肢的活动，应至少持续至出院后 3 个月。

3. 定期复查

复查时间，第 1 年应为每 1～3 个月复查 1 次。第 2 年可适当延长，每 6～12 个月复查 1 次。5 年以后可每 2～3 年随诊 1 次。指导患者在日常生活中可间断性用双手轻柔触摸双侧颈部及锁骨窝内有无小硬结出现，有无咳嗽、骨痛等异常症状，一旦出现，随时复查及时就医。

第四节 ▎ 喉癌

喉癌分原发性和继发性两种。原发性喉癌指原发部位在喉部的肿瘤，以鳞状细胞癌最为常见。继发性喉癌指来自其他部位的恶性肿瘤转移至喉部，较为少见。喉癌症状主要为声嘶、呼吸困难、咳嗽、吞咽困难、颈部淋巴结转移等。高危人群应当注意戒烟，适当饮酒，做好预防工作。早期发现、早期诊疗对于减轻喉癌的危害非常重要，一方面可提高患者术后生存率，另一方面有可能尽量保留喉的发音功能，减少术后并发症。

一、病因

喉癌的发生目前尚无确切病因，可能是多种因素共同作用导致，主要有以下几方面。

（一）吸烟

吸烟与呼吸道肿瘤关系非常密切。多数喉癌患者都有长期大量吸烟史，喉癌的发生率与每天吸烟量及总的吸烟时间成正比。另外，不可忽视被动吸烟，也可能致癌。吸烟时烟草燃烧可产生烟焦油，其中的苯丙芘有致癌作用，可致黏膜水肿、充血、上皮增生及鳞状化生，使纤毛运动停止，从而致癌。

（二）饮酒

据调查，饮酒者患喉癌的危险性比非饮酒者高 1.5～4.4 倍，尤其是声门上型喉癌与饮酒关系密切。吸烟与饮酒在致癌方面有协同作用。

（三）空气污染

工业产生的粉尘、二氧化硫、铬、砷等长期吸入可能导致呼吸道肿瘤。空气污染严重的城市喉癌发生率高，城市居民高于农村居民。

（四）职业因素

长期接触有毒化学物质，如芥子气、石棉、镍等。

（五）病毒感染

人乳头状瘤病毒（HPV）可引起喉乳头状瘤，目前认为是喉癌的癌前病变。

（六）性激素

喉是第二性征器官，认为是性激素的靶器官。喉癌患者男性明显多于女性。临床研究发现喉癌患者睾酮水平高于正常人，雌激素降低；切除肿瘤后睾酮水平明显下降。

（七）微量元素缺乏

某些微量元素是体内一些酶的重要组成部分，缺乏可能导致酶的结构和功能改变，影响细胞分裂生长，发生基因突变。

（八）放射线

长期放射性核素，如镭、铀、氡等接触可引起恶性肿瘤。

二、临床表现

喉癌症状主要为声嘶、呼吸困难、咳嗽、吞咽困难、颈部淋巴结转移等。不同原发部位症状出现顺序可不同。

（一）声门上型喉癌

多原发于会厌舌面根部。早期无任何症状，甚至肿瘤发展至相当程度时，仅有轻微或非特异的感觉，如咽痒、异物感、吞咽不适感等，往往在肿瘤发生淋巴结转移时才引起警觉。该型肿瘤分化差，发展快，出现深层浸润时可有咽痛，向耳部放射。如肿瘤侵犯勺状软骨、声门旁或喉返神经可引起声嘶。晚期患者会出现呼吸及咽下困难、咳嗽、痰中带血、咯血等。因此，中年以上患者，出现咽喉部持续不适时应重视，及时检查以及早发现肿瘤并治疗。

（二）声门型喉癌

由于原发部位为声带，早期症状为声音的改变，如发音易疲倦、无力，易被认为是"咽喉炎"，因此 40 岁以上，声嘶超过 2 周者，应当仔细行喉镜检查。随着肿瘤的进展，可出现声嘶加重甚至失声，肿瘤体积增大可致呼吸困难。晚期随着肿瘤向声门上区或下区发展，可伴有放射性耳痛、呼吸困难、吞咽困难、咳痰困难及口臭等。最后可因大出血、吸入性肺炎或恶病质死亡。该型一般不易发生转移，但肿瘤突破声门区则很快出现淋巴转移。

（三）声门下型喉癌

该型少见，原发部位位于声带平面以下，环状软骨下缘以上。因位置隐蔽，早期症状不明显，易误诊。在肿瘤发展到相当程度时可出现刺激性咳嗽、咯血等。声门下区堵塞可出现呼吸困难。当肿瘤侵犯声带则出现声嘶。对于不明原因吸入性呼吸困难、咯血者，应当仔细检查声门下区及气管。

（四）跨声门型喉癌

跨声门型喉癌指原发于喉室，跨越声门上区及声门区的喉癌。早期不易发现，肿瘤发展慢，从首发症状出现到明确诊断需要 6 个月以上。

三、治疗

目前喉癌的治疗包括手术治疗、放疗、化疗及生物治疗等，有时需多种方式联合治疗，使 5 年生存率得以提高，最大限度地保留了患者的发声功能，提高了患者的生活质量。

（一）手术治疗

在组织胚胎学上，喉的左、右两侧独立发育，声门上、声门及声门下是来自不同的原基；左右淋巴引流互不相通，声门上、声门和声门下淋巴引流各自独立，为喉的手术治疗尤其是部分切除术提供了依据。根据癌肿部位的不同，可采用不同的术式。

1. 支撑喉镜下切除术

此术式适用于喉原位癌或较轻的浸润性病变。目前喉激光手术和等离子手术开展逐渐推广，具有微创、出血少、肿瘤播散率低、保留发声功能良好等优点。此术式主要适合较早期病例。

2. 喉部分切除术

此术式包括喉裂开、声带切除术；额侧部分喉切除术；垂直半喉切除术；还有一些相应的术式改良，根据声门癌侵犯范围选择。

3. 声门上喉切除术

此术式适用于声门上癌。

4. 全喉切除术

此术式适用于晚期喉癌。

（二）放疗

^{60}Co 和线性加速器是目前放疗的主要手段。对于早期喉癌，放疗治愈率与 5 年生存率与手术治疗效果相当。缺点是治疗周期长，可能出现味觉、嗅觉丧失及口干等症状。

（三）手术与放疗联合疗法

手术与放疗联合疗法指手术加术前或术后的放疗，可将手术治疗的 5 年生存率提高 10%～20%。

（四）化学疗法

化学疗法按作用分为诱导化疗、辅助化疗、姑息性化疗等。诱导化疗即手术或放疗前给药，此时肿瘤血供丰富，有利于药物发挥作用。辅助化疗指手术或放疗后加用化疗，以杀灭可能残存的肿瘤细胞。姑息性化疗指复发或全身转移的患者，无法手术，采用姑息性治疗。

（五）生物疗法

生物疗法虽目前有部分报道，但多数生物治疗处于试验阶段，疗效未肯定。生物疗法包括重组细胞因子、过继转移的免疫细胞、单克隆抗体、肿瘤分子疫苗等。

四、护理

（一）心理护理

由于手术造成心理障碍和形象改变，影响进食功能，患者易产生不良心理。放疗前要全面评估患者，根据患者的文化层次和理解水平，帮助患者正确认识放疗，耐心解释放疗的过程、作用及可能发生的不良反应、处理方法和注意事项，介绍与同病种的患者交流，消除患者的紧张感和恐惧心理。同时要做好家属的思想工作，家属心情的好坏可直接影响患者的情绪，调动家属协同护理的主观能动性，护理人员与家属除了给患者生活上的帮助外，应更多地给予患者精神上的鼓励。鼓励患者正确对待疾病，树立战胜疾病的信心，以良好的心态接受放疗并顺利地完成治疗计划。

（二）饮食护理

喉癌患者放疗期间应选择高蛋白、高维生素、清淡易消化、营养丰富易吞咽的食物，如鲜奶、鸡蛋、甲鱼、新鲜的蔬菜水果等。患者多饮水，每天超过 2000 mL，保持大便通畅，同时还有利于毒素的排泄，保证全程放疗顺利完成。

（三）保持口腔及咽喉部清洁

喉癌手术后或放疗后，涎腺组织分泌功能受损，唾液减少，口腔自洁功能差，口腔黏膜不同程度的充血、溃疡、糜烂，容易造成口腔炎。从开始放疗就鼓励能够自理的患者坚持餐后漱口，保持口腔、喉部清洁。督促早晚用软毛牙刷刷牙。采用 5% 碳酸氢钠溶液漱口，改变口腔环境，必要时口腔护理，每天 2 次。出现口腔炎或溃疡者，给予康复新液含漱，每天 3～5 次，或遵医嘱静脉用药。

（四）放疗并发症的防护

喉癌患者放疗治疗期间要密切观察病情变化，最常见的并发症是喉头水肿，主要表现为声嘶、咽下疼痛、吞咽困难、口干、厌食、乏力等，一般在放疗后 2～4 周症状明显。

1. 咽下疼痛影响进食者

可于饭前15～30分钟口服庆普合剂10 mL，小口咽下，以减轻进食疼痛。饭后温水漱口后康复新液口服，促进黏膜修复，严重时补液对症支持治疗。保证患者在放疗期间必要的能量摄入，减轻放疗反应，利于组织修复。喉头水肿严重时可遵医嘱静脉输注地塞米松10 mg。

2. 放疗期间引起的咽部疼痛、充血等喉头水肿者

痰液黏稠不易咳出的患者，可每天用庆大霉素 8×10^4 U＋氨溴索30 mg＋地塞米松5 mg＋生理盐水2 mL氧喷雾化吸入，每天2次，带气管套管的患者可采取持续湿化法，以输液方式将生理盐水100 mL通过头皮针缓慢滴入气管内，每小时滴入1～2 mL。以利于气道湿化，鼓励患者深呼吸和有效咳嗽，协助叩背，使痰液松动易于排出。严重时遵医嘱抗感染、抗水肿治疗，严密观察呼吸情况，确保呼吸道通畅。

（五）气管套管的护理

因喉癌术后造瘘口内置气管套为开放性伤口，放疗中引起的放射性皮炎是各种细菌易于感染的主要途径，气管内套管的清洗及管口周围皮肤的护理尤为重要。

1. 放疗期间

气管套管每天更换1次或2次。一般将金属气管套管换成塑料套管，以减轻气管黏膜的反应。亦有一部分患者在造瘘口愈合良好的情况下，可在放疗前半小时先将被更换套的金属套管置于75%乙醇中浸泡消毒。在行放疗中暂时拔除金属气管套管，放疗后及时将备用好的套管按照气管套管更换流程及时更换。

2. 更换气管套管时

可用呋喃西林棉球消毒瘘口周围皮肤、切口及周围皮肤。放疗期间尽量不要使用乙醇消毒，以免皮肤长期受刺激产生糜烂，加重局部的皮肤反应。气管套管要使用生理盐水冲洗干净，以免乙醇浸泡消毒后的套管刺激引起患者呛咳。造瘘口周围皮肤黏膜如有糜烂时，可根据医嘱在更换，套管前予莫匹罗星外涂，或者天舒新外喷，防止感染并促进局部修复。

3. 用无菌 U 形开口纱布垫套管

开口上方用短胶布粘贴，避免胶布与皮肤接触。套管纱布垫要保持清洁干燥，如被分泌物污染，应及时更换，保持清洁干燥。

4. 气管套外口用双层纱布遮挡

减少灰尘、细菌、病毒的侵入。将换下的套管先置于 3％ 过氧化氢中浸泡 15 分钟，然后用清水清洗干净备用。

5. 妥善固定气管套管

松紧适宜，以能置入 2 指或 3 指，患者感觉舒适为宜。固定带选用宽约为 1 cm 的全棉带子，以减少对颈部照射野皮肤刺激，每天更换，保持清洁。

（六）颈部照射野皮肤的护理

1. 放疗

要保持颈部照射野皮肤的清洁、干燥，防止感染，保持照射野界线清楚，切勿洗脱照射野标记。

2. 避免刺激

照射野内皮肤勿用手指搔痒，忌擦肥皂，禁贴胶布，穿无领棉质衣物。避免冷热刺激，冬季注意保暖，夏天避免阳光直射。

3. 放射性皮炎

大多在放疗开始后 2～3 周出现，常有瘙痒、疼痛等不适症状。可于清洁放射区皮肤后，射线防护喷剂外喷，或者凡士林外涂，每天 2 次或 3 次，局部不必常规清洗。如皮肤表面有污染，可酌情清洗，坚持用药至放疗结束。

（七）易感人群的护理

患者是易感人群，放疗期间应每周至少检查白细胞 1 次，正确抽取血标本，当白细胞低于 $3.0\times10^9/L$，遵医嘱给予相应处理，如给予升白细胞治疗。告知患者注意休息，不与感冒患者接触，不去公共场所，预防交叉感染。

第五节 乳腺癌

一、概述

乳腺癌（breast cancer）是一种常见的恶性肿瘤，大多发生于 40～60 岁的妇女，男性少见，女性发病率约为男性的 100 倍。乳腺癌的发病率呈上升趋势，尽管在大多数病例中，致癌原因仍然不清楚，但许多因素已经得到证实，如初潮早、绝经迟及未经产或高龄妊娠有一定的临床意义。

二、诊断

（一）症状

1. 乳房肿块

乳房内无痛性肿块，常是患者就诊的主要症状，多由患者或其配偶无意中发现，也有体格检查时发现。有 10%～15% 可伴疼痛。

2. 乳头溢液

约有 5% 的乳腺癌可有乳头溢液症状或为乳腺导管内乳头状瘤恶变。患者更换内衣时发现有少许污迹而来就诊。

3. 乳头和乳房皮肤改变

乳头扁平、回缩，皮肤凹陷、水肿，此表现常被患者忽视。晚期乳房出现溃破而形成溃疡。乳头粗糙、糜烂如湿疹样，进而形成溃疡，是乳头乳晕湿疹样癌的表现，而常被误诊为普通皮肤湿疹。炎性乳腺癌表现为局部皮肤可呈炎症样表现，即皮肤发红、水肿、增厚。

4. 腋窝淋巴结肿大

晚期可出现腋窝淋巴结肿大。也有患者乳房病灶很小未被发现而先出现腋窝淋巴结肿大。

5. 乳房疼痛

不是乳腺癌常见症状，晚期乳腺癌疼痛为癌肿直接侵犯神经所致。

（二）体征

1. 乳房肿块

早期多为无痛、单发的小肿块。以乳房外上象限为常见，质硬、表面不光滑，与周围组织分界不清楚，在乳房内不易被推动。随着肿瘤增大，可引起乳房局部隆起。若累及 Cooper 韧带，可使其缩短而致肿瘤表面皮肤凹陷，即所谓"酒窝征"。癌肿继续增大，如皮下淋巴管被癌细胞堵塞，引起淋巴回流障碍，出现真皮水肿，皮肤呈"橘皮样"改变。乳腺癌发展至晚期，可侵入胸筋膜、胸肌，以致癌块固定于胸壁而不易推动。如癌细胞侵入大片皮肤，可出现多数小结节，甚至彼此融合。有时皮肤可溃破而形成溃疡，这种溃疡常有恶臭，容易出血。

2. 腋窝淋巴结

乳腺癌淋巴转移最初多见于腋窝。肿大淋巴结质硬、无痛、可被推动；以后数目增多，并融合成团，甚至与皮肤或深部组织粘连。

3. 远处转移

乳腺癌转移至肺、骨、肝脏时，可出现相应的症状。例如：肺转移可出现胸痛、气急；骨转移可出现局部疼痛；肝转移可出现肝大、黄疸等。

4. 特殊类型

有两种特殊类型乳腺癌的临床表现与一般乳腺癌不同，即炎性乳腺癌和乳头乳晕湿疹样癌。炎性乳腺癌并不多见，特点是发展迅速、预后差，局部皮肤可呈炎症样表现，开始时比较局限，不久即扩展到乳房大部分皮肤，皮肤发红、水肿、增厚、粗糙、表面温度升高。乳头乳晕湿疹样癌少见，恶性程度低，发展慢，乳头有瘙痒、烧灼感，以后出现乳头变粗糙、糜烂如湿疹样，进而形成溃疡，有时覆盖黄褐色鳞屑样痂皮。部分病例于乳晕区可扪及肿块。较晚发生腋窝淋巴结转移。

（三）检查

1. 钼靶 X 线摄片

诊断乳腺疾病的重要手段。乳腺癌的表现为边界不规则的肿块影，密度较高，肿块边缘有长短不一的毛刺。病灶内存在钙化点是乳腺癌在 X 线摄片上的另一个特点。

2. B 超检查

表现为单发的实性低回声肿块，边界不清，周围常有晕征，内部回声不均匀，有不同程度的后方声影衰减，可有点状强回声的钙化点，肿块血流丰富，上方皮肤可能增厚或凹陷，腋下可能触及肿大的淋巴结。

3. CT 检查

乳腺癌可表现为瘤体密度高于腺体密度的不规则肿块，边缘不光滑有毛刺，肿块内可能有钙化微粒，亦可能有液化坏死的低密度区。皮肤可能有增厚，可看到 Cooper 韧带受侵使皮肤凹陷，受累的乳头可回缩。累及胸壁时，乳腺后间隙可消失。增强扫描时，肿块明显强化。CT 亦可同时清楚显示腋窝淋巴结和内乳淋巴结的情况。

4. MRI 检查

MRI 检查可表现为乳腺内境界不清的肿块，边界不规则有毛刺，可能显示有钙化微粒。T_1 相肿块强度低于周围组织，T_2 相肿块强度明显增高。

5. 乳管镜检查

乳管镜检查常可见到 2 级、3 级导管腔内有不规则隆起，或多发性小结节，沿导管内壁纵向蔓延。基底宽，易出血，管壁僵硬，弹性差。

6. 液晶及远红外热像图

乳腺癌血供丰富，肿瘤所在部位的皮肤温度比正常部位要高，液晶及热像图即利用这一现象来探测肿瘤部位。

7. 穿刺活检

细针穿刺细胞学检查是一种安全、简便、快速而有效的诊断方法，一般主张在做好必要的根治术的术前准备后，再行穿刺活检，或穿刺证实为恶性肿瘤后，应尽快行根治性手术，间隔时间应控制 1 周之内，最多不超过 2 周。

8. 切除活检或切取活检

这是应用最广泛、结果最可靠的诊断方法。对于乳腺内肿块凡考虑为肿瘤病变或不能排除肿瘤可能性者均应行切除活检，若怀疑为恶性病变者则应在有冷冻切片设备及做好根治性手术准备的情况下进行。只有肿瘤巨大或已有周围广泛粘连，甚至破溃者，才用切取活检方法。

（四）诊断要点

（1）乳腺癌大多发生于 40～50 岁妇女，近年有年龄提前的倾向。月经初潮早、绝经晚、未生育、乳腺癌家族史及长期高脂饮食者为高危人群。

（2）无痛性肿块为常见症状，少数可有疼痛，肿块质地较硬，边界不清，活动度差，表面不光滑。

（3）局部皮肤凹陷、水肿，呈"橘皮样"改变，晚期可破溃、感染、坏死呈"火山口"样改变并伴有恶臭，肿瘤细胞向皮肤扩散而形成"卫星"结节。

（4）乳头凹陷、抬高，可有乳头溢液（血性或浆液性）。乳晕可有糜烂、渗出、皲裂、增厚等湿疹样变。

（5）淋巴结肿大，早期同侧腋窝淋巴结肿大，质硬，无压痛，分散分布或融合成团及锁骨上淋巴结肿大。

（6）可有上肢水肿及血行转移到肺、肝、脑、骨骼而出现相应症状。

（7）B超、CT、钼靶X线摄片及MRI、红外线等辅助检查可协助诊断。穿刺细胞学检查及病理活检可明确诊断。

（五）鉴别诊断

1. 纤维腺瘤

纤维腺瘤常见于青年妇女，肿瘤大多为圆形或椭圆形，边界清楚，活动度大，发展缓慢，一般易于诊断。但40岁以后的妇女不要轻易诊断为纤维腺瘤，必须排除恶性肿瘤的可能。

2. 乳腺增生症

乳腺增生症多见于中年妇女，特点是乳房胀痛，肿块可呈周期性，与月经周期有关。肿块或局部乳腺增厚与周围乳腺组织分界不明显。可观察一至数个月经周期，若月经来潮后肿块缩小、变软，则可继续观察，如无明显消退，可考虑手术切除及活检。

3. 浆细胞性乳腺炎

乳腺组织的无菌性炎症，炎性细胞中以浆细胞为主。临床上60%呈急性炎症表现，肿块大时皮肤可呈橘皮样改变。40%的患者开始即为慢性炎症，表现为乳晕旁肿块，边界不清，可有皮肤粘连和乳头凹陷。

4. 乳腺结核

由结核杆菌所致乳腺组织的慢性炎症。好发于中、青年女性。病程较长，发展较缓慢。局部表现为乳房内肿块，肿块质硬韧，部分区域可有囊性感。肿块边界有时不清楚。活动度可受限。

三、治疗

（一）手术治疗

手术是治疗乳腺癌的主要方法之一，还有辅助化学药物、内分泌、放射和生物治疗等。对病灶仍局限于局部及区域淋巴结的患者，手术治疗是首选。目前应用的 5 种手术方式均属治疗性手术，而不是姑息性手术。

1. 乳腺癌根治术

手术应包括整个乳房、胸大肌、胸小肌、腋窝及锁骨下淋巴结的整块切除。有多种切口设计方法，可采取横向或纵行梭形切口，皮肤切除范围一般距肿瘤 3 cm，手术范围上至锁骨，下至腹直肌上段，外至背阔肌前缘，内至胸骨旁或中线。该术式可清除腋下组（胸小肌外侧）、腋中组（胸小肌深面）及腋上组（胸小肌内侧）3 组淋巴结。乳腺癌根治术的手术创伤较大，故术前必须明确病理诊断，对未确诊者应先将肿瘤局部切除，立即进行冰冻切片检查，如证实是乳腺癌，随即进行根治术。

2. 乳腺癌扩大根治术

乳腺癌扩大根治术即在清除腋下、腋中、腋上 3 组淋巴结的基础上，同时切除胸廓内动、静脉及其周围的淋巴结（即胸骨旁淋巴结）。

3. 乳腺癌改良根治术

有 2 种术式：①保留胸大肌，切除胸小肌；②保留胸大、小肌。前者淋巴结清除范围与根治术相仿，后者不能清除腋上淋巴结。根据大量病例观察，认为Ⅰ、Ⅱ期乳腺癌应用根治术及改良根治术的生存率无明显差异，且该术式保留了胸肌，术后外观效果较好，目前已成为常用的手术方式。

4. 全乳房切除术

手术范围必须切除整个乳腺，包括腋尾部及胸大肌筋膜。该术式适宜于原位癌、微小癌及年迈体弱不宜做根治术者。

5. 保留乳房的乳腺癌切除术

手术包括完整切除肿块及腋淋巴结清扫。肿块切除时要求肿块周围包裹适量正常乳腺组织，确保切除标本的边缘无肿瘤细胞浸润。术后必须辅以放射治疗、化学治疗。

手术方式的选择还应根据病理分型、疾病分期及辅助治疗的条件而定。对可切除的乳腺癌患者，手术应达到局部及区域淋巴结最大限度地清除，以提高生存率，然后再考虑外观及功能。对Ⅰ、Ⅱ期乳腺癌可采用乳腺癌改良根治术及保留乳房的乳腺癌切除术。在综合辅助治疗较差的地区，乳腺癌根治术还是比较适合的手术方式。胸骨旁淋巴结有转移者如术后无放疗条件可行扩大根治术。

（二）化学药物治疗

浸润性乳腺癌术后应用化学药物辅助治疗，可改善生存率。乳腺癌是实体瘤中应用化疗最有效的肿瘤之一，化疗在整个治疗中占有重要的地位。常用的有 CMF 方案（环磷酰胺、甲氨蝶呤、氟尿嘧啶）。根据病情可在术后尽早（1 周内）开始用药。剂量为环磷酰胺（C）400 mg/m^2，甲氨蝶呤（M）20 mg/m^2，氟尿嘧啶（F）400 mg/m^2，均为静脉注射，在第 1 日及第 8 日各用 1 次，为 1 个疗程，每 4 周重复，6 个疗程结束。因单药应用阿霉素的效果优于其他抗癌药，所以对肿瘤分化差、分期晚的患者可应用 CAF 方案（环磷酰胺、阿霉素、氟尿嘧啶）。环磷酰胺（C）400 mg/m^2，静脉注射，第 1 日；阿霉素（A）40 mg/m^2，静脉注射，第 1 日；氟尿嘧啶（F）400 mg/m^2，静脉注射第 1、第 8日，每 28 日重复给药，共 8 个疗程。化疗前患者应无明显骨髓抑制，白细胞计数 $>4 \times 10^9$/L，血红蛋白压积 >80 g/L，血小板计数 $>50 \times 10^9$/L。化疗期间应定期检查肝、肾功能，每次化疗前要查白细胞计数，如白细胞计数 $<3 \times 10^9$/L，应延长用药间隔时间。应用阿霉素者要注意心脏毒性，或用表柔比星替代，其心脏毒性比较轻。

术前化疗目前多用于Ⅲ期病例，可探测肿瘤对药物的敏感性，并使肿瘤缩小，减轻与周围组织的粘连。药物治疗一般可采用 CMF、CAF 方案，一般用 2～3 个疗程。

（三）内分泌治疗

癌肿细胞中雌激素受体（ER）含量高者，称激素依赖性肿瘤，这类患者对内分泌治疗有效。而 ER 含量低者，称激素非依赖性肿瘤，内分泌治疗效果差。因此，对手术切除标本除做病理检查外，还应测定 ER 和孕激素受体（PGR）。不仅可帮助选择辅助治疗方案，对判断预后也有一定作用。

三苯氧胺为非甾体激素的抗雌激素药物，其结构式与雌激素相似，可在靶器官内与雌二醇争夺 ER，三苯氧胺、ER 复合物能影响 DNA 基因转录，从而抑制肿瘤细胞生长。临床应用表明，该药可降低乳腺癌术后复发及转移，对 ER、PGR 阳性的绝经后妇女效果尤为明显。同时可减少对侧乳腺癌的发生率。三苯氧胺的用量为每日 20 mg，一般服用 5 年。该药安全有效，不良反应有潮热、恶心、呕吐、静脉血栓形成、眼部不良反应、阴道干燥或分泌物多等。长期应用后小部分患者可能发生子宫内膜癌。

新近发展的芳香化酶抑制剂如来曲唑等，有资料证明其效果优于三苯氧胺，这类药物能抑制肾上腺分泌的雄激素转变为雌激素过程中的芳香化环节，从而降低雌二醇，达到治疗乳腺癌的目的。

（四）放射治疗

乳腺癌局部治疗的手段之一。在保留乳房的乳腺癌手术后，放射治疗是重要组成部分，应于肿块局部广泛切除后给予较高剂量放射治疗。单纯乳房切除术后可根据患者年龄、疾病分期、分类等情况，决定是否应用放疗。根治术后是否应用放疗，多数认为对Ⅰ期病例无益，对Ⅱ期以后病例可能降低局部复发率。

目前根治术后不做常规放疗，而对复发高危病例，放疗可降低局部复发率，提高生存质量。指征如下：①病理报告有腋中或腋上淋巴结转移者；②阳性淋巴结占淋巴结总数 1/2 以上或有 4 个以上淋巴结阳性者；③病理证实胸骨旁淋巴结阳性者（照射锁骨上区）；④原发灶位于乳房中央或内侧而做根治术后，尤其是腋淋巴结阳性者。

（五）生物治疗

近年临床上已逐渐推广使用的曲妥珠单抗注射液，系通过转基因技术制备，对 $C-erbB-2$ 过度表达的乳腺癌患者有一定效果，特别是对其他化疗药无效的乳腺癌患者也能有部分疗效。

四、护理措施

（一）术前护理

1. 心理护理

针对患者对病情的发展、手术及对预后的恐惧心理，加强心理疏导，向患者和家属说明手术的必要性，告诉患者术后择期行乳房再造手术，以弥补手术造成的胸部缺陷，树立其战胜疾病的信心。

2. 支持疗法

加强营养，改善患者心、肝、肺、肾功能，提高患者对手术的耐受力。

3. 皮肤准备

乳腺癌根治术切除范围大，应做好手术区皮肤的准备。需要植皮的患者，要做好供皮区皮肤的准备。

（二）术后护理

1. 体位

患者血压平稳后取半卧位，有利于切口引流，防止积液导致皮瓣坏死和切口感染，也利于呼吸和有效咳嗽，预防肺不张和肺炎。

2. 饮食和营养

手术后 6 小时，若患者没有出现胃肠道反应，可正常进食，并保证有足够的热量和维生素，促进术后康复。

3. 切口护理

切口用多层敷料或棉垫加压包扎，使皮瓣紧贴创面，包扎松紧度适宜，维持正常血供。若患侧上肢远端皮肤发绀、温度降低、上肢脉搏不能扪及，应及时调整胸带的松紧度。若绷带松脱，应及时加压包扎，必要时用沙袋压迫。若发现皮下有积液，在严格消毒后抽液，并局部加压包扎；若皮瓣边缘发黑坏死，应予以剪除，防止感染，待肉芽组织生长良好后再植皮。

4. 引流通畅

保持皮下的负压引流管通畅，观察引流液性质和颜色。术后1～2天，每天有50～100 mL血性引流液，2～3天渗出基本停止，可拔除引流管，用绷带加压包扎切口。

5. 预防并发症的发生

（1）患侧上肢水肿：术后引起患侧上肢水肿的原因有上肢淋巴回流不畅、头静脉被结扎、腋静脉栓塞、局部积液等。手术后指导患者抬高患侧上肢，制动，下床活动时用吊带固定患侧上肢，防止皮瓣滑动影响切口愈合。同时手术后避免在患侧上肢进行测血压、静脉注射、抽血等治疗。

（2）气胸：手术若损伤胸膜，可引起气胸。术后要严密观察患者的呼吸情况，以便及早发现和及时处理。

6. 功能锻炼

鼓励并协助患者开展患侧上肢的功能锻炼，减少或避免术后的残疾。术后3天内，患侧上肢制动，避免外展，可做手指的运动、伸指、握拳等活动。术后4天，活动肘部。术后1周皮瓣基本愈合，可进行肩部活动、做手指爬墙运动等，直至患者能自行用患侧手梳头或手高举过头。

7. 放疗或化疗的护理

放、化疗期间，定期复查肝、肾功能及血常规，若出现严重肝、肾功能损害，骨髓抑制现象，应立即停止放、化疗。

8. 健康指导

（1）宣传乳腺癌的早期自我检查及普查的重要性，成年女性每月乳房自我检查 1 次。

（2）术后患侧上肢避免负重，5 年内避免妊娠。

（3）定期门诊随访，术后 1～2 年，每 3 个月随诊 1 次；3～5 年后每半年随诊 1 次，包括体检、血常规、肝肾功能及细胞免疫功能检查、胸透、肝 B 超检查，必要时，行骨核素扫描或 CT 检查；5 年后每年随诊 1 次，共 10 年。

第六节　食管癌

一、疾病概述

（一）概念

食管癌是一种常见的消化道癌肿。全世界每年约有 30 万人死于食管癌，我国每年 15 万余人死于食管癌。食管癌的发病率有明显的地域差异，高发地区发病率可达 150/10 万以上，低发地区则只在 3/10 万左右。国外以中亚、非洲、法国北部和中南美洲为高发区。我国以太行山地区、秦岭东部地区、大别山区、四川北部地区、闽南和广东潮汕地区、苏北地区为高发区。

（二）相关病理生理

临床上将食管分为颈、胸、腹 3 段。胸段食管又分为上、中、下 3 段。胸中段食管癌较多见，下段次之，上段较少。95％以上的食管癌为鳞状上皮细胞癌，贲门部腺癌可向上延伸累及食管下段。

食管癌起源于食管黏膜上皮。癌细胞逐渐增大侵及肌层，并沿食管向上下、全周及管腔内外方向发展，出现不同程度的食管阻塞。晚期癌肿穿透食管壁、侵入纵隔或心包。食管癌主要经淋巴转移，血行转移发生较晚。

（三）病因与诱因

病因至今尚未明确，可能与下列因素有关。

1. 亚硝胺及真菌

亚硝胺是公认的化学致癌物，在高发区的粮食和饮水中，其含量显著增高，且与当地食管癌和食管上皮重度增生的患病率呈正相关。各种霉变食物能产生致癌物质，一些真菌能将硝酸盐还原为亚硝酸盐，促进二级胺的形成，使二级胺比发霉前增高50~100倍。少数真菌还能合成亚硝胺。

2. 遗传因素和基因

食管癌的发病常表现为家族聚集现象，河南林县食管癌有阳性家族史者占60%。在食管癌高发家族中，染色体数量及结构异常者显著增多。

3. 营养不良及微量元素缺乏

饮食缺乏动物蛋白、新鲜蔬菜和水果，摄入的维生素 A、维生素 B_1、维生素 B_2、维生素 C 缺乏，是食管癌的危险因素。食物、饮水和土壤内的微量元素，如钼、铜、锰、铁、锌含量较低，亦与食管癌的发生相关。

4. 饮食习惯

嗜好吸烟、长期饮烈性酒者食管癌发生率明显升高。进食粗糙食物，进食过热、过快等因素易致食管上皮损伤，增加其对致癌物的敏感性。

5. 其他因素

食管慢性炎症、黏膜损伤及慢性刺激亦与食管癌发病有关，如食管腐蚀伤、食管慢性炎症、贲门失弛缓症及胃食管长期反流引起的 Barrett 食管（食管末端黏膜上皮柱状细胞化）等均有癌变的危险。

（四）临床表现

1. 早期

常无明显症状，但在吞咽粗硬食物时可能有不同程度的不适感觉，包括咽下食物哽噎感，胸骨后烧灼样、针刺样或牵拉摩擦样疼痛。食物通过缓慢，并有停滞感或异物感。可能是局部病灶刺激食管蠕动异常或痉挛，或局部炎症、糜烂、表浅溃疡等所致。哽噎停滞感常通过饮水后缓解消失。症状时轻时重，进展缓慢。

2. 中晚期

食管癌典型的症状为进行性吞咽困难。先是难咽干的食物，继而只能进半流质、流质，最后水和唾液也不能咽下。常吐黏液样痰，为下咽的唾液和食管的分泌物。患者逐渐消瘦、脱水、无力。若出现持续胸痛或背部肩胛间区持续性疼痛表示为晚期症状，癌已侵犯食管外组织。当癌肿梗阻所引起的炎症水肿暂时消退，或部分癌肿脱落后，梗阻症状可暂时减轻，常误认为病情好转。若癌肿侵犯喉返神经，可出现声音嘶哑；若压迫颈交感神经节，可产生 Horner 综合征。若侵入气管、支气管，可形成食管、气管或支气管瘘，出现吞咽水或食物时剧烈呛咳，并发生呼吸系统感染。有时亦可因食管梗阻致内容物反流入呼吸道而引起感染。最后出现恶病质状态。若有肝、脑等脏器转移，可出现黄疸、腹水、昏迷等状态。

（五）辅助检查

1. 食管吞钡造影检查

食管吞钡造影检查是可疑食管癌患者影像学诊断的首选，采用食管吞钡 X 线双重对比造影检查方法。早期可见如下。

（1）食管黏膜皱襞紊乱、粗糙或有中断现象。

（2）局限性食管壁僵硬，蠕动中断。

（3）局限性小的充盈缺损。

（4）浅在龛影，晚期多为充盈缺损，管腔狭窄或梗阻。

2. 内镜及超声内镜检查（EUS）

食管纤维内镜检查可直视肿块部位、形态，并可钳取活组织行病理学检查；超声内镜检查可用于判断肿瘤侵犯深度、食管周围组织及结构有无受累，有无纵隔淋巴结或腹内脏器转移等。

3. 放射性核素检查

利用某些亲肿瘤的核素，如 ^{32}P、^{131}I 等检查，对早期食管癌病变的发现有帮助。

4. 纤维支气管镜检查

食管癌外侵常可累及气管、支气管，若肿瘤在隆嵴以上应行气管镜检查。

5. CT、PET/CT 检查

胸、腹 CT 检查能显示食管癌向管腔外扩展的范围及淋巴结转移情况，而 PET/CT 检查则更准确地显示食管癌病变的实际长度，对颈部、上纵隔、腹部淋巴结转移诊断具有较高的准确性，在寻找远处转移灶比传统的影像学方法如 CT、EUS 等具有更高的灵敏性。

（六）治疗原则

以手术为主，辅以放射治疗、化学治疗等综合治疗。主要方法有内镜治疗、手术治疗、放射治疗、化学治疗、免疫及中医中药治疗等。

1. 非手术治疗

（1）内镜治疗：食管原位癌可在内镜下行黏膜切除，术后 5 年生存率可在 86%～100%。

（2）放射治疗：放射和手术综合治疗，可增加手术切除率，也能提高远期生存率。术前放射治疗后间隔 2～3 周再做手术较为合适。对手术中切除不完全的残留癌组织处做金属标记，一般在手术后 3～6 周开始术后放射治疗。而单纯放射疗法适用于食管颈段、胸上段食管癌，也可用于有手术禁忌证而病变不长、尚可耐受放射治疗的患者。

（3）化学治疗：食管癌对化学治疗药物敏感性差，与其他方法联合应用，有时可提高疗效。

（4）其他：免疫治疗及中药治疗等亦有一定疗效。

2. 手术治疗

手术是治疗食管癌的首选方法。对于全身情况和心肺功能良好、无明显远处转移征象者，可采用手术治疗；对估计切除可能性小的较大的鳞癌而全身情况良好的患者，可先做术前放射治疗，待瘤体缩小后再手术；对晚期食管癌、不能根治或放射治疗、进食有困难者，可做姑息性减状手术，如食管腔内置管术、食管胃转流吻合术、食管结肠转流吻合术或胃造口术等，以达到改善、延长生命的目的。

二、护理评估

（一）一般评估

1. 生命体征

食管癌患者的生命体征常无变化。如肿瘤较大压迫气管可引起呼吸急促、心率加快。

2. 患者主诉

患者在吞咽食物时，有无哽噎感，胸骨后烧灼样、针刺样或牵拉摩擦样疼痛；有无进行性吞咽困难等症状。

3. 相关记录

相关记录包括体重、有无消瘦、饮食习惯改变、吸烟、嗜酒、排便异常情况。有无其他伴随疾病，如糖尿病、冠状动脉粥样硬化性心脏病（冠心病）、高血压、慢性支气管炎等。

（二）身体评估

1. 局部

了解患者有无吞咽困难、呕吐等；有无疼痛，疼痛的部位和性质，是否因疼痛而影响睡眠。

2. 全身

评估患者的营养状况，体重有无减轻，有无消瘦、面部颜色（贫血）改变、脱水或衰弱；了解患者有无锁骨上淋巴结肿大和肝肿块；有无腹水、胸腔积液等。

（三）心理-社会评估

患者对该疾病的认知程度及主要存在的心理问题，家属对患者的关心程度、支持力度、家庭经济承受能力如何等。引导患者正确配合疾病的治疗和护理。

（四）辅助检查阳性结果评估

（1）血液化验检查：食管癌患者若长期进食困难，可引起营养失调低蛋白血症、贫血、维生素、电解质缺乏，但该类患者多有脱水、血液浓缩等现象，血液化验检查常不能正确判断患者的实际营养状况，应注意综合判断、科学分析。

（2）了解食管吞钡造影、内镜及超声内镜检查、CT、PET/CT 等结果，以判断肿瘤的位置、有无扩散或转移。

（五）治疗效果评估

1. 非手术治疗评估要点

胸痛、背痛等症状是否改善或加重，吞咽困难是否改善或加重，放、化学治疗引起的胃纳减退、骨髓造血功能抑制等不良反应有无好转。

2. 手术治疗评估要点

术后患者生命体征是否平稳，有无发热、胸闷、呼吸浅快、发绀及肺部痰鸣音等；伤口是否干燥，有无渗液、渗血；各引流管是否通畅，引流量、颜色与性状等；术后有无大出血、感染、肺不张、乳糜胸、吻合口瘘等并发症的发生；患者术后进食情况，有无食物反流现象。

三、主要护理诊断（问题）

（一）营养失调

营养失调与低于机体需要量与进食量减少或不能进食、消耗增加等有关。

（二）体液不足

体液不足与吞咽困难、水分摄入不足有关。

（三）焦虑

焦虑与对癌症的恐惧和担心疾病预后等有关。

（四）知识缺乏

知识缺乏与对疾病的认识不足有关。

（五）潜在并发症

1. 肺不张、肺炎

肺不张、肺炎与手术损伤及术后切口疼痛、虚弱致咳痰无力等有关。

2. 出血

出血与术中止血不彻底、术后出现活动性出血及患者凝血功能障碍等有关。

3. 吻合口瘘

吻合口瘘与食管的解剖特点及感染、营养不良、贫血、低蛋白血症等有关。

4. 乳糜胸

乳糜胸与伤及胸导管有关。

四、主要护理措施

（一）术前护理

1. 心理护理

患者有进行性吞咽困难，日益消瘦，对手术的耐受能力差，对治疗缺乏信心，同时对手术存在着一定程度的恐惧心理。因此，应针对患者的心理状态进行解释、安慰和鼓励，建立充分信赖的护患关系，使患者认识到手术是彻底的治疗方法，使其乐于接受手术。

2. 加强营养

尚能进食者，应给予高热量、高蛋白、高维生素的流质或半流质饮食。不能进食者，应静脉补充水分、电解质及热量。低蛋白血症的患者，应输血或血浆蛋白给予纠正。

3. 呼吸道准备

术前严格戒烟，指导并教会患者深呼吸、有效咳嗽、排痰。

4. 胃肠道准备

（1）注意口腔卫生。

（2）术前安置胃管和十二指肠滴液管。

（3）术前禁食，有食物潴留者，术前晚用等渗盐水冲洗食管，有利于减轻组织水肿，降低术后感染和吻合口瘘的发生率。

（4）拟行结肠代食管者，术前需按结肠手术准备护理。

5. 术前练习

教会患者深呼吸、有效咳嗽、排痰、床上排便等活动。

（二）术后护理

（1）严密观察生命体征的变化。

（2）保持胃肠减压管通畅：术后 24～48 小时引流出少量血液，应视为正常，如引出大量血液应立即报告医师处理。胃肠减压管应保留 3～5 天，以减少吻合口张力，以利愈合。注意胃管连接准确，固定牢靠，防止脱出。

（3）密切观察胸腔引流量及性质：胸腔引流液如发现有异常出血、浑浊液、食物残渣或乳糜液排出，则提示胸腔内有活动性出血、食管吻合口瘘或乳糜胸，应采取相应措施，明确诊断，予以处理。

（4）观察吻合口瘘的症状：食管吻合口瘘的临床表现为高热、脉快、呼吸困难、胸部剧痛、不能忍受；患侧呼吸音低，叩诊浊音，白细胞数升高甚至发生休克。处理原则：①胸膜腔引流，促使肺膨胀。②选择有效的抗生素抗感染。③补充足够的营养和热量。目前多选用完全胃肠内营养（TEN）经胃造口灌食治疗，效果确切、满意。④严密观察病情变化，积极对症处理。⑤需再次手术者，积极完善术前准备。

（三）休息与活动

适当休息，保证充足的睡眠，进行呼吸功能锻炼，对手术后康复有重要的意义。可指导患者进行深呼吸、腹式呼吸、吹气球及呼吸功能训练仪（三球型）的训练，鼓励患者爬楼梯以及进行扩胸运动，以不感到疲劳为宜。

（四）饮食护理

1. 术前

大多数食管癌患者因不同程度吞咽困难而出现摄入不足，营养不良，水、电解质失衡，使机体对手术的耐受力下降，故术前应保证患者营养的摄入。

（1）能进食者，鼓励患者进食高热量、高蛋白、丰富维生素饮食；若患者进食时感食管黏膜有刺痛，可给予清淡无刺激的食物，告知患者不可进食较大、较硬的食物，宜进半流质或水分多的软食。

（2）若患者仅能进食流质而营养状况较差，可给予肠内营养或肠外营养支持。

2. 术后饮食

（1）术后早期吻合口处于充血水肿期，需禁饮禁食 3～4 天，禁食期间持续胃肠减压，注意经静脉补充营养。

（2）停止胃肠减压 24 小时后，若无呼吸困难、胸内剧痛、患侧呼吸音减弱及高热等吻合口瘘的症状时，可开始进食。先试饮少量水，术后 5～6 天可进全清流质，每 2 小时 100 mL，每天 6 次。术后 3 周患者若无特殊不适可进普食，但仍应注意少食多

餐，细嚼慢咽，进食不宜过多、过快，避免进食生、冷、硬食物
（包括质硬的药片和带骨刺的鱼肉类、花生、豆类等），以防后期
吻合口瘘。

（3）食管癌、贲门癌切除术后，胃液可反流至食管，致反
酸、呕吐等症状，平卧时加重，嘱患者进食后 2 小时内勿平卧，
睡眠时将床头抬高。

（4）食管胃吻合术后患者，可由于胃拉入胸腔、肺受压而出
现胸闷、进食后呼吸困难，建议患者少食多餐，1～2 个月后，
症状多可缓解。

（五）用药护理

严格按医嘱要求用药，注意控制输液速度和用量，必要时使
用输液泵输注液体。注意观察有无药物不良反应，发现问题及时
处理。

（六）心理护理

食管癌患者往往对进行性加重的吞咽困难、日渐减轻的体重
感到焦虑不安；对所患疾病有部分认识，求生欲望十分强烈，迫
切希望能早日手术，恢复进食，但对手术能否彻底切除病灶、今
后的生活质量、麻醉和手术意外、术后伤口疼痛及可能出现的术
后并发症等表现出日益紧张、恐惧，甚至明显的情绪低落、失眠
和食欲下降。

（1）加强与患者及家属的沟通，仔细了解患者及家属对疾病
和手术的认知程度，了解患者的心理状况，并根据患者的具体情
况，实施耐心的心理疏导。讲解手术和各种治疗与护理的意义、
方法、大致过程、配合与注意事项。

（2）营造安静舒适的环境，以促进睡眠。必要时使用安眠、
镇静、镇痛类药物，以保证患者充分休息。

（3）争取亲属在心理上、经济上的积极支持和配合，解除患
者的后顾之忧。

（七）呼吸道管理

食管癌术后患者易发生呼吸困难、缺氧，并发肺不张、肺炎，甚至呼吸衰竭，主要与下列因素有关：年老的食管癌患者常伴有慢性支气管炎、肺气肿、肺功能低下等；开胸手术破坏了胸廓的完整性；切开肋间肌和膈肌，使肺的通气泵作用严重受损；术中对肺较长时间的挤压牵拉造成一定的损伤；术后迷走神经功能亢进，引起气管、支气管黏膜腺体分泌增多；食管-胃吻合术后，胃拉入胸腔，使肺受压，肺扩张受限；术后切口疼痛、虚弱致咳痰无力，尤其是颈、右胸、上腹三切口患者。护理措施包括以下几点。

（1）加强观察：密切观察呼吸形态、频率和节律，听诊双肺呼吸音是否清晰，有无缺氧征兆。

（2）气管插管者，及时吸痰，保持气道通畅。

（3）术后第 1 天每 1～2 小时鼓励患者深呼吸、吹气球、使用深呼吸训练器，促使肺膨胀。

（4）痰多、咳痰无力的患者若出现呼吸浅快、发绀、呼吸音减弱等痰阻塞现象时，立即行鼻导管深部吸痰，必要时行纤维支气管镜吸痰或气管切开吸痰，气管切开后按气管切开常规护理。

（八）胃肠道护理

1. 胃肠减压的护理

（1）术后 3～4 天内持续胃肠减压，妥善固定胃管，防止脱出。

（2）加强观察：严密观察引流液的量、性状及颜色并准确记录。术后 6～12 小时可从胃管内抽吸出少量血性液或咖啡色液，以后引流液颜色逐渐变浅。若引流出大量鲜血或血性液，患者出现烦躁、血压下降、脉搏增快、尿量减少等，应考虑吻合口出血，需立即通知医师并配合处理。

（3）保持通畅：经常挤压胃管，避免管腔堵塞。胃管不通畅者，可用少量生理盐水冲洗并及时回抽，避免胃扩张使吻合口张力增加而并发吻合口瘘。胃管脱出后应严密观察病情，不应盲目再插入，以免戳穿吻合口，造成吻合口瘘。待肛门排气、胃肠减压引流量减少后，拔除胃管。

2. 结肠代食管（食管重建）术后护理

（1）保持置于结肠襻内的减压管通畅。

（2）注意观察腹部体征，了解有无发生吻合口瘘、腹腔内出血或感染等，发现异常及时通知医师。

（3）若从减压管内吸出大量血性液或呕吐大量咖啡样液伴全身中毒症状，应考虑代食管的结肠襻坏死，需立即通知医师并配合抢救。

（4）结肠代食管后，因结肠逆蠕动，患者常嗅到粪便气味，需向患者解释原因，并指导其注意口腔卫生，一般此情况于半年后可逐步缓解。

3. 胃造口术后的护理

（1）观察造口管周围有无渗液或胃液漏出。由于胃液对皮肤刺激性较大，应及时更换渗湿的敷料，并在瘘口周围涂氧化锌软膏或置凡士林纱布保护皮肤，防止发生皮炎。

（2）妥善固定用于管饲的暂时性的或永久性造口，防止脱出或阻塞。

（九）并发症的预防和护理

1. 出血

观察并记录引流液的性状、量。若引流量持续 2 小时都超过 4 mL/(kg・h)，伴血压下降、脉搏增快、躁动、出冷汗等低血容量表现，应考虑有活动性出血，及时报告医师，并做好再次开胸的准备。

2. 吻合口瘘

吻合口瘘是食管癌手术后极为严重的并发症，多发生在术后

5～10 天，病死率高达 50％。发生吻合口瘘的原因：食管的解剖特点，无浆膜覆盖、肌纤维呈纵形走向，易发生撕裂；食管血液供应呈节段性，易造成吻合口缺血；吻合口张力太大；感染、营养不良、贫血、低蛋白血症等影响吻合口愈合。应积极预防。术后应密切观察患者有无呼吸困难、胸腔积液和全身中毒症状，如高热、寒战，甚至休克等吻合口瘘的临床表现。一旦出现上述症状，立即通知医师并配合处理。包括嘱患者立即禁食；协助行胸腔闭式引流并常规护理；遵医嘱予以抗感染治疗及营养支持；严密观察生命体征，若出现休克症状，积极抗休克治疗；再次手术者，积极配合医师完善术前准备。

3. 乳糜胸

食管、贲门癌术后并发乳糜胸是比较严重的并发症，多因伤及胸导管所致，多发生在术后 2～10 天，少数患者可在 2～3 周后出现。术后早期由于禁食，乳糜液含脂肪甚少，胸腔闭式引流可为淡血性或淡黄色液，但量较多；恢复进食后，乳糜液漏出量增多，大量积聚在胸腔内，可压迫肺及纵隔并使之向健侧移位。由于乳糜液中 95％以上是水，并含有大量脂肪、蛋白质、胆固醇、酶、抗体和电解质，若未及时治疗，可在短时期内造成全身消耗、衰竭而死亡，必须积极预防和及时处理。其主要护理措施包括以下几点。

（1）加强观察：注意患者有无胸闷、气急、心悸，甚至血压下降。

（2）协助处理：若诊断成立，迅速处理，即置胸腔闭式引流，及时引流胸腔内乳糜液，使肺膨胀。可用负压持续吸引，以利于胸膜形成粘连。

（3）给予肠外营养支持。

（十）健康教育

1. 疾病预防

避免接触引起癌变的因素，如减少饮用水中亚硝胺及其他有害物质、防霉去毒；应用维 A 酸类化合物及维生素等预防药物；积极治疗食管上皮增生；避免过烫、过硬的饮食等。

2. 饮食指导

根据不同术式，向患者讲解术后进食时间，指导选择合理的饮食及注意事项，预防并发症的发生。

（1）宜少量多餐，由稀到干，逐渐增加食量，并注意进食后的反应。

（2）避免进食刺激性食物与碳酸饮料，避免进食过快、过量及硬质食物；质硬的药片可碾碎后服用，避免进食花生、豆类等，以免导致吻合口瘘。

（3）患者餐后取半卧位，以防止进食后反流、呕吐，利于肺膨胀和引流。

3. 活动与休息

保证充足睡眠，劳逸结合，逐渐增加活动量。术后早期不宜下蹲大小便，以免引起直立性低血压或发生意外。

4. 加强自我观察

若术后 3～4 周再次出现吞咽困难，可能为吻合口狭窄，应及时就诊。

定期复查，坚持后续治疗。

五、护理效果评估

通过治疗与护理，患者以下情况是否改善。

（1）营养状况改善，体重增加；贫血状况改善。

（2）水、电解质维持平衡，尿量正常，无脱水或电解质紊乱的表现。

（3）焦虑减轻或缓解，睡眠充足。

（4）患者对疾病有正确的认识，能配合治疗和护理。

（5）无并发症发生或发生后得到及时处理。

第七节 ▌ 胃癌

一、概述

胃癌是我国最常见的恶性肿瘤之一。胃癌的流行有明显的地理差别，日本、中国、智利、俄罗斯等为高发地区，而美国、澳大利亚、丹麦和新西兰等发病率低。2/3 的胃癌患者在发展中国家，其中中国占 42%。在我国，西北地区和东南沿海地区发病率较高，广西、广东、贵州发病率较低。

（一）病因

1. 亚硝基化合物

亚硝酸盐主要来自食物中的硝酸盐，特别是在大量使用氮肥后的蔬菜中，硝酸盐的含量极高。硝酸盐进入胃中经硝酸盐还原酶阳性菌将其还原成亚硝酸盐。亚硝酸盐的含量与胃内硝酸盐还原酶阳性菌的数量呈正相关。据报道，低胃酸患者中胃癌的发生率比正常胃酸者高出 4.7 倍，这与胃内亚硝胺类化合物合成增多有关。

2. 幽门螺杆菌

幽门螺杆菌为带有鞭毛的革兰氏阴性菌，在胃黏膜生长。幽门螺杆菌在发达国家人群中感染率低于发展中国家 30%～40%，在儿童期即可受到感染，如我国广东 1～5 岁儿童中，最高感染率可达 31%。幽门螺杆菌是胃黏膜肠上皮化生和异型性增生及癌变前期的主要危险因素。在正常胃黏膜中很少分离得到幽门螺杆菌，而随胃黏膜病变加重，幽门螺杆菌感染率增高。

3. 遗传因素

胃癌在少数家族中显示有聚集性。在胃癌患者调查中，一级亲属患胃癌比例明显高于二级、三级亲属。血型与胃癌存在一定关系，A 型血人群患胃癌的比例高于一般人群。

4. 饮食因素

高浓度食盐可使胃黏膜屏障损伤，造成黏膜细胞水肿，腺体丢失。摄入亚硝基化合物的同时摄入高盐可增加胃癌诱发率，诱发时间也较短，有促进胃癌发生的作用。新鲜蔬菜、水果有预防胃癌的保护性作用。含有巯基类的新鲜蔬菜，如大蒜、大葱、韭菜、洋葱和蒜苗等也具有降低胃癌危险的作用。

5. 其他因素

吸烟为胃癌的危险因素，吸烟量越大，患胃癌的危险性越高。烟雾中含有多种致癌物质，可溶于唾液进入胃内。此外，吸烟者口腔中硫氰酸含量增高，可使经血液进入口腔的硝酸盐还原成亚硝酸盐。

6. 慢性疾患

慢性萎缩性胃炎以胃黏膜腺体萎缩、减少为主要特征，常伴有不同程度的肠上皮化生。

（二）病理分型

1. 大体形态

胃癌因生长方式的不同，致使其大体形态各异。向胃腔内生长者，呈蕈伞样外观；有的沿胃壁向深层浸润很明显，呈弥漫性生长。Borrmann 分类主要根据肿瘤的外生性和内生性部分的相对比例来划分，侵至固有层以下的进展期胃癌分为 4 个类型。

（1）Ⅰ型息肉样型：肿瘤主要向胃腔内生长，隆起明显，呈息肉状，基底较宽，境界较清楚，可有小的糜烂，在进展期胃癌中占 $3\% \sim 5\%$。

（2）Ⅱ型局限溃疡型：肿瘤有较大溃疡形成，边缘隆起明显，境界比较清楚，向周围浸润不明显。占 $30\% \sim 40\%$。

（3）Ⅲ型浸润溃疡型：肿瘤有较大溃疡形成，边缘部分隆起，部分被浸润破坏，境界不清，向周围浸润较明显，癌组织在黏膜下的浸润范围超过肉眼所见的肿瘤边界。占半数左右。

（4）Ⅳ型弥漫浸润型：呈弥漫性浸润生长，触摸时难以界定肿瘤边界。由于癌细胞的弥漫浸润及纤维组织增生，可导致胃壁增厚、僵硬，形成"革袋胃"。

2. 组织学分型

国内目前多采用世界卫生组织 1990 年的国际分类法，分为腺癌（乳头状腺癌、管状腺癌、黏液腺癌、印戒细胞癌）及其他组织学类型（腺鳞癌、鳞癌、肝样腺癌、壁细胞样腺癌、绒毛膜上皮癌、未分化癌）。

3. 活检组织的病理诊断

胃癌活检病理诊断的准确率不可能达到 100%。肿瘤的生长浸润方式（如主要在黏膜下浸润生长），肿瘤所在部位（如穹隆部取材困难），标本取材不当（如主要取到变形坏死组织）及病理漏诊（将高分化腺癌诊断为重度异型增生或漏掉小的癌灶）都可能致假阴性。

胃癌的前体可分为两个类别：癌前状态和癌前病变。癌前状态是一种临床状态，由此可导致胃癌的发病率较正常人群增高；癌前病变是经过病理检查诊断的特定的组织学改变，在此基础上可逐渐演变发展成胃癌。

（三）临床表现

1. 症状

早期胃癌无特异性症状，甚至毫无症状。随着肿瘤的进展，影响胃的功能时才出现较明显的症状，但这种症状也并非胃癌所特有，常与胃炎、溃疡病等慢性胃部疾患相似。常见症状如下。

（1）胃部疼痛：是胃癌最常见的症状，即使是早期胃癌患者，除了少部分无症状的患者外，大部分均有胃部疼痛的症状。起初仅感上腹部不适，或有胀痛、沉重感，常被认为是胃炎、胃溃疡等，给予相应的治疗，症状也可暂时缓解。胃窦部胃癌可引起十二指肠功能改变，出现节律性疼痛，易被忽视，直至疼痛加重甚至黑便才引起重视，此时往往已是疾病的中晚期，治疗效果不佳。

（2）食欲缺乏、消瘦、乏力：这也是一组常见又不特异的胃恶性肿瘤症状，有可能是胃癌的首发症状。很多患者在饱餐后出现饱胀、嗳气而自动限制饮食，体重逐渐减轻。

（3）恶心、呕吐：早期可仅有进食后饱胀和轻度恶心感，常因肿瘤引起梗阻或胃功能紊乱所致。贲门部肿瘤开始可出现进食不顺利感，以后随病情进展而发生吞咽困难及食物反流。胃窦部癌引起幽门梗阻时可呕吐有腐败气味的隔夜饮食。

（4）出血和黑便：早期胃癌有出血黑便者约为20％。小量出血时仅有大便隐血阳性，当出血量较大时可有呕血及黑便。凡无胃病史的老年人出现黑便时必须警惕有胃癌的可能。

（5）其他患者可因为胃酸缺乏、胃排空加快而出现腹泻或便秘及下腹部不适。胃癌血行转移多发生于晚期，以转移至肝、肺最为多见。在腹腔种植转移中，女性患者易转移至卵巢，称为Krukenberg瘤。

2. 体征

一般胃癌尤其是早期胃癌常无明显体征，可有上腹部深压痛，有时伴有轻度肌抵触感。上腹部肿块、直肠前触及肿物、脐部肿块、锁骨上淋巴结肿大等均是胃癌晚期或已出现转移的体征。

（四）诊断

胃癌的诊断和治疗需要多学科专家（肿瘤放射科专家、肿瘤外科专家、肿瘤内科专家、营养学专家及内镜专家）共同参与。

1. 胃癌的 X 线检查法

X 线检查法主要用于观察胃腔在钡剂充盈下的自然伸展状态，胃的大体形态与位置的变化，胃壁的柔软度及获得病变的隆起高度等，有充盈法、黏膜法、压迫法、双对比法和薄层法。

2. 胃癌的 CT 诊断

（1）**胃壁增厚**：癌肿沿胃壁浸润造成胃壁增厚，增厚的胃壁可为局限性或弥漫性，根据癌肿浸润深度不同，浆膜面可光滑或不光滑，但黏膜面均显示不同程度的凹凸不平是胃癌的特点之一。

（2）腔内肿块：癌肿向胃腔内生长，形成突起在胃腔内的肿块。肿块可为孤立的隆起，也可为增厚胃壁胃腔内明显突出的一部分。肿块的表面不光滑，可呈分叶、结节或菜花状，表面可伴有溃疡。

（3）溃疡：CT 图像可以更好地显示胃癌腔内形成的溃疡。溃疡所形成的凹陷的边缘不规则，底部多不光滑，周边的胃壁增厚较明显，并向胃腔内突出。

（4）环堤：环堤表现为环绕癌性溃疡周围的堤状隆起。环堤的外缘可锐利或不清楚。

（5）胃腔狭窄：CT 表现为胃壁增厚基础上的胃腔狭窄，狭窄的胃腔边缘较为僵硬并不规则，多呈非对称性向心狭窄，伴环形周围非对称性胃壁增厚。

（6）黏膜皱襞改变：黏膜皱襞在 CT 横断面图像上，表现为类似小山脊状的黏膜面突起，连续层面显示嵴状隆起间距和形态出现变化，间距逐渐变窄、融合、消失标志着黏膜皱襞的集中、中断和破坏等改变。

（7）对于女性患者需要进行盆腔 CT 扫描。

3. 胃癌的内镜诊断

（1）早期胃癌：癌组织浸润深度仅限于黏膜层或黏膜下层，而不论有无淋巴结转移，也不论癌灶面积，符合以上条件癌灶面积 5.1～10 mm 为小胃癌；小于 5 mm 为微小胃癌。原位癌指癌灶仅限于腺管内，未突破腺管基底膜。

（2）进展期胃癌：癌组织已侵入胃壁肌层、浆膜层或浆膜外，不论癌灶大小或有无转移均称为进展期胃癌。

4. 胃癌的超声诊断

水充盈胃腔法及超声显像液的应用，可显示胃壁蠕动状况。在 X 线及内镜的定位下，可以显示肿瘤的大小、形态、内部结构、生长方式、癌变范围。

5. 实验室检查

对胃癌较早诊断有意义的检查是大便隐血试验。

（五）治疗

1. **胃癌的治疗原则**

经术前分期检查，包括纤维内镜、腹部 CT、女性患者盆腔 CT 或 B 超、胸部 X 线等，根据检查结果，可考虑如下治疗原则。

（1）无远处转移的患者，临床评价为可手术切除的，首选手术治疗。对有高危因素如低分化腺癌、有脉管瘤栓、年轻（<35 岁）患者应行术后含 5-FU 方案的化学治疗或同步化放射治疗。任何有淋巴结转移及局部晚期的患者，均应在术后进行化放射治疗。

（2）无远处转移的患者，临床评价为不可手术切除的，可行放射治疗同时 5-FU 增敏。治疗结束后评价疗效，如肿瘤完全或大部分缓解，可观察，或合适的患者行手术切除；如肿瘤残存或出现远处转移，考虑全身化学治疗，不能耐受化学治疗的患者给予最好的支持治疗。

（3）有远处转移的患者，考虑全身化学治疗为主，或参加临床试验。不能耐受化学治疗的，给予最好的支持治疗。

2. **外科手术**

手术方式分为内镜下黏膜切除术、腹腔镜下胃改良切除术、胃癌的根治性切除术、联合脏器切除术、姑息性手术。

3. **化学治疗**

迄今为止，胃癌的治疗仍以手术治疗为主，但是多数患者仅通过手术难以治愈。化学治疗在胃癌的治疗中占有重要地位，分为以下四种。

（1）术后辅助化学治疗：由于单纯的手术治疗疗效欠佳，也由于不少有效的化学治疗药物或联合化学治疗方案对胃癌的有效率常可达 40％以上，因此，希望应用术后辅助化学治疗处理根治术后可能存在的转移灶，以达到防止复发、提高疗效的目的。有效的化学治疗药物仍以 5-FU（或卡培他滨）＋甲酰四氢叶酸（LV）为主。

（2）术前新辅助化学治疗：一般用于局部分期较晚的病例，该类患者不论能否手术切除，都有较高的局部复发率。术前化学治疗的目的是降低期别，便于切除及减少术后复发。常用的联合化学治疗方案有 FUP 方案（顺铂＋5-FU），紫杉醇＋顺铂＋5-FU 方案，FOLFOX4 方案（奥沙利铂＋顺铂＋亚叶酸钙）。

（3）晚期或转移性胃癌的化学治疗：晚期胃癌不可治愈，但是化学治疗对有症状的患者有姑息性治疗效果。有几种单药对晚期胃癌有肯定的疗效，这些药物包括 5-FU、丝裂霉素、依托泊苷和顺铂。有几种新药及其联合方案对胃癌有治疗活性，包括紫杉醇、多西他赛、伊立替康、表柔比星、奥沙利铂、依托泊苷和优福定（尿嘧啶和替加氟的复合物）。近年来常用的化学治疗方案有 FAM（5-FU、多柔比星、甲氨蝶呤）、ECF（表柔比星、顺铂、5-FU）、DCF（多西他赛、顺铂、5-FU）等。

（4）腹腔内化学治疗：由于绝大多数胃癌手术失败的病例均因腹膜或区域淋巴结等的腹腔内复发，现已知在浆膜有浸润的胃癌常可在腹腔内找到游离的癌细胞，甚至报道浸润性胃癌的腹腔内游离的癌细胞阳性率可达 75％。对病期较晚已切除的胃癌，在术中进行腹腔温热灌注化学治疗，有可能提高疗效。

4. 放射治疗

放射治疗包括术前、术后或姑息性放射治疗，是胃癌治疗中的一部分。外照射与 5-FU 联合应用于局部无法切除的胃癌的姑息治疗时，可以提高生存率。使用三维适形放射治疗和非常规照射野照射可以精确地对高危靶区进行照射且剂量分布更加均匀。

5. 最佳支持治疗

目的是预防、降低和减轻患者的痛苦并改善其生活质量，是晚期及转移性胃癌患者完整治疗中的一部分。缓解晚期胃癌患者症状的治疗包括内镜下放置自扩性金属支架（SEMS）缓解梗阻症状，手术或外照射或内镜治疗可能对出血患者有效。疼痛控制可使用放射治疗或镇痛药。

胃癌的预后取决于诊断时的肿瘤分期情况。国内胃癌根治术后的 5 年生存率在 30%。约有 50% 的患者在诊断时胃癌已经超过了局部范围，70%～80% 的胃癌切除标本中可以发现局部淋巴结转移。因此，晚期胃癌在临床更为常见。局部晚期和转移性胃食管癌的不良预后因素包括：体力状况（PS）评分不良（≥2），肝转移，腹腔转移和碱性磷酸酶≥100 U/L。

二、护理

（一）护理要点

1. 术前护理

（1）心理支持：缓解患者的焦虑或恐惧，以增强患者对手术治疗的信心，使其积极配合治疗和护理。

（2）营养支持护理：胃癌患者往往由于食欲缺乏、摄入不足、消耗增加和恶心呕吐等原因导致不同程度的营养不良。为了改善患者的营养状态，提高其对手术的耐受性，对能进食者应根据患者的饮食习惯给予高蛋白、高热量、高维生素、低脂肪、易消化的饮食；对不能进食者遵医嘱予以静脉输液、静脉营养支持。

（3）特殊准备：胃癌伴有幽门梗阻者术前 3 天起每晚用 300～500 mL 温生理盐水洗胃，以减轻胃黏膜水肿和炎症，有利于术后吻合口愈合；如癌组织侵犯大肠则要做好肠道准备，术前 3 天口服肠道不易吸收的抗生素，清洁肠道。

2. 术后护理

（1）病情观察：严密观察生命体征的变化，观察伤口情况、胃肠减压及腹腔引流情况等。准确记录 24 小时出入水量。

（2）体位：全麻清醒前去枕平卧，头偏向一侧，以免呕吐时发生误吸。麻醉清醒后若血压平稳取低半卧位,有利于呼吸和循环;减少切口张力,减轻疼痛与不适;有利于腹腔渗出液集聚于盆腔,便于引流。

(3)维持有效的胃肠减压和腹腔引流,观察引流液颜色、性状及量的变化。

(4)营养支持护理。①肠外营养支持:由于禁食、胃肠减压及手术的消耗,术后需及时输液补充水、电解质和营养素,必要时输清蛋白或全血,以改善患者的营养状况促进术后恢复。②早期肠内营养支持:早期肠内营养支持可改善患者的营养状况,维护肠道屏障结构和功能,促进肠道功能恢复,增强机体的免疫功能,促进伤口和肠吻合口的愈合。一般经鼻肠管或空肠造口管输注实施。护理上应注意:根据患者的个体情况,制定合理的营养支持方案;保持喂养管的功能状态,妥善固定,保持通畅,每次输注营养液前后用生理盐水或温开水 20~30 mL 冲管,持续输注过程中每 4~6 小时冲管一次;控制营养液的温度、浓度、输注速度和输注量,逐步过渡;观察有无恶心、呕吐、腹痛、腹胀、腹泻及水、电解质失衡等并发症的发生。③饮食护理:术后禁饮食,肠蠕动恢复后可拔除胃管,拔管当天可饮少量水或米汤;第 2 天进半量流质,每次 50~80 mL;第 3 天进全量流质,每次 100~150 mL,若无腹痛、腹胀等不适,第 4 天可进半流质饮食;第 10~14 天可进软食。注意少量多餐,避免生、冷、硬及刺激性饮食,少食易产气食物。

(5)活动:鼓励患者早期活动,定时做深呼吸,进行有效咳嗽和排痰。一般术后第 1 天即可协助患者坐起并做轻微的床上活动,第 2 天协助下床、床边活动,应根据患者的个体差异决定活动量。

(6)并发症的观察和护理。①术后出血:胃手术后可有暗红色或咖啡色液体自胃管引出,一般 24 小时内不超过 300 mL,并且颜色逐渐转清。若短时间内从胃管或腹腔引流管内引流出大量鲜红色液体,持续不止,应警惕术后出血,及时报告医师,遵医嘱给予止血、输血等处理，必要时做好紧急术前准备。②感染：术前做好呼吸道准备，术后做好口腔护理，防止误吸，鼓励患者定时深呼吸，进行有效咳嗽和排痰等，以防止肺部感染；保持切口敷料干燥，注意无菌操作，保持尿管、腹腔引流管通畅，防止切口、腹腔及泌尿系统等部位感染。③吻合口瘘或十二指肠残端破裂：密切观察生命体征和腹腔引流情况，如术后数天腹腔引流量不减、伴有黄绿色胆汁或呈脓性、带臭味，伴腹痛，体温再次上升，则应警惕其发生。及时报告医师，遵医嘱给予抗感染、纠正水电解质紊乱和酸碱平衡失调、肠内外营养支持等护理，保护好瘘口周围皮肤。④消化道梗阻：如患者在术后短期内再次出现恶心、呕吐、腹胀，甚至腹痛和停止排便排气等症状，则应警惕是否有消化道梗阻的发生，遵医嘱予以禁食、胃肠减压、输液及营养支持等治疗。

3. 饮食护理

（1）放射治疗期间的饮食护理：放射治疗后 1～2 小时，患者可能出现恶心、呕吐等不良反应，告知患者是由于射线致使胃黏膜充血水肿所致。指导患者放射治疗前避免进食，以减轻可能发生的消化道反应。鼓励患者进食富含维生素 B_{12} 和含铁、含钙丰富的食物。

（2）化学治疗期间的饮食护理：常出现的不良反应表现有恶心、畏食、腹痛、腹泻等。食欲缺乏时，可选用易消化、新鲜的食品；消化不良时，可选择粥作为主食，也可以吃助消化、开胃的食品。化学治疗前 0.5～1 小时和化学治疗后 4～6 小时给予镇吐药，会有助于减轻恶心、呕吐。

4. 倾倒综合征的护理

由于胃大部切除术后失去对胃排空的控制，导致胃排空过速所产生的一系列综合征。根据进食后症状出现的时间可分为早期与晚期两种。

（1）早期倾倒综合征：多发生在进食后半小时内，患者以循环系统和胃肠道症状为主要表现。应指导患者通过饮食调整来缓解症状，避免过浓、过甜、过咸的流质食物，宜进低碳水化合物、高蛋白饮食，餐时限制饮水喝汤，进餐后平卧 10～20 分钟。术后半年到 1 年内逐渐自愈，极少数症状严重而持久的患者需手术治疗。

（2）晚期倾倒综合征：餐后 2～4 小时患者出现头晕、心慌、出冷汗、脉搏细弱甚至虚脱等表现。主要因进食后，胃排空过快，含糖食物迅速进入小肠而刺激胰岛素大量释放，继之发生反应性低血糖，故晚期倾倒综合征又被称为低血糖综合征。指导患者出现症状时进食，尤其糖类即可缓解。

5. 腹腔灌注热化学治疗的护理

腹腔化学治疗前常规检查血常规、肝肾功能、心电图；有腹水引流者充分补液，以防引流过程中或引流后发生低血容量性反应；指导患者排空膀胱，避免穿刺时误伤膀胱。灌注化学治疗药物前确认导管在腹腔内，防止化学治疗药物渗漏到皮下组织；灌注过程观察患者反应，每 15～20 分钟改变体位，使药物均匀地与腹腔组织和脏器接触。

6. 静脉化学治疗的护理

观察药物特殊不良反应。

（1）氟尿嘧啶：观察有无心绞痛、心律失常，如有发生应立即停药，出现腹泻甚至血性腹泻时应立即停药，通知医师及时处理。静脉推注或静脉滴注可引起血栓性静脉炎，需经 PICC 或 CVC 输入。

（2）紫杉醇：可出现变态反应，多数为Ⅰ型变态反应，表现为支气管痉挛性呼吸困难、荨麻疹和低血压。大多数发生在用药 10 分钟以内。为防止发生变态反应，应在静脉滴注紫杉醇之前 12 小时、6 小时给予地塞米松 10～20 mg 口服。紫杉醇可发生神经系统毒性，多数为周围神经病变，表现为轻度麻木及感觉异常，可发生闪光暗点为特征的视神经障碍。

（3）奥沙利铂：有神经系统毒性，一般为蓄积的、可逆的周围神经毒性，停药后症状逐渐缓解。主要表现为手足末梢麻木感，甚至疼痛，影响感觉、运动功能，遇冷加重。偶尔出现咽部异样感，甚至呼吸困难，可通过吸氧、推注地塞米松等缓解，必要时使用肾上腺素皮下注射；注射前应用还原型谷胱甘肽及每天口服 B 族维生素可能有减轻症状的作用。大约 3/4 的患者的神经毒性在治疗结束 13 周后可逆转。在治疗期间应指导患者注意保暖。奥沙利铂只能用注射用水或 5% 葡萄糖稀释，不能用生理盐水或其他含氯的溶液稀释。每瓶 50 mg 加入稀释液 10～20 mL，在原包装内可于 2～8 ℃冰箱中保存 4～48 小时，加入 5% 葡萄糖 250～500 mL 稀释后的溶液应尽快滴注，在室温中只能保存 4～6 小时。禁止和碱性液体或碱性药物配伍输注，避免药物接触铝制品，否则会产生黑色沉淀和气体。

7. 胃癌患者放射治疗的护理

（1）告知患者在模拟定位和治疗前 3 小时不要饱食。可使用口服或静脉对比剂进行 CT 模拟定位。

（2）胃的周围有对射线敏感的肾、肝、脾、小肠等器官，放射治疗前，技术人员应精确定位，最好使用固定装置，以保证定位的可重复性。指导患者采用仰卧位进行模拟定位和治疗。

（3）放射治疗中使用定制的挡块来减少正常组织不必要的照射剂量，包括肝脏（60% 肝脏<30 Gy）、肾脏（至少一侧肾脏的 2/3<20 Gy）、脊髓（<45 Gy）、心脏（1/3 心脏<50 Gy，尽量降低肺和左心室的剂量，并使左心室的剂量降到最低）。指导患者稳定体位，以避免射线对周围组织和器官的损伤。放射治疗中需要暴露受照部位，需注意为患者肩部及上肢保暖，防止受凉。

（4）放射性胃炎的护理：遵医嘱预防性使用止吐药，预防性使用保护胃黏膜的药物。食欲缺乏、恶心、呕吐及腹痛常发生于放射治疗后数天，对症处理即可缓解，一般患者可以耐受不影响放射治疗进行。

（5）放射性小肠炎的护理：多发生于放射治疗中或放射治疗后，可表现为高位不完全性肠梗阻。由于肠黏膜细胞早期更新受到抑制，以后小动脉壁肿胀、闭塞，引起肠壁缺血，黏膜糜烂。

晚期肠壁引起纤维化，肠腔狭窄或穿孔，腹腔内形成脓肿、瘘管和肠粘连等。主要护理措施为遵医嘱给予解痉药及止痛药，给予易消化、清淡饮食。

（6）其他并发症的护理：胃癌放射治疗还可出现穿孔、出血与放射性胰腺炎，放射治疗期间应注意观察有无剧烈腹痛、腹胀、恶心、呕吐、呕血等表现。

（二）健康指导

1. 注意饮食习惯

长期不良的饮食习惯很容易引起慢性胃病、胃溃疡甚至发生胃癌。经常吃过热的食物可破坏口腔和食管黏膜，可导致细胞癌变。吃饭快，食物咀嚼不细易对消化道黏膜产生机械性损伤，产生慢性炎症，吃团块的食物易对贲门产生较强的机械刺激，久之会损伤甚至癌变。养成定时定量、细嚼慢咽的饮食习惯，避免进食生硬、过冷、过烫、过辣及油腻食物，戒烟、酒。少食含纤维较多的蔬菜、水果（橘子）或黏聚成团的食物（如糖葫芦、黏糕、糯米饭、柿饼），易发生肠梗阻。避免过浓、过甜、过咸的流质食物。宜进低碳水化合物、高蛋白饮食，餐时限制饮水喝汤。进餐后平卧10～20分钟，以预防倾倒综合征。维生素 C 具有较强阻断亚硝基化合物的能力，β-胡萝卜素具有抗氧化能力，可以在小肠转化成维生素 A，维持细胞生长和分化。可鼓励患者进食富含维生素 C 和 β-胡萝卜素的食品。

2. 积极治疗胃病和幽门螺杆菌

长期慢性胃炎和长期不愈的溃疡均要考虑幽门螺杆菌感染的可能，要积极治疗。

3. 避免高盐饮食

食盐中的氯离子能损伤胃黏膜细胞，破坏胃黏膜和黏膜保护层，使胃黏膜易受到致癌物质攻击，要减少食物中盐的摄入量。

4. 避免进食污染食物

煎、烤、炸食物含有大量致癌物质。我国胃癌高发区居民有食用储存的霉变食物的习惯，其胃液中真菌检出率明显高于低发区。

5. 多食牛奶、奶制品和富含蛋白质的食物

良好的饮食构成有助于减少胃癌发生的危险性。食物应多样化和避免偏食，在满足热量需要和丰富副食供应的基础上，增加蛋白质的摄入水平。

6. 经常食用富含维生素的新鲜蔬菜和水果

每天增加蔬菜和水果的摄入量可降低恶性肿瘤发生的危险性。蔬菜和水果含有防癌的抗氧化剂，食用黄绿色蔬菜可以明显降低胃癌的发生率。

7. 戒烟与戒酒

饮酒加吸烟，两者有致癌的协同作用，患胃癌的危险更大。

8. 告知患者用药禁忌

告知患者慎用阿司匹林、保泰松、肾上腺皮质激素类药物，因可引起胃黏膜损伤。

9. 密切监视血清

监视血清维生素 B_{12}、铁和钙水平，尤其是术后患者可口服补充铁剂，同时应用酸性饮料如橙汁，可以维持血清铁水平。

10. 如出现下列情况随时就诊

上腹部不适、疼痛、恶心、呕吐、呕血、黑便、体重减轻、疲乏无力、食欲缺乏等。

第八节 ▍ 原发性肝癌

原发性肝癌是指由肝细胞或肝内胆管上皮细胞发生的恶性肿瘤，是我国常见的恶性肿瘤之一，病死率较高，在恶性肿瘤死亡排位中占第 2 位。近年来发病率有上升趋势，肝癌的 5 年生存率很低，预后凶险。原发性肝癌的发病率有较高的地区分布性，本病多见于中年男性，男女性别之比在肝癌高发区中（3∶1）～

（4∶1），低发区则为（1∶1）～（2∶1）。高发区的发病年龄高峰为 40～49 岁。

一、病因及发病机制

病因及发病机制尚不清楚，根据高发区的流行病学调查结果表明，下列因素与肝癌的发病关系密切。

（一）病毒性肝炎

在我国，乙型肝炎是原发性肝癌发生的最重要病因，原发性肝癌患者中 1/3 曾有慢性肝炎病史。肝癌患者血清中乙型肝炎标志物达 90％以上，近年来丙型肝炎与肝癌关系也逐渐引起关注。

（二）肝硬化

原发性肝癌合并肝硬化者占 50％～90％，乙肝病毒持续感染与肝细胞癌有密切关系。其过程可能是乙型肝炎病毒引起肝细胞损害继而发生增生或不典型增生，从而对致癌物质敏感。在多病因参与的发病过程中可能有多种基因发生改变，最后导致癌变。

（三）黄曲霉毒素

在肝癌高发区，尤其以玉米为主粮的地区调查提示，肝癌流行可能与黄曲霉毒素对粮食的污染有关，其代谢产物黄曲霉毒素 B_1 有强烈致癌作用。

（四）饮水污染

某些地区的流行病学调查结果发现，饮用池塘水者与饮用井水者的肝癌发病率和病死率有明显差异，可能与池塘水的蓝绿藻产生的微囊藻毒素污染饮用水源有关。

（五）遗传因素

在高发区肝癌有时出现家族聚集现象，尤以共同生活并有血缘关系者的肝癌罹患率高。可能与肝炎病毒垂直传播有关。

（六）其他

饮酒，亚硝胺，农药，某些微量元素含量异常如铜、锌、钼等，肝吸虫等因素也被认为与肝癌有关。吸烟和肝癌的关系还待进一步明确。

二、临床表现

（一）症状

肝癌起病隐匿，早期缺乏典型症状，多在肝病随访中或体检普查中，应用血清甲胎蛋白（AFP）及 B 超检查偶然发现肝癌，此时患者既无症状，体格检查亦缺乏肿瘤本身的体征，此期称为亚临床肝癌。一旦出现症状而来就诊者其病程大多已进入中晚期。不同阶段的肝癌，其临床表现有明显差异。

1. 肝区疼痛

肝区疼痛最常见，半数以上患者呈间歇性或持续性的钝痛或胀痛，是由于肿块生长迅速、使肝包膜绷紧牵拉所致。当肿瘤侵犯膈肌时，疼痛可向右肩或右背部放射。向右后生长的肿瘤可致右腰疼痛。突然出现剧烈腹痛和腹膜刺激征提示癌结节包膜下出血或向腹腔破溃。

2. 消化道症状

食欲缺乏、恶心、呕吐、腹泻、消化不良等，缺乏特异性。

3. 全身症状

低热，发热与癌肿坏死物质吸收有关。此外还有乏力、消瘦、贫血、全身衰弱等，少数患者晚期呈恶病质。这是由于癌症所致的能量消耗和代谢障碍。

4. 转移灶症状

如肺转移可出现咳嗽、咯血；胸膜转移可引起胸痛和血性胸腔积液；癌栓栓塞肺动脉，引起肺梗死，可突然出现严重呼吸困难和胸痛；癌栓栓塞下肢静脉，可出现下肢严重水肿；骨转移和脊柱转移，可引起局部压痛或神经受压症状；颅内转移可出现相应的神经定位症状和体征。

5. 伴癌综合征

癌肿本身代谢异常，癌组织对机体发生影响而引起的内分泌或代谢异常的一组综合征称之为伴癌综合征。如自发性低血糖症、红细胞增多症，其他罕见的有高脂血症、高钙血症、类癌综合征等。

（二）体征

1. 肝大

进行性肝大是常见的特征性体征之一。肝质地坚硬，表面及边缘不光滑，有大小不等结节，伴不同程度的压痛。如癌肿突出于右肋弓下或剑突下，上腹可出现局部隆起或饱满。

2. 脾大

脾大多见于合并肝硬化门静脉高压患者。因门静脉或脾静脉有癌栓或癌肿压迫门静脉引起。

3. 腹水

腹水因合并肝硬化门静脉高压、门静脉或肝静脉癌栓所致。当癌肿表面破溃时可引起血性腹水。

4. 黄疸

当癌肿浸润、破坏肝细胞时，可引起肝细胞性黄疸；当癌肿侵犯肝内胆管或压迫胆管时，可出现阻塞性黄疸。

5. 转移灶相应体征

锁骨上淋巴结肿大、胸腔积液的体征；截瘫、偏瘫等。

（三）并发症

肝性脑病；上消化道出血；肝癌结节破裂出血；血性胸腹腔积液；继发感染。上述并发症可由肝癌本身或并存的肝硬化引起，常为致死的原因。

三、辅助检查

（一）血清 AFP 测定

AFP 是目前诊断肝细胞肝癌最特异性的标志物，是体检普查的项目之一。肝癌患者 AFP 阳性率 70%～90%，诊断标准：①AFP>500 μg/L 持续 4 周；②AFP 在>200 μg/L 的中等水平持续 8 周；③AFP 由低浓度升高后不下降。

（二）影像学检查

（1）超声是目前肝癌筛查的首选检查之一，有助于了解占位性病变的血供。

（2）CT 在反映肝癌的大小、形态、部位、数目等方面有突出的优点，被认为是补充超声检查的非侵入性诊断的首选方法。

（3）肝动脉造影是肝癌诊断的重要补充方法，对直径 2 cm 以下的小肝癌的诊断较有价值。

（4）MRI 优点是除显示如 CT 那样的横截面外，还能显示矢状位、冠状位及任意切面。

（三）肝组织活检或细胞学检查

在超声或 CT 引导下活检或细针穿刺行组织学或细胞学检查，是目前确诊直径 2 cm 以下小肝癌的有效方法。缺点是易引起近边缘的肝癌破裂，有促进转移的危险。在非侵入性操作未能确诊时考虑使用。

四、诊断要点

有慢性肝炎病史，原因不明的肝区不适或疼痛，或原有肝病症状加重伴有全身不适、明显的食欲缺乏和消瘦、乏力、发热；肝进行性肿大、压痛、质地坚硬、表面和边缘不光滑。对高危人群血清 AFP 的检测及影像学检查。对既无症状也无体征的亚临床肝癌的诊断主要靠血清 AFP 的检测联合影像学检查。

五、治疗要点

早期治疗是改善肝癌预后的最主要的手段，而治疗方案的选择取决于肝癌的临床分期及患者的体质。

（一）手术治疗

手术治疗是首选的治疗方法，是影响肝癌预后的最主要因素，是提高生存率的关键。

（二）局部治疗

1. 肝动脉化疗栓塞治疗（TACE）

TACE 为原发性肝癌非手术的首选方案，效果较好，应反复多次治疗。机制为先栓塞肿瘤远端血供，再栓塞肿瘤近端肝动脉，使肿瘤难以建立侧支循环，最终引起病灶缺血性坏死，并在动脉内灌注化疗药物。常用栓塞剂有吸收性明胶海绵和碘化油。

2. 无水酒精注射疗法（PEI）

PEI 是肿瘤直径＜3 cm，结节数在 3 个以内，伴肝硬化不能手术患者的首选治疗方法。在 B 超引导下经皮肝穿刺入肿瘤内注入无水乙醇，促使肿瘤细胞脱水变性、凝固坏死。

3. 物理疗法

局部高温疗法，如微波组织凝固技术、射频消融、高功率聚焦超声治疗、激光等。

（三）其他治疗方法

1. 放射治疗

放射治疗在肝癌治疗中仍有一定地位。适用于肿瘤较局限，但不能手术者，常与其他治疗方法组成综合治疗。

2. 化学治疗

化学治疗常用多柔比星及其衍生物、顺铂、氟尿嘧啶、丝裂霉素 C 和甲氨蝶呤等。主张联合用药，单一用药疗效较差。

3. 生物治疗

生物治疗常用干扰素、白细胞介素、淋巴因子活化杀伤（LAK）、肿瘤浸润淋巴细胞（TIL）等，作为辅助治疗之一。

4. 中医中药治疗

中医中药治疗用于晚期肝癌患者和肝功能严重失代偿无法耐受其他治疗者，可作为辅助治疗之一。

5. 综合治疗

根据患者的具体情况，选择一种或多种治疗方法联合使用，为中晚期患者的主要治疗方法。

六、常用护理诊断

（1）疼痛（肝区痛）：与肿瘤迅速增大、牵拉肝包膜有关。

（2）预感性悲哀：与获知疾病预后有关。

（3）营养失调（低于机体需要量）：与肝功能严重损害、摄入量不足有关。

七、护理措施

（一）一般护理

1. 休息与体位

给患者创造安静舒适的休息环境，减少各种不良刺激。协助并指导患者取舒适卧位。为患者创造安静、舒适环境，提高患者对疼痛的耐受性。

2. 饮食护理

鼓励进食，给予高蛋白、适量热量、高维生素、易消化饮食，如出现肝性脑病，禁食蛋白质。伴腹水患者，限制水钠摄入。如出现恶心、呕吐现象，做好口腔护理。在化疗过程中患者往往胃肠道反应明显，可根据其口味适当调整饮食。

3. 皮肤护理

晚期肝癌患者极度消瘦，严重营养不良，因为疼痛影响，常拒绝体位变动。因此要加强翻身，皮肤按摩，如出现压疮，做好相应处理。

（二）病情观察

监测生命体征，观察有无肝区疼痛、发热、腹水、黄疸、呕血、便血、24 小时尿量等，以及实验室各项血液生化和免疫学指标。观察有无转移征象。

（三）疼痛护理

晚期癌症患者大部分有中度至重度疼痛，多为顽固性剧痛，严重影响生存质量。通过询问病史、观察或运用评估工具来判断疼痛的部位、性质、程度。

1. 三阶梯疗法

目前临床普遍推行 WTO 推荐的三阶梯疗法，其原则：①按阶梯给药，依药效的强弱顺序递增使用；②无创性给药，可选择口服给药、直肠栓剂或透皮贴剂给药等方式；③按时给药，而不是按需给药；④剂量个体化。按此疗法多数患者能满意止痛。

（1）第一阶梯：轻度癌痛，可用非阿片类镇痛药，如阿司匹林等。

（2）第二阶梯：中度癌痛及第一阶梯治疗效果不理想时，可选用弱阿片类药，如可卡因。

（3）第三阶梯：重度癌痛及第二阶梯治疗效果不理想者，选用强阿片类药，如吗啡。多采用口服缓释或控释剂型。癌痛的治疗中提倡联合用药的方法，加用一些辅助药以协同主药的疗效，减少其用量与不良反应，常用辅助药物：①弱安定药，如地西泮和艾司唑仑等；②强安定药，如氯丙嗪和氟哌利多等；③抗抑郁药，如阿米替林。

向患者说明接受治疗的效果及帮助患者正确用药，对于已掌握的规律性疼痛，在疼痛发生前使用镇痛药。疼痛减轻或停止时应及时停药。观察止痛疗效及不良反应。

2. 其他方法

（1）放松止痛法：通过全身松弛可以阻断或减轻疼痛反应。

（2）心理暗示疗法：可结合各种癌症的治疗方法，暗示患者进行自身调节，告诉患者配合治疗就一定能战胜疾病。

（3）物理止痛法：可通过刺激疼痛周围皮肤或相对应的健侧达到止痛目的。

（4）转移止痛法：让患者取舒适体位，通过回忆、冥想、听音乐、看书报等方法转移注意力，减轻疼痛反应。

（四）肝动脉栓塞化疗护理

肝动脉栓塞化疗是肝癌非手术治疗的首选方法，已在临床上广泛应用，是一种创伤性的非手术治疗。

1. 术前护理

（1）向患者和家属解释治疗的必要性、方法、效果。

（2）评估患者的身体状况，必要时先给予支持治疗。

（3）做好各种检查，如血常规、出凝血时间、肝肾功能、心电图、影像学检查等；检查股动脉和足背动脉搏动的强度。

（4）做好碘过敏试验和普鲁卡因过敏试验，如碘过敏试验阳性可用非离子型对比剂。

（5）术前 6 小时禁食禁饮。

（6）术前半小时可给予镇静药，并测量血压。

2. 术中护理

（1）准备好各种抢救用品和药物。

（2）护士应尽量陪伴在患者的身边，安慰及观察患者。

（3）注射对比剂时，应严格控制注射速度，注射完毕后应密切观察患者有无恶心、心悸、胸闷、皮疹等过敏症状，观察血压的变化。

（4）注射化疗药物后应观察患者有无恶心、呕吐，一旦出现应帮助患者头偏向一侧，备污物盘，指导患者做深呼吸，如使用的化疗药物胃肠道反应很明显，可在注入化疗药物前给予止吐药。

（5）观察患者有无腹痛，如出现轻微腹痛，可向患者解释腹痛的原因，安慰患者，转移注意力；如疼痛较剧，患者不能耐受，可给予止痛药。

3. 术后护理

（1）预防穿刺部位出血：拔管后应压迫股动脉穿刺点 15 分钟，绷带包扎后，用沙袋（1～2 kg）压迫 6～8 小时；保持穿刺侧肢体平伸 24 小时；术后 8 小时内，应每隔 1 小时观察穿刺部位有无出血和渗血，保持敷料的清洁干燥；一旦发现出血，应立即压迫止血，重新包扎，沙袋压迫；如为穿刺点大血肿，可用无菌注射器抽吸，24 小时后可热敷，促进其吸收。

（2）观察有无血栓形成：应检查两侧足背动脉的搏动是否对称，患者有无肢体麻木、胀痛、皮肤温度降低等，出现上述症状与体征，应立即报告医师及时采取溶栓措施。

（3）观察有无栓塞后综合征：发热、恶心、呕吐、腹痛。如体温超过 39 ℃，可物理降温，必要时用退热药。术中或术后用止吐药，可有效预防和减轻恶心、呕吐的症状，鼓励患者进食，尽可能满足患者对食物的要求。腹痛是因肿瘤组织坏死、局部组织水肿而引起的，可逐渐缓解，如疼痛剧烈，可使用药物止痛。

（4）密切观察化疗后反应，及时检查肝、肾功能和血常规，及时治疗和抢救。补充足够的液体，鼓励患者多饮水、多排尿，必要时应用利尿药。

（五）心理护理

肝癌患者不同阶段的心理反应往往比其他癌症患者更为明显。要充分认识患者的心理反应，对部分出现过激行为，如绝望甚至自杀的患者，要给予正确的心理疏导；同时建立良好的护患关系，减轻患者恐惧。对于晚期患者，特别要维护其尊严，并做好临终护理。

（六）健康教育

1. 疾病知识指导

原发性肝癌应以预防为主。临床证明，肝炎、肝硬化与肝癌的关系密切。因此，患病毒性肝炎的患者应及时正确治疗，防止转变为肝硬化，非乙型肝炎病毒携带者应注射乙型肝炎疫苗。加强锻炼，增强体质，注意保暖。

2. 生活指导

禁食含有黄曲霉毒素的霉变食物，特别是发霉的花生和玉米，禁饮酒。肝癌伴有肝硬化者，特别是伴食管-胃底静脉曲张的患者，应避免粗糙饮食。

3. 用药指导

在化疗过程中，应向患者做好解释工作，消除紧张心理，并介绍药物性质、毒副作用，使患者心中有数。①药物反应较重者，宜安排在睡前或饭后用药，以免影响进食。呕吐严重者应少食多餐，辅以针刺足三里、合谷、曲池等穴，对减轻胃肠道反应有一定作用。②注意防止皮肤破损，观察皮肤有无瘀斑、出血点、有无牙龈出血、鼻出血、血尿及便血等症状。③鼓励患者多饮水或强迫排尿，使尿液稀释。遵医嘱适量服用碳酸氢钠以碱化尿液。④常选用 1：5000 高锰酸钾溶液坐浴，预防会阴部感染。

4. 自我监测指导

出现右上腹不适、疼痛或包块者应尽早到医院检查。肝癌的疗效取决于早发现、早治疗，一旦确诊应尽早治疗，以手术为主的综合治疗可明显延长患者生命。观察肿瘤有无并发症和有无远处转移的表现，应警惕肝癌结节破裂、肝性脑病、消化道出血和感染等。手术后的癌肿患者应观察有无复发，定期复诊。化疗患者应定期检查肝肾功能、心电图、血常规、血浆药物浓度等，及时了解脏器功能和有无药物蓄积。

第九节 ▎ 胰腺癌

一、概述

（一）病因

胰腺癌的病因至今尚不完全清楚。流行病学调查显示，有些因素与胰腺癌的发病相关，有些存在分歧。

1. 人口因素和地区分布

胰腺癌多见于西方工业化国家。

2. 家族和遗传因素

患以下 6 种遗传性疾病者胰腺癌的发病机会增多：遗传性非息肉症型直肠癌、家族性乳腺癌、Paget 病、共济失调-毛细血管扩张症、家族性非典型多发性痣-黑色素瘤综合征和遗传性胰腺炎。

3. 与其他疾病的关系

慢性胰腺炎、糖尿病、甲状腺肿瘤、其他良性内分泌瘤、囊性纤维变形等可能与胰腺癌的发病相关。

4. 生活与环境因素

无论男女，吸烟者胰腺癌发病率高于不吸烟者 2～16 倍不等。高能量、高蛋白、高脂肪摄入与胰腺癌相关。此外，高碳水化合物、肉类、高胆固醇、亚硝胺和高盐食品均属不利因素。饮食中的纤维素、维生素 C、水果、蔬菜都是预防胰腺癌的有利因素；不进食或少进食保藏食品，进食生鲜、压力锅或微波炉制备的食品起保护作用。

（二）病理分型

1. 胰腺癌部位分布

（1）胰头癌：占胰腺癌的 2/3 以上，常压迫和浸润导致胰管管腔狭窄或闭塞，远端易继发胰腺炎。

（2）胰体、胰尾部：约占胰腺癌的 1/4。胰体、胰尾部肿瘤体积较大，常由于浸润生长而致胰体、尾部周围有严重的癌性腹膜炎。

（3）全胰癌：约占胰腺癌的 1/20。

2. 组织学分类

（1）导管细胞癌：最常见，约占 90%。

（2）胰泡细胞癌。

（3）少见类型胰腺癌：多形性癌、腺鳞癌、黏液癌、大嗜酸性细胞癌及胰腺囊-实性肿瘤等。

（三）临床表现

1. 腹痛

腹痛是最常见的临床症状，近半数为首发症状。在胰腺癌的整个病程中，几乎所有病例都有不同性质和不同程度的疼痛出现。

2. 黄疸

梗阻性黄疸是胰腺癌的另一重要症状，是胰头癌的主要症状和体征，由癌肿侵及胆总管所致。

3. 消化道症状

由于胰液和胆汁排出受阻，患者常有食欲缺乏、上腹饱胀、消化不良、便秘或腹泻。上腹部不适多为上腹闷堵感觉，食后饱胀。10%～30%的患者以此为首发症状。

4. 消瘦

体重减轻也是胰腺癌的常见症状。其特征是发展速度快，发病后短期内即出现明显消瘦，短期内体重减轻 10 kg 甚至更多。可能是胰腺癌及癌旁胰岛细胞因子干扰糖原代谢，引起胰岛素抵抗，使机体不能有效利用葡萄糖而致消瘦。

5. 发热

至少有 10%的胰腺癌患者病程中有发热出现，表现为低热、高热、间歇热或不规则发热等，可伴有畏寒，黄疸也随之加深，易被误诊为胆石症。

6. 血栓性静脉炎

中晚期胰体、胰尾部癌患者可并发下肢游走性或多发性血栓性静脉炎，表现为局部红、肿、热、痛等并可扪及条索状硬块；偶可发生门静脉血栓性静脉炎，出现门静脉高压。

7. 症状性糖尿病

部分胰腺癌患者可在上述症状出现之前发生症状性糖尿病，也可能原已控制的糖尿病无特殊原因突然加重。

8. 精神症状

部分患者可出现焦虑、抑郁、失眠、急躁及个性改变等精神症状。

（四）诊断

1. 实验室检查

肿瘤标志物检测包括 CEA、CA19-9、CA724、CA50 等。CEA 胰腺癌阳性率 $83\% \sim 92\%$，术后 CEA 升高提示复发；CA19-9 对胰腺癌具有高度敏感性和特异性，应用免疫过氧化酶法检测 CA19-9，胰腺癌准确率高达 86%。大多数浸润型胰腺癌可检测到 $K\text{-}ras$ 基因突变。Ras 基因的突变激活可引起血管内皮生长因子（VEGF）表达上调。约 73% 的胰腺癌患者发现 $p53$ 基因突变。

2. 影像学检查

（1）逆行胰胆管造影（ERCP）：将内镜插至十二指肠降段，在乳头部经内镜活检孔道插入造影导管，并进入乳头开口部、胆管和胰管内，注入对比剂，使胰管、胆管同时或先后显影，称为 ERCP。胰头癌 ERCP 的诊断准确率可高达 95%。通过 ERCP 收集胰液做脱落细胞学检查，对胰腺癌的阳性诊断率可达 75%。

（2）血管造影检查：胰腺血管造影可确定胰腺内分泌肿瘤的位置，判断有无浸润、胰腺癌手术切除可能性等。

（3）胰腺 CT 检查：CT 目前仍是检测胰腺癌及做肿瘤分期的最常用方法，其检出肿瘤的阳性预测值可超过 90％；在判定肿瘤不能切除时，阳性率 100％。

（4）胰腺 MRI 检查：磁共振胰胆管成像（MRCP）是近年迅速发展起来的技术。

（5）超声成像：彩色超声血流具有无创、价廉、无需对比剂等优点，可单独判断和量化肿瘤的心血管化程度，肿瘤侵犯血管的情况以及血管性疾病。

（五）治疗

胰腺癌恶性程度高，局部发展快，转移早，治疗效果不佳。

1. 手术治疗

手术是胰腺癌获得根治的唯一机会，只有 10％ 的胰腺癌患者获得手术的机会。能被切除的胰腺癌：肿瘤可被完全切除，而无癌组织残留；肿瘤未侵及重要邻近器官；无血源性或远处淋巴结转移。

2. 放射治疗

对于手术不能切除病例，采用放射治疗＋化学治疗可以提高胰腺癌的疗效，明显延长患者生存期。单纯放射治疗者中位生存期明显低于放化学治疗结合患者。

3. 化学治疗

全身化学治疗可作为胰腺癌的辅助治疗，也可作为局部晚期不能切除或有转移病变胰腺癌的主要治疗。可作为胰腺癌的新辅助治疗，也可作为术后复发的姑息治疗。常见化学治疗药物：5-FU、吉西他滨、奥沙利铂、顺铂、伊立替康。

吉西他滨 1000 mg/m^2，静脉滴注超过 30 分钟，3 周内每周 1 次，连续 3 次，然后休息 1 周为一个周期。对于不能切除的转移性胰腺癌，单药吉西他滨是标准治疗。含吉西他滨的联合放化疗可用于局部晚期不能切除的胰腺癌患者，也可作为辅助治疗。吉西他滨两药联合可选择吉西他滨＋顺铂、吉西他滨＋厄洛替尼、吉西他滨＋卡培他滨等。奥沙利铂联合 5-FU 可作为二线治疗。

4. 靶向治疗

胰腺癌的生物靶向治疗逐渐引起重视。研究显示，特罗凯联合吉西他滨治疗使胰腺癌中位生存期延长。

5. 晚期胰腺癌的解救治疗

有梗阻及黄疸者可采用放置支架、激光手术、光动力治疗、放射治疗等迅速退黄；严重疼痛可联合放射治疗与吗啡类药物止痛，必要时给予神经毁损性治疗；肿瘤活动性出血可考虑姑息性手术或放射治疗；对于营养不良者及时给予肠道或肠道外营养。

胰腺癌由于诊断困难、病变进展迅速以及缺乏有效的根治手段，诊断后仅 1%～4% 的患者能够存活 5 年。临床特点为病程短、进展快、病死率高，中位生存期为 6 个月左右，被称为"癌中之王"。

二、护理

（一）术前护理

1. 心理护理

评估患者焦虑程度及造成其焦虑、恐惧的原因；鼓励患者说出不安的想法和感受；及时向患者列举同类手术后康复的病例，鼓励同类手术患者间互相访视；同时加强与家属及其社会支持系统的沟通和联系，使患者获得情感上的支持。

2. 饮食护理

了解患者喜欢的饮食和饮食习惯，与营养师制定食谱。指导患者进食高蛋白、高糖、低脂、富含维生素、易消化的食物，如瘦肉、鸡蛋、鱼、豆类等，对于有摄入障碍的患者，按医嘱合理安排补液，补充营养物质，纠正水、电解质、酸碱失衡等。

3. 按医嘱用药

输注清蛋白、氨基酸、新鲜血、血小板等，纠正低蛋白血症、贫血、凝血机制障碍等。

4. 疼痛护理

70％～90％的胰腺癌患者具有疼痛症状，应为患者创造安静的环境，协助患者取舒适的卧位，减少压迫引起的疼痛，还可以运用音乐转移注意力、按摩、热敷等疗法减少患者的痛苦，对仍不能缓减的患者可以按三级药物疗法方案，对患者使用镇痛药进行止痛。对于因压迫胰管及胆总管引起的疼痛可通过介入放置支架解除梗阻达到镇痛的目的。

5. 皮肤护理

保持床单的整洁和舒适。对于黄疸的患者每天用温水擦浴1～2次，擦浴后涂止痒药（炉甘石洗剂）；并静脉补充维生素K。出现瘙痒时，可用手拍打，切忌用手抓；瘙痒部位尽量不用肥皂等清洁剂清洁；瘙痒难忍影响睡眠者，按医嘱予以镇静催眠药物。

6. 肠道准备

术前3天进食半流质食物，术前第2天进食流质饮食，手术前一天禁食，并行肠道准备，如灌肠、口服肠道抗菌药物（甲硝唑、新霉素）。

7. 术前宣教

介绍术前检查的必要性和重要性，指导患者配合。向患者和家属讲解手术方式、过程及效果。教会患者正确的咳嗽和床上排便的方法，为术后做准备。

（二）术后护理

1. 密切监测生命体征

观察患者的神志，每30～60分钟测量生命体征1次，平稳后改为2～4小时监测1次，并做好记录。

2. 保暖

因术中暴露时间长，术中大量输液，以及麻醉药物的使用，患者往往体温过低，可在患者回病房之前准备好电热毯帮助保暖，尽量少用热水袋，防止烫伤。

3. 观察腹部伤口

观察腹部伤口有无渗血，如有渗血应及时通知医师更换敷料，并准确地做好记录。

4. 保持各种管道的通畅

妥善固定各种管道，防止扭曲、折叠、滑脱，每1～2小时挤捏1次。观察引流物的颜色、量和性状。如为大量血性的液体，考虑为出血，应通知医师；如引流物中含有胃肠液、胆汁或胰液，考虑瘘的可能；如引流的液体浑浊或有脓性液体，则可能继发感染。

5. 疼痛护理

评估患者疼痛的程度，向患者解释术后疼痛的原因，协助患者取舒适体位，必要时使用镇痛药，并记录用药后的效果。

6. 纠正水、电解质失衡，监测血糖。

对于不能进食的患者应使用全胃肠外营养（TPN），当患者情况好转后可从TPN过渡到肠内营养（EN）。全胰切除后的患者，由于胰腺外分泌功能受到影响，应根据胰腺功能每天给予消化酶。

7. 并发症的观察和护理

（1）出血：术后24～48小时内的出血常因术中止血不彻底，或者是凝血功能异常引起。腹腔的严重感染、胰液腐蚀血管引起的出血发生在手术后1～2周，甚至更晚；手术创伤、胃潴留、胃黏膜屏障受损导致胃黏膜糜烂引起的上消化道大出血一般在术后3～7天。如患者出现神志改变、面色苍白、四肢湿冷、脉数、血压下降、呕血、黑便、腹痛等，胃管或是腹腔引流管内出现大量的血性液体，应马上通知医师查明原因，按大出血进行处理，如是严重感染所引起应积极控制感染。补充凝血因子，必要时行介入治疗。

（2）胰瘘：可致腹腔感染和腹内腐蚀性出血，危害大，是术后死亡的主要原因之一。表现为腹痛、发热、胰肠吻合口附近的引流液多，液体无黏性，色浅淡，引流液淀粉酶水平增高。胰瘘一经证实要积极进行治疗。关键是采取有效的引流措施，在营养支持和抗感染措施下，大多数胰瘘在 2～4 周可自行愈合。胰瘘对皮肤的腐蚀，可以使用氧化锌软膏对皮肤进行保护。对于迁延不愈的患者应做好心理护理，鼓励患者树立战胜疾病的信心。做窦道加压造影，了解窦道的行径、解剖、是否还有残腔存在，是否与其他的脏器相通。并使用生长抑制剂减少胰液量，必要时使用手术治疗。

（3）胆瘘：多发生于术后 5～7 天，表现为腹痛、发热、T 管引流液突然减少，沿腹腔引流管或伤口溢出大量胆汁样的液体，每天数百毫升至 1000 mL 不等。术后应保持 T 管引流通畅。每天观察并记录引流量。

（4）腹腔脓肿：术后发生率为 4%～10%，引流不畅而导致积液，继发感染，形成脓肿。表现为畏寒、高热、腹胀、胃肠蠕动障碍、白细胞计数增高等。术后应保持引流管引流通畅，每 1～2 小时挤捏引流管 1 次。病情稳定后指导患者取半卧位以利引流。出现上述所描述的症状行 B 超或 CT 检查诊断定位。可在 B 超引导下行脓腔的穿刺置管引流术，并留取引流液做细菌培养，指导使用抗生素。

（5）胃排空延迟：多见于保留幽门的胰十二指肠切除术（PPPD），该手术术后发生胃排空障碍的约占 50%。主要表现为上腹饱胀、钝痛、呕吐等，应给予禁食、持续胃肠减压、高渗盐水洗胃、肠外营养支持，可用小剂量红霉素静脉缓慢滴注，有利于促进胃肠功能恢复。对于长时间留置胃管的患者应严格记录出入量，定时检查血电解质水平，并做好口腔护理。

（三）健康指导

（1）年龄在 40 岁以上，短期内出现持续性上腹部疼痛、腹胀、食欲缺乏、消瘦等症状时，应注意对胰腺做进一步检查。

（2）饮食宜少量多餐。

（3）告知患者出现进行性消瘦、贫血、乏力、发热等症状，及时就诊。

第十节 ▌ 结直肠癌

一、概述

（一）病因

结直肠癌的流行病学研究显示，社会发展、生活方式改变及膳食结构与结直肠癌有密切的关系。

1. 饮食因素

高脂、高蛋白、低纤维素饮食使结直肠癌的发病率升高。结直肠癌高发的美国人饮食中脂肪含量占总热量的 41.8%，以饱和脂肪酸为主；日本人结直肠癌发病较美国人低一半左右，其饮食中脂肪含量占总热量的 12.2%，以不饱和脂肪酸为主。大量的流行病学分析表明，过多的摄入脂肪与能量可明显增加患结直肠癌的危险性。油煎炸食品中可能含有作用于结肠的致癌物；腌渍食品在制作过程中产生的致癌物使患结直肠癌的危险性增高。

2. 遗传因素

遗传性家族性息肉病和结直肠癌的发病密切相关。有结直肠癌家族史者，死于结直肠癌的风险比正常人高 4 倍。

3. 疾病因素

患慢性溃疡性结肠炎超过 10 年者，发生结直肠癌的危险性较一般人群高 4~20 倍。出血性溃疡性结直肠炎突变风险更大，病程超过 10 年者，有 50% 发展为癌。

4. 其他因素

胆囊切除后的患者，结直肠癌特别是右半结肠癌发生率明显增加。输尿管乙状结肠吻合术后患者结直肠癌发生率比一般人群高 100～500 倍，多数发生于手术后 20 年左右，肿瘤多生长在吻合口附近。

（二）病理分型

结直肠癌发病部位的发病率依次为直肠、乙状结肠、盲肠、升结肠、降结肠及横结肠。

1. 结直肠癌的大体类型

（1）隆起型：表现为肿瘤的主体向肠腔内突出。肿瘤可呈结节状、息肉状或菜花状隆起，境界清楚，有蒂或广基。

（2）溃疡型：是最常见的大体类型。肿瘤中央形成较深溃疡，溃疡底部深达或超过肌层。根据溃疡外形可分为 2 种亚型，即局限溃疡型和浸润溃疡型。

（3）浸润型：此型肿瘤以向肠壁各层呈浸润性生长为特点。病灶处肠壁增厚，表面黏膜皱襞增粗、不规则或消失变平。

（4）胶样型：当肿瘤组织形成大量黏液时，肿瘤剖面可呈半透明的胶状，称胶样型。此类型见于黏液腺癌。

上述四种大体类型中，以溃疡型最为常见。大体类型与肿瘤发生的部位有一定关系。右半结肠癌以隆起型及局限溃疡型多见，左半结肠癌以浸润型多见，且常导致肠管的环形狭窄。

2. 组织学分型

结直肠癌的组织学分型国内外较为统一。我国参照 WHO 的结直肠癌分型原则并结合国内的经验提出以下分型原则。

（1）来源于腺上皮的恶性肿瘤：①乳头状腺癌：肿瘤组织全部或大部分呈乳头状结构。在结直肠癌的发生率为 0.8%～18.2%，平均为 6.7%。②管状腺癌：是结直肠癌中最常见的组织学类型，占全部结直肠癌的 66.9%～82.1%。根据癌细胞及腺管结构的分化及异型程度又分为高分化腺癌、中分化腺癌、低分化腺癌。③黏液腺癌：此型癌肿以癌细胞分泌大量黏液并形成"黏液湖"为特征。④印戒细胞癌：肿瘤由弥漫成片的印戒细胞构成，不形成腺管状结构。⑤未分化癌：癌细胞弥漫成片或呈团块状浸润性，未分化癌在结直肠癌中占 2%～3%。⑥腺鳞癌：此类肿瘤细胞中的腺癌与鳞癌成分混杂存在。⑦鳞状细胞癌：结直肠癌中以鳞状细胞癌为主要成分者，非常罕见。腺鳞癌和鳞癌在结直肠癌中所占的比例均少于 1%。

（2）类癌：类癌起源于神经嵴来源的神经内分泌细胞，在结直肠癌中所占比例小于 2%。

（三）临床表现

1. 肿瘤出血引起的症状

（1）便血：肿瘤表面与粪便摩擦后出血。低位结直肠癌由于粪便干结，故便血较为常见。直肠癌便血最为多见，左半结肠癌其次，右半结肠的大便尚处于半流状态，故出血量相对较少，混于粪便后色泽改变，有时呈果酱状。

（2）贫血：长期的失血超过机体代偿功能时可发生贫血。

2. 肿瘤阻塞引起的症状

肿瘤部位因肠蠕动增加而引起腹痛，肠管狭窄时可出现肠鸣、腹痛、腹胀、便秘、排便困难等。直肠病灶可引起大便变细、变形，进一步发展可导致部分甚至完全性肠梗阻。左半结肠肠腔相对较小，以肠梗阻症状多见；右半结肠癌临床特点是贫血、腹部包块、消瘦乏力，肠梗阻症状不明显。

3. 肿瘤继发炎症引起的症状

肿瘤本身可分泌黏液，当肿瘤继发炎症后，不仅使粪便中黏液增加，还可出现排便次数增多及腹痛，肿瘤部位越低，症状越明显。

4. 其他症状

40%的结肠癌患者在确诊时已可触及肿块。当腹部肿块伴有腹痛时，尤其肿块压痛明显时，可能为肿瘤穿破肠壁全层引起肠周继发感染或穿孔后引起局限性脓肿或急腹症。直肠癌侵及肛管时可出现肛门疼痛，排便时加剧，易被误认为肛裂。

5. 肿瘤转移引起的症状

直肠癌盆腔有广泛浸润时，可引起腰骶部坠胀感、坐骨神经痛、阴道出血或血尿等症状。癌肿侵及浆膜层，癌细胞可脱落进入腹腔，种植于腹膜面、膀胱直肠窝等部位，直肠指诊可触及种植结节。左锁骨上淋巴结转移为肿瘤晚期表现。

6. 肿瘤穿孔

肿瘤穿孔后，肠腔与腹腔相通，引起弥漫性腹膜炎。癌肿穿透进入邻近空腔脏器可形成肠瘘，如横结肠癌穿透入胃、小肠，引起高位小肠结肠瘘，呕吐物可出现粪便样物；直肠癌或乙状结肠癌穿透入膀胱，可引起直肠膀胱瘘、直肠阴道瘘。

（四）诊断

1. 直肠指诊

直肠指诊是诊断直肠癌最主要和最直接的方法，简单易行，可发现距肛门 7～8 cm 的直肠肿物，如嘱患者屏气增加腹压，则可触及更高的部位。检查时先用示指按住肛门后壁，使肛门括约肌松弛，嘱患者做深呼吸同时缓慢推进示指，检查时了解肛门有无狭窄，有肿块时注意肿块部位、大小、活动度、硬度、黏膜是否光滑、有无溃疡、有无压痛、是否固定于骶骨或盆骨。了解肿块与肛门的距离有助于选择手术方式。

2. 内镜检查

凡有便血或大便习惯改变，经直肠指诊无异常者，应常规进行乙状结肠镜或纤维结肠镜检查。乙状结肠镜可检查距肛缘 25 cm 以内的全部直肠及部分乙状结肠。距离肛缘 25 cm 以上的结肠癌，纤维结肠镜为最可靠的检查方法。可观察病灶部位、大小、形态、肠腔狭窄的程度等，并可在直视下取活组织进行病理学检查。纤维结肠镜检查是对结直肠内病变诊断最有效、最安全、最可靠的检查方法，绝大部分早期结直肠癌可由内镜检查发现。

3. 实验室检查

（1）大便隐血试验可作为高危人群的初筛方法及普查手段，

持续阳性者应进一步检查。

（2）癌胚抗原（CEA）测定：不具有特异性的诊断价值，具有一定的假阳性和假阴性，因此不适合作为普查或早期诊断，但对估计预后、监测疗效和复发有帮助。

（3）血红蛋白：凡原因不明的贫血，血红蛋白低于 100 g/L者应建议做钡剂灌肠检查或纤维结肠镜检查。

4. 双重对比造影

相对传统钡剂灌肠 X 线检查，气钡双重对比造影技术大大提高了早期结直肠癌和小腺瘤的发现率和诊断准确率。

5. CT 诊断

由于粪便的存在和结直肠的不完全性扩张，CT 对结肠黏膜表面异常和小于 1 cm 的病灶难以发现，因此不能作为早期诊断的方法。CT 对诊断结肠癌的分期有重要意义。

6. 超声检查

相比常规超声，肠内超声能更正确的诊断出肿瘤所侵犯的部位及大小。

7. 磁共振检查

磁共振对结直肠癌术后发现盆腔肿块有很高的敏感性，但缺乏特异性。

（五）治疗

手术切除是治疗结直肠癌的主要方法，同时辅以放射治疗、化学治疗等综合治疗。

1. 放射治疗

（1）直肠癌的放射治疗：主要用于直肠癌的综合治疗，按进行的先后顺序可分为术前、术中、术后放射治疗。①直肠癌的术前放射治疗：对于局部晚期直肠癌，术前放射治疗能缩小肿瘤体积，减轻肠壁及周围组织的肿瘤浸润，使原来手术困难的直肠癌降期为可能切除，从而提高手术切除率；术前放射治疗既可杀灭已转移淋巴结内的癌灶，又可通过降低肿瘤细胞活性和闭塞癌组织周围脉管而达到降低淋巴结转移率、降低局部复发率的目的；术前放射治疗最重要的进展是低位直肠癌术前放射治疗＋保肛手术，可以提高患者生存质量。②直肠癌的术中放射治疗：为了提高肿瘤组织的照射剂量和减少正常组织的照射不良反应，手术中暴露肿瘤及受累组织，保护小肠等敏感器官，根据照射组织的厚度选择适当能量的电子线，予一次性照射（10～25 Gy）肿瘤残留灶及瘤床。③直肠癌的术后放射治疗：直肠癌的术后局部复发率取决于肠壁浸润深度、直肠周围组织及盆腔淋巴结受累程度等因素，术后放射治疗可减少直肠癌局部复发率。

（2）结肠癌的放射治疗：①放射剂量为45～50 Gy，分25～28次照射。②对于距离切缘较近或切缘阳性者给予追加剂量。③小肠的照射剂量应限制在45 Gy之内。④以5-FU为基础的化学治疗与放射治疗同步给予可进一步提高疗效。

2. 化学治疗

化学治疗是结直肠癌综合治疗的重要手段之一。可分为晚期结直肠癌的化学治疗、新辅助化学治疗和术后辅助化学治疗。

（1）晚期结直肠癌的化学治疗。

单一用药：①卡培他滨（capecitabine），又称希罗达（Xeloda）。卡培他滨作为一种高选择性的口服氟尿嘧啶药物，无静脉注射带来的不便，又有较高的抗肿瘤活性和良好的耐受性，有可能逐渐取代5-FU用于单药或联合化学治疗之中。主要限制性毒性是腹泻和中性粒细胞减少以及手足综合征。②持续静脉输注5-FU：5-FU是治疗结直肠癌最主要的药物。过去40年来，5-FU单独用药的有效率在20％。5-FU长时间的静脉输注可使毒性下降，药物剂量得以增加，持续5-FU输注的疗效要显著高于5-FU一次性推注。③5-FU与亚叶酸钙（calcium folinate，CF）：CF可以促进5-FU的活性代谢产物（5-氟尿嘧啶脱氧核苷酸）与胸苷酸合成酶共价形成三元复合物，从而加强5-FU的抗癌作用。④伊立替康、奥沙利铂也是晚期结直肠癌常用的单用化学治疗药物。

联合化学治疗：尽管目前出现许多新的对结直肠癌有效的化学治疗药物，但是单药治疗的效果仍不尽人意，为了提高疗效，常采用多种细胞毒性药物联合应用。5-FU＋CF＋伊立替康（CPT-11），此方案已被 FDA 批准用于晚期大肠癌的一线治疗；其他常用方案还有卡培他滨＋CPT-11、5-FU＋CF＋奥沙利铂（L-OHP）。

化学治疗药物与单克隆抗体联合应用：①阿伐他汀：即贝伐单抗，是一种重组人类单克隆抗体 IgG_1 抗体，通过抑制人类血管内皮生长因子 VEGF 的生物学活性而起作用。②西妥昔单抗：是针对 EGFR 的单克隆抗体，与其具有高度的亲和力。上述两种靶向治疗药物主要与化学治疗联合应用治疗晚期大肠癌，可明显提高化学治疗的效果。

（2）奥沙利铂和伊立替康为主的新辅助化学治疗药物可增加根治性肝转移切除患者的生存率，术前化学治疗有效可增加手术成功的机会。

（3）结直肠癌的术后辅助化学治疗有 5-FU＋LV，FOLFOX 系列的双周方案，卡培他滨口服 14 天、休 7 天的 3 周方案。

结直肠癌患者术后总的 5 年生存率在 50％左右。病变限于黏膜下层，根治术后 5 年生存率可达 90％，如有淋巴结转移，则在 30％以下。术前 CEA 测定可提示患者预后，CEA 升高者复发率高，预后较 CEA 不升高者为差。术前 CEA 增高者，根治术后 1～4 个月内应恢复正常，仍持高不下者可能残存肿瘤。95％肝转移者 CEA 升高。

二、护理

（一）护理要点

1. 术前护理要点

（1）心理护理：指导患者及家属通过各种途径了解疾病的治疗护理进展，以提高战胜疾病的信心和勇气。对需行造口手术者可通过图片、模型、实物等向患者及家属介绍造口的目的、功能、术后可能出现的情况及应对方法，同时争取社会、家庭的积极配合，从多方面给患者以关怀和心理支持。

（2）营养支持：指导患者摄入高蛋白、高热量、高维生素、易消化的少渣饮食；遵医嘱纠正水电解质紊乱、酸碱失衡以及静脉营养支持，改善患者的营养状况，提高手术耐受力。

（3）充分的肠道准备：肠道准备的方法包括控制饮食、药物使用、清洁肠道三方面。具体措施：术前 3 天进少渣半流质饮食，术前 2 天起进流质饮食；术前 3 天口服肠道不易吸收抗生素；术前 2～3 天给予缓泻药物，术前晚及术晨行清洁灌肠。也可采用等渗电解质液口服行全肠道灌洗、口服甘露醇清洁肠道等方法。

（4）术前阴道冲洗：为减少女性患者术中、术后感染，尤其癌肿侵犯阴道后壁时，术前 3 天每晚行阴道冲洗。

（5）手术日晨留置尿管。

2. 术后护理要点

（1）病情观察：严密观察生命体征的变化，观察伤口情况、胃肠减压及腹腔引流情况等。准确记录 24 小时出入水量。

（2）体位：全麻清醒前去枕平卧，头偏向一侧，以免呕吐时发生误吸。麻醉清醒后若血压平稳取半卧位，有利于呼吸和循环；减少切口张力，减轻疼痛与不适；有利于腹腔渗出液集聚于盆腔，便于引流。

（3）维持有效的胃肠减压和腹腔引流，观察引流液颜色、性状及量的变化。

（4）饮食护理：早期禁食、胃肠减压，经静脉输液及营养支持。非造口患者肛门排气、拔除胃管后开始进流质饮食，术后 1 周进少渣半流质饮食，2 周可进少渣软食；造口患者造口开放后进食易消化的饮食，注意饮食的清洁卫生，避免可产生刺激性气味或胀气的食物及可致便秘的食物。

（5）保持会阴部清洁：对会阴部切口，可于术后 4～7 天行

0.02%高锰酸钾液温水坐浴。

（6）做好留置尿管的护理。

3. 患者沟通

帮助患者正视并参与造口的护理。

4. 指导患者正确使用人工造口袋

（1）结肠造口开放时间一般于术后2～3天，根据患者情况及造口大小选择适宜的肛门袋。

（2）及时清洁造口分泌物、渗液和保护造口周围皮肤，敷料避免感染。观察造口周围皮肤有无湿疹、充血、水疱、破溃等。

（3）当造口袋内充满1/3的排泄物时，需及时更换清洗，涂氧化锌软膏保护局部皮肤，防止糜烂。更换时防止排泄物污染伤口。

（4）造口底盘与造口黏膜之间保持适当缝隙（1～2 mm），缝隙过大粪便刺激皮肤引起发炎，缝隙过小底盘边缘与黏膜摩擦将会导致不适甚至出血。

（5）如使用造口辅助产品应当在使用前认真阅读产品说明书，如使用防漏膏应当按压底盘15～20分钟。

（6）撕离造口袋时注意保护皮肤，由上向下撕离，粘贴造口袋时由下向上。

5. 泌尿系统损伤感染的预防及护理

直肠癌患者术后常常并发永久性或暂时性神经源性膀胱。可术前留置导尿，进行排尿训练。多数患者能在术后4周逐渐恢复正常排尿功能。

6. 预防造口狭窄

观察患者是否有腹痛、腹胀、恶心、呕吐、停止排气、排便等肠梗阻症状。永久性造口患者，造口术后2～3个月内每1～2周扩张造口1次。

7. 靶向治疗的护理

（1）使用西妥昔单抗（爱必妥）的护理：西妥昔单抗注射液必须低温保存（2～8 ℃），禁止冷冻，物理和化学的稳定性在室温（20～25 ℃）为 8 小时，开启后立即使用。滴注前后使用无菌生理盐水冲洗输液管，给药期间必须使用 0.2 μm 或 0.22 μm 微孔径过滤器进行过滤，联合其他化学治疗时，必须在本品滴注结束 1 小时之后开始。开始滴注的前 10 分钟滴速应控制在 15 滴/分钟左右，观察患者无异常反应后再逐渐加快滴速，最大输液速率为 5 mL/min。使用前应进行过敏试验，静脉注射 20 mg 并观察 10 分钟以上，结果呈阳性的患者慎用，因部分变态反应发生于后续用药阶段，因此阴性结果并不能完全排除严重变态反应的发生，故应在心电监护下用药。严重变态反应发生率为 3%，致死率为 2%～3%。其中 90% 发生于第 1 次使用时，以突发性气道梗阻、荨麻疹和低血压为特征。发生轻至中度输液反应时，可减慢输液速度或服用抗组胺药物；若发生严重的输液反应需立即停止输液，静脉注射肾上腺素、糖皮质激素、抗组胺药物并给予支气管扩张药及输氧等处理。

（2）使用贝伐单抗（Avastin）的护理：①贝伐单抗首次给药在约 90 分钟的时间中连续静脉滴注，若第一次无不良反应，那么第二次的输注时间可以减少到约 60 分钟，如果 60 分钟的输注时间也耐受良好，那么以后所有的输注时间都可以减少到约 30 分钟。如果患者在接受 60 分钟的输注时出现不良反应，那么以后输注都应该在约 90 分钟时间内完成；如果患者在接受 30 分钟的输注时出现不良反应，那么以后输注都应该在约 60 分钟时间内完成。滴完后用 0.9% 氯化钠溶液冲洗输液管道。建议使用 PICC 输注。②贝伐单抗与其他化学治疗药物联用可能增加肿瘤患者出现胃肠道穿孔的风险。这些在胃壁、小肠和大肠中出现的穿孔可能会致死。在贝伐单抗治疗过程中，护士应指导患者进易消化饮食，观察有无突发剧烈腹痛等表现。③出血：有两种情况的出血，一种为少量出血，以鼻出血常见；另一种为严重的致命性的肺出血。④高血压：半数的患者舒张压升高超过 14.6 kPa（110 mmHg）。⑤肾病综合征：表现为蛋白尿。⑥充血性心力衰竭。⑦其他：输液反应、衰弱、疼痛、腹泻、白细胞减少等。此外，至少术后 28 天才能开始贝伐单抗治疗，术前 28 天内不能应用贝伐单抗，有严重心血管和免疫性疾病的患者慎用。

8. 静脉化学治疗的护理

化学治疗药物特殊不良反应及护理。

（1）腹泻为伊立替康的限制性毒性。一旦患者出现第 1 次稀便，应积极补液并立即给予适当的抗腹泻治疗。用药前皮下注射阿托品 0.25～1 mg 能预防或减轻早期腹泻，晚期腹泻（用药 24 小时后可使用洛哌丁胺治疗）。出现严重腹泻者，应推迟至下周期给药并减量。

（2）奥沙利铂：迟发型外周神经毒性，此为奥沙利铂特征性毒性反应，表现为手足末梢麻木感，甚至疼痛，影响感觉、运动功能。注射前应用还原型谷胱甘肽及每天口服 B 族维生素可能有减轻症状的作用，应避免冷刺激。建议患者戴手套、穿袜子；保持室温在 22～24 ℃；减少金属物品的放置；床栏上铺床单；避免用冷水洗手洗脸；向患者不断强调保暖和避免冷刺激的重要性。

咽喉部异常感觉主要表现为呼吸困难、吞咽困难、喉痉挛。一旦出现症状，立即给氧；遵医嘱给予镇静药、抗组胺药及支气管扩张药；稳定患者情绪；保暖；化学治疗前指导患者避免进食冷食，温水刷牙、漱口，水果用热水加温后食用。

（3）卡培他滨：手足综合征分为 3 度。Ⅰ度：麻木、瘙痒、无痛性红斑和肿胀；Ⅱ度：疼痛性红斑和肿胀；Ⅲ度：潮湿性蜕皮、溃疡、水疱和重度疼痛。发生手足综合征者遵医嘱给予维生素 B_6 静脉滴注，各级手足综合征的处理如下：Ⅰ度手足综合征时指导患者保持受累皮肤湿润，防寒防冻，避免接触冷水；穿软暖合适的鞋袜、手套，鞋袜不宜过紧，以防摩擦伤；避免剧烈运动；避免接触洗衣粉、肥皂等化学洗涤剂。Ⅱ度手足综合征时指导患者睡觉时用枕头适当垫高上、下肢体，促进肢体静脉回流。Ⅲ度手足综合征时指导患者不要搔抓局部皮肤及撕去脱屑，给予柔软纱布保护；避免涂刺激性药物及酒精、碘酒；局部皮肤出现水疱后要避免水疱破裂，水疱已破裂者给予清洁换药处理，直至创面痊愈；指导患者外出时避免阳光照射。

9. 放射治疗的护理

（1）放射性直肠炎的护理：早期为放射性黏膜炎，表现为大便次数增加、腹痛、腹泻，严重者可有血便。遵医嘱给予止泻药，指导患者进食无刺激性、易消化饮食。后期可有肠纤维化、肠粘连、肠营养吸收不良，较严重的会出现肠穿孔。

（2）放射性膀胱炎的护理：放射性膀胱炎表现为尿频、尿急、尿痛等膀胱刺激征，指导患者多饮水，并告诉患者膀胱功能在放射治疗结束后可以恢复正常。

（3）指导盆腔放射治疗后骨盆疼痛者遵医嘱检查骨质密度。如放射治疗后发生盆骨疼痛，指导患者活动时避免盆骨沉重，动作缓慢，以防止发生病理性骨折。

（4）盆腔放射治疗者可能出现勃起障碍和性交痛，应做好配偶的思想工作，如症状不能缓解则请泌尿科或妇产科医师会诊。

（二）健康指导

1. 做好结直肠癌的三级预防

在肿瘤发生之前，消除或减少大肠黏膜对致癌物质的暴露，抑制或阻断上皮细胞的癌变过程。积极预防和治疗各种结肠癌的癌前病变，如结直肠息肉、腺瘤、溃疡性结肠炎等；多食新鲜蔬菜、水果等高纤维饮食。对结肠癌的高危人群进行筛查，一发现无症状的癌前病变，实现早期诊断、早期治疗，提高生存率，降低人群病死率的目的。

2. 永久性结肠造口患者健康指导

（1）造口术后 2～3 个月内每 1～2 周扩张造口 1 次。若发现腹痛、腹胀、排便困难等造口狭窄表现及时就诊。

（2）有条件者参加造口患者协会，学习、交流经验和体会，使患者重拾信心。

（3）指导患者学会结肠造口自我护理方法：让患者观看护理

全过程 1～2 次，之后让患者逐步参与到造口护理中，直至患者能够完全自我护理。指导患者选择自己不过敏的造口袋，使用前用生理盐水彻底清洁造口及周围皮肤。

（4）定时反复刺激以养成良好的排便习惯：应用定时结肠灌洗及造口栓，能定时排便、减少异味及降低对造口周围皮肤的刺激。待患者完全掌握后再独立操作。造口栓隐蔽性好，可提高患者在社交活动及性生活中的生活质量。

（5）适当掌握活动强度，6 周内不要提举超过 6 kg 的重物，进行中等强度的锻炼（如散步），增加耐受力，避免过度增加腹压，防止人工肛门结肠黏膜脱出。

（6）气味的处理：气味较大时，可使用带有碳片的造口袋或在造口袋内放入适量清新剂。

3. 随诊

治疗结束后每 3 个月体检 1 次，共 2 年；然后每 6 个月 1 次，总共 5 年。监测 CEA，每 3～6 个月 1 次，共 2 年；然后每 6 个月 1 次，总共 5 年。3 年内每年行腹、盆腔 CT 检查。术后 1 年内行肠镜检查，以后根据需要进行。

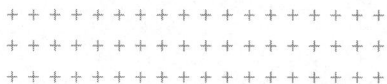

第九章

康复科护理

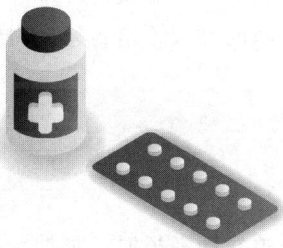

第一节 ▌ 腰椎间盘突出症的康复护理

一、康复评定

（一）影像学检查

1. 腰椎平片

腰椎平片检查操作简便，价格低廉，患者乐于接受。其最大优点不单是能为腰椎间盘突出症的诊断提供依据，更重要的是能除外腰椎的各种感染、骨肿瘤、强直性脊柱炎、椎弓崩裂及脊椎滑脱等许多亦能引起腰腿痛的其他疾病。

2. CT

由于 CT 分辨率高，能清楚地显示椎管内的各种软组织结构，因此在诊断腰椎间盘突出症及椎管其他病变中普遍受到重视。腰椎间盘突出的 CT 征象：①突出物征象；②压迫征象，硬膜囊和神经根受压变形、移位、消失；③伴发征象，黄韧带肥厚、椎体后缘骨赘、小关节突增生、中央椎管及侧隐窝狭窄。

3. MRI

椎间盘突出 MRI 有以下表现：①椎间盘脱出物与原髓核在几个相邻矢状层面上都能显示分离影像；②脱出物超过椎体后缘 5 mm 或 5 mm 以上并呈游离状；③脱出物的顶端缺乏纤维环形成的线条状信号区，与硬膜及其外方脂肪的界限不清；④突出物脱离原间盘移位到椎体后缘上或下方。

（二）神经电生理检查

1. 肌电图

当突出的腰椎间盘或粘连性束带压迫脊神经根时，早期为部分性损害，表现为多种电位。

2. 诱发电位

下肢皮质体感诱发电位：一般来说，腰骶神经根受压时，窝电位正常，马尾电位正常或潜伏期延长，腰脊电位潜伏期均延长，波幅降低。

（三） VAS疼痛评分（目测类比测痛法）

目测类比测痛法是用来测定疼痛的幅度和强度，它是由一条100 mm直线组成。此直线可以是横直线也可以是竖直线，线左端（或上端）表示"无痛"，线右端（或下端）表示"无法忍受的痛"，患者将自己感受的疼痛强度以"Ⅰ"标记在这条直线上，线左端（上端）至"Ⅰ"之间的距离（mm）为该患者的疼痛强度。

（四）专科方面的评估

感觉功能：触觉、痛觉、本体感觉；运动功能：关节活动度（ROM）、徒手肌力检查（MMT）。

二、康复治疗

约80%患者可经非手术治疗得到缓解或治愈。

（一）卧床休息

卧床休息可减轻体重对腰椎间盘压力，因人体对椎间盘的压力在坐位时最高，立位居中，平卧位时最低。特别是轻、中度腰椎间盘突出症患者卧床休息时可使疼痛减轻或消失。但长时间制动可导致许多严重后果，包括有氧代谢能力的下降、肌肉力量的丧失，在完全卧床休息后每天丧失1%～3%、每周丧失10%～15%的肌力。

（二）腰椎牵引

腰椎牵引可使椎间隙增宽；椎管容积增加；有利于突出物回

纳，减轻对神经根的压力；松解神经根周围的软组织；缓解肌肉痉挛。可分慢速牵引和快速牵引。慢速牵引方法较多，有自体牵引、骨盆牵引、双下肢牵引等。其特点是作用时间长、重量小，大多数患者在牵引时比较舒适。一般重量不低于体重的25%，目前多用牵引重量为体重的70%，时间为20～40分钟。快速牵引是一种多方位牵引或三维牵引，其特点是定牵引距离，不定牵引重量，由计算机控制，作用时间短，牵引系统给定的最大牵引力量是3000 N，时间1～3秒，多数牵引一次即可，若需再次牵引一般间隔5～7天。

（三）腰背肌训练

腰背肌训练在防治腰椎间盘突出症方面有着不可忽视的作用。主要是提高腰背肌肉张力，改变和纠正异常力线，训练中注意应选择合适的方法，动作准确，循序渐进，注意保暖，持之以恒。

1. 五点支撑法

患者仰卧，用头部、双肘及两足撑起全身，使背部尽力挺起后伸（图9-1）。

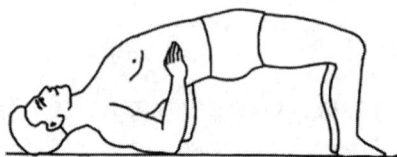

图 9-1　五点支撑法

2. 三点支撑法

当腰背肌肌力逐步有所改善后，可进行三点支撑法练习，即患者取仰卧位双臂置于胸前，用头及足部撑起全身，使背部尽力挺起后伸（图9-2）。

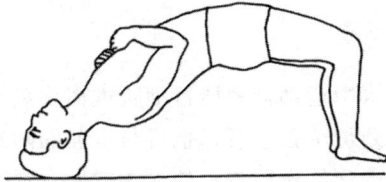

图9-2 三点支撑法

（四）物理因子治疗

物理因子治疗有镇痛、消炎、促进组织再生等作用，能促进突出部位水肿消退，使粘连松解，炎症减轻。常用的有直流电、药物离子导入、电脑中频、超短波、蜡疗、水疗等。近年来有学者提出减重悬吊步态训练，可改善脊柱侧弯。

（五）手法治疗

重获软组织的柔韧性和脊柱节段的运动可通过许多手法治疗技术而完成，包括肌筋膜放松、关节松动或推拿、肌肉能量技术和牵伸技术。筋膜的功能是分割和支撑肌肉以发挥其功能单元的独立作用，吸收震荡，传送机械力量，与循环系统和淋巴系统交换纤维元素的代谢产物。不活动可导致筋膜系统功能失调。当固定不动时，筋膜干燥，失去弹性，不能维持重要纤维的距离，于是筋膜层被交错排列的纤维粘在一起阻碍了运动。肌筋膜系统活动性的降低可导致脊髓节段的运动性以及肢体柔韧性的降低。肌筋膜放松术就是将应力和剪切力施加到筋膜层，使其松解和分离，恢复移动性、营养和弹性，活动自如。松动的关键是仅在一个特定的平面施加能量。松动术并不能长期减轻缓解主要因椎间盘异常导致的疼痛，也不能减轻椎间盘突出。但是通过刺激机械性感受器、牵伸粘连或恢复缩短肌肉的长度可暂时缓解疼痛。运用这些技术使患者自己进行肌肉等长收缩，以使高张力肌肉放松。

（六）水中运动

设计合适的水中运动计划能帮助腰椎损伤患者康复。水中稳定技术和游泳计划可单独进行，也可与全面的陆地脊柱稳定计划一起实施。水中运动的作用与水的内在特性，如浮力、阻力、黏滞性、静水压、湿度、湍流及折射等直接相关，可对腰椎进行减重训练。实质上，水可通过减少对脊柱的压迫和切向力来增加姿势异常的安全系数。运动速度由水的阻力、黏滞度、浮力及训练装置控制。浮力可增加训练部位的活动度。

三、康复护理

（一）急性期卧床休息

制动可减轻肌肉收缩力与椎间纽带张力对椎间盘所造成的挤压，使椎间盘处于休息状态，有利于椎间盘的营养供给，使损伤的纤维环得以修复、突出的髓核回纳，有利于静脉回流，消除水肿，加速炎症消退。近年的研究认为，卧床 4 天后椎间盘可获得稳定状态，而卧床时间过久可造成失用性肌萎缩，故绝对卧床不超过一周。床铺宜选用硬板床上铺垫，软硬要合适，下床时需佩戴腰围加以保护，早期起床后立卧交替。

（二）心理护理

急性腰椎间盘突出的患者因疼痛、感觉功能减退，导致生活自理能力下降，影响正常的工作和生活。因此大多数患者出现焦虑、恐惧、烦躁等不良心理反应。故首先必须先了解患者的心理特征及所面临的心理问题，创造一个安静稳定的治疗环境。护理人员要以平静、理解、审慎和合作的态度进行交流，同情诚恳的态度会使患者感到和蔼可亲，增强安全感，从而身心放松，减轻焦虑。

（三）保持正确的姿势

卧位：枕头不宜过高，可用一软枕垫于腰后，使其保持生理弧度。用一小枕放于膝下，下肢微屈更利于腰背肌的放松（图9-3）。

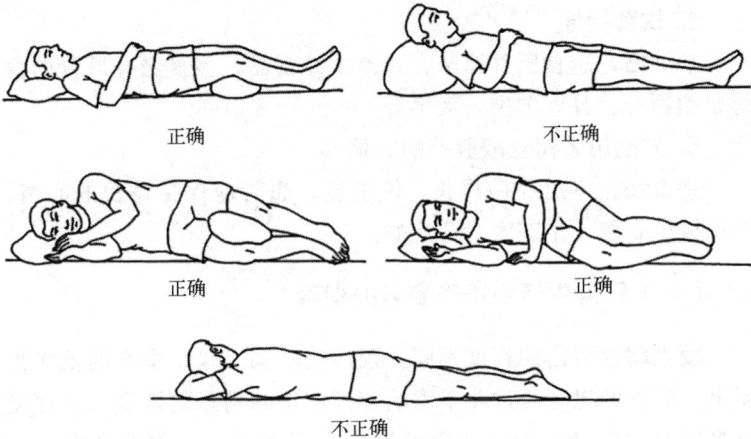

正确   不正确

正确   正确

不正确

图9-3 正确、不正确卧位

（四）正确使用腰围

腰围的佩戴使用，应根据病情灵活掌握。患者经大力牵引或长期卧床治疗后，应严格遵医嘱佩戴腰围下地以巩固疗效，根据体型选择合适腰围，一般上至肋弓，下至髂嵴下，松紧适宜，应保持腰部良好的生理曲线。当病情缓解，症状消失后，则不应对腰围产生依赖。应及时取下腰围，以自身肌肉力量加强对腰椎的支撑和保护。

（五）缓解期康复护理

1. 减轻腰部负荷

避免过度劳累，尽量不要弯腰提重物，如捡拾地上的物品宜双腿下蹲腰部挺直，动作要缓慢。

2. 加强腰背肌功能锻炼

正确指导腰背肌功能锻炼，做到持之以恒。

3. 建立良好的生活方式

生活要有规律，多卧床休息，注意保暖，保持心情愉快。

4. 饮食指导

禁烟酒，忌食肥甘厚味、苦寒生冷食品，多食滋补肝肾的食物如动物肝、肾，羊肉，大枣等。

5. 鼓励患者树立战胜疾病的信心

腰椎间盘突出症病程长，恢复慢，患者应保持愉快的心情，用积极乐观的人生态度对待疾病。

（六）日常生活中正确姿势的指导

腰椎间盘突出的程度不同，预后也不同。轻、中度的椎间盘突出，95％的患者经过非手术治疗都能得到满意的恢复，重度突出多需手术治疗。无论非手术治疗或手术治疗，都有复发的可能。一般来说，年复发率在10％左右。手术治疗后，由于腰椎生物力学结构的破坏，5年后腰腿痛的复发率要远高于非手术治疗的患者。预防腰椎间盘突出的措施主要是防止该病的诱发因素，纠正患者不良姿势，教会患者日常生活和工作中，常用动作的正确方式。

（1）坐在床上阅读时，必须在床头与腰部之间加个小枕头，使腰椎保持正确的姿势。

（2）坐姿应端正，尽可能坐有椅背的椅子，可在腰后加一软垫，保持腰的生理前凸。同时使背部紧靠椅背，双脚平放在地上，使髋关节屈曲成直角，切勿采取半坐卧的姿势看书或办公（图9-4）。

（3）写字、阅读，腰微弯曲，可避免腰椎受伤。

（4）习惯于仰睡的患者，可在膝盖后方加个枕头或垫子，使膝关节微屈，以放松背部肌肉及神经。

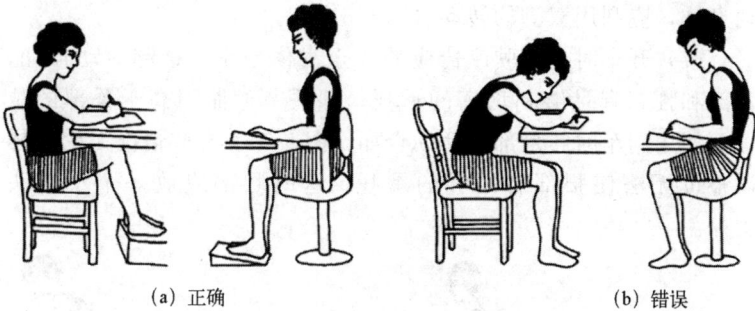

(a) 正确　　　　　　　　　　(b) 错误

图9-4　腰椎间盘突出症患者坐姿

（5）立位，头平视前方，腰背挺直挺胸收腹，腰后部稍向前凸。如因工作需要必须长时间站立者，应准备一个小凳子，或利用地形将两脚轮流放在小凳子上或轮流抬高。如此可屈曲髋部、放松腰大肌，减少腰椎的负荷（图9-5）。

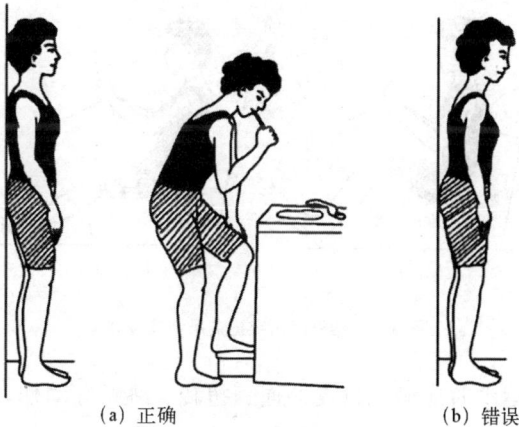

(a) 正确　　　　　　　　　　(b) 错误

图9-5　腰椎间盘突出症患者站姿

（6）提取重物尽量站近重物，蹲下，保持腰部垂直（切记不要弯腰），握紧重物，收腹，双腿用力，提起重物，伸髋、膝直到身体直立。整个过程要保持腰部垂直，如要改变方向，不要扭动身体，应利用双脚的转动（图 9-6）。

（7）开车时，驾驶座椅应调校至身体坐正，颈部活动自如，背部和腰部有足够和均衡的承托。膝关节弯曲稍高于臀部的位置，使用刹车时，足部要活动自如（图 9-7）。有些情况无论怎样调整也无法使腰部有足够的承托，这时腰部应放一个小枕头支撑。

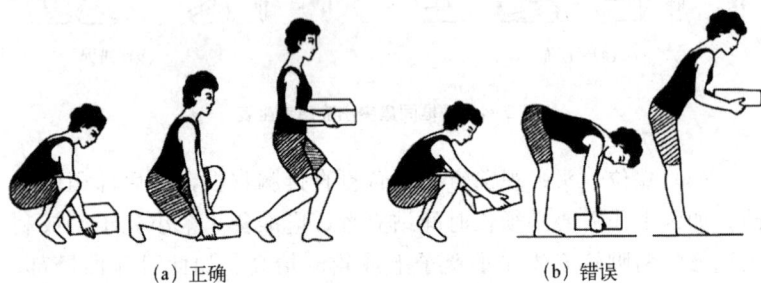

(a) 正确 　　　　　　　　　(b) 错误

图 9-6　腰椎间盘突出症患者搬物姿势

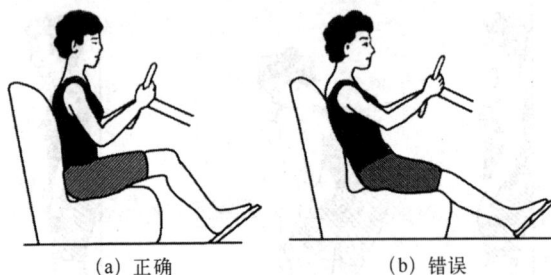

(a) 正确 　　　　　　　　　(b) 错误

图 9-7　腰椎间盘突出症患者驾驶姿势

（8）运动时应避免过度冲撞、扭转、跳跃等动作，原则上应避免所有在运动中会产生双脚腾空动作或腰部过度扭转动作的运动。自由泳、仰泳、自行车等运动有利于腰部肌肉的锻炼。

（9）打喷嚏、咳嗽时，很容易拉伤背肌及增加腰椎椎间盘的压力，此时将膝盖、髋关节稍屈曲。

（10）避免体重过重，减重 5～10 kg 可有效减轻腰痛。

第二节 ▍ 全膝关节置换术后的康复护理

一、康复评定

（一）一般情况评估

主要评估患者的年龄、职业、发病过程及时间，患者全身状况，包括生命体征、精神状态、其他患病情况，如高血压、心脏病、糖尿病或肝肾功能等。

（二）专科及局部情况评估

早期切口及引流情况、日常生活活动能力评定（ADL）。现行国内外最常用的评分方法为 HSS 膝关节评分系统，考评内容有 7 项，其中 6 项为得分项目，包括疼痛、功能、关节活动度、肌力、屈膝畸形和关节稳定性。另一项为扣分项目，内容涉及是否需要支具、内外翻畸形和伸直滞缺程度。结果分优、良、中、差四级。

（三）心理及社会评估

评估患者的情绪、精神及心理状况。可使用观察及交流的方法，了解患者对疾病的认识及了解程度，家属对康复的期望值，家庭的生活经历，受教育程度，家庭经济状况等。

二、康复治疗

（一）康复治疗原则

1. 个体化原则
由于每个患者的体质、病情、心理素质、主观功能要求、手术情况等各异，术后康复治疗没有统一的常规，应因人而异。

2. 全面训练原则

接受手术大多是老年体弱者，髋、膝关节只是行走负重关节中的一个，单纯处理关节并不足以改善患者的功能，因此必须兼顾患者全身及其他部位的康复。

3. 循序渐进原则

一般患者的关节本身及其周围组织都有不同程度的病变，所以患者的功能水平只能逐步恢复，切忌操之过急，避免发生再损伤。

（二）消肿止痛

1. 冰疗

术后第一天即可使用冰袋，置于关节周围，每天 1～2 次，每次 30～60 分钟，至关节消肿，疼痛减轻。

2. 经皮电刺激

可采用频率 100 Hz 的经皮电刺激，作为药物的辅助止痛治疗。

（三）术后功能训练

术后 24 小时即开始进行下肢持续被动锻炼仪（CPM）练习，每天两次，每次 30 分钟，最初以 60°左右开始，每天增加 10°，一周内达到 90°～100°，关节助力-主动运动。术后 2～3 天，患者可借助外力帮助活动膝关节，逐渐过渡到自行屈伸关节的练习。第 2 天开始进行离床站立和步态练习，开始时手术膝以支具保护，手扶步行器离床站立 5 分钟，每天增加站立时间，直至无辅助情况下独立行走为止。一般情况下，患者均可在术后 5 天达到此标准。使用非骨水泥固定型假体的患者要使用步行器到 6 周。术后 2～3 天，患者全身情况平稳，引流管已拔出，伤口无渗出，干燥愈合后，最好进行水疗。如有膝关节屈伸挛缩，可做牵伸练习。

（四）负重练习和步态训练

当患者有一定的肌力和平衡能力时，可进行负重练习，一般在术后 3～7 天，可借助平衡杠，助行器从部分负重逐步过渡到术后 6～8 周完全负重。

（五）功能独立能力的训练

结合 ADL 自理，社交等进行功能独立能力的训练。

三、康复护理

（一）术后当天

严密观察生命体征，注意补充血容量，维持电解质平衡，输液速度不宜过快或过慢，发现尿量、颜色异常及时报告医师，当麻醉解除后，立即检查患者双下肢的自主活动，尤其是小腿和足踝的自主运动。定时嘱患者采取半卧位，进行呼吸训练、咳嗽训练、叩背，以充分扩张肺脏，保持呼吸道通畅，严防坠积性肺炎。观察患肢弹力绷带绑扎的松紧度及外周血运情况。注意观察引流液的量、颜色、性质，引流管是否通畅和敷料外渗情况，减轻疼痛和肢体肿胀，可冰敷于患膝，术后 6～8 小时可根据情况予以进食易消化的半流质饮食。

（二）预防术后并发症

术后常见并发症主要有伤口感染、肺部感染、深静脉血栓形成等，每天观察切口、引流液、疼痛、肿胀等情况。限制患者卧床时间，经常变换体位。常采取半卧位，尽早进行深呼吸，咳嗽排痰。踝泵练习能有效防止深静脉血栓形成的发生。

（三）正确指导功能训练

1. 踝泵练习
患者采取仰卧位，膝关节伸直，踝关节全力背伸并坚持片刻，然后踝关节全力跖屈并坚持片刻，一组 20 次。

2. 股四头肌等长收缩训练
术后第二天即开始股四头肌等长收缩练习，尽力背屈踝关节，尽量伸膝，使髌骨向近端牵拉。坚持15～20秒后放松，目的是增强股四头肌力保证髌骨活动，防止髌腱挛缩。

3. 压腿

患者取仰卧位，患膝伸直，足踝处垫20 cm厚的圆枕。收缩股四头肌，膝关节用力向下压向床面，坚持20秒，然后放松。

4. 直腿抬高

患者取仰卧位，足立于中立位，膝伸直，收缩股四头肌完成扣锁机制，抬起下肢至足踝离开床面20 cm，坚持15～20秒后放回原位。

5. 最后5°伸直

仰卧位，将直径20 cm的圆枕置于患肢股骨后髁下，下压膝关节，收缩股四头肌。将小腿绷至膝关节完全伸直，坚持20秒，然后将小腿放回原处。

6. 腘绳肌练习

患者取站立位，尽力向后抬小腿，并坚持20～30秒，然后放回原位。

以上练习均为一组20次，每天2～3组，此阶段患者康复训练后，下肢和膝关节可能会出现肿胀加重，关节腔积液增加。可于患者休息时抬高患肢30 cm左右，至少超过心脏水平，注意全身放平，保持此姿势2小时，可有效消除肿胀、积液，缓解疼痛。

（四）负重与步态练习

1. 负重练习

当患者具有一定肌力和平衡能力时，可指导进行部分负重练习。一般可在术后3～7天开始。可借助平衡杠、助行器部分负重，逐步过渡到术后6～8周完全负重。①让患者患腿、健腿各站在两个体重秤上，将重心逐渐移到患腿，直至承担全部体重约5秒。注意保持身体重心的平衡，并逐渐增加患肢负重程度。②患者取站立位，腿前放一矮凳，嘱其做上、下楼梯的动作。注意保持躯干直立，身体重心放在患腿上。

2. 步态训练

注意患者在站立相和摆动相时，关节的屈、伸控制，髋、膝、踝的协调运动。骨盆的移动和旋转，在患者获得一定的步行能力后，开始进行上、下楼梯的训练。注意上楼时非手术肢体先上，下楼时手术肢体先下。避免任何会增加下肢关节负荷的运动，如跑、跳、举重等。

（五）ADL 训练

术后一周，指导患者从床到座椅、从座椅到床的转移。鼓励患者自行穿、脱衣、裤，如厕，行走。3～5 周开始指导患者上下楼梯练习。随着患者体力的逐渐恢复，双下肢肌力和 ROM 的增加，可指导患者进行淋浴，注意浴室地面铺防滑垫，墙壁装有牢固扶手。

（六）心理康复护理

有些患者对疾病的认识不足，对手术寄予希望过大，认为置换关节后即能正常行走。康复护士应及时与患者进行沟通、交流，耐心倾听患者的心声，悉心体会患者的感受，向患者客观地介绍疾病的常识及康复意义，使其正确认识自己的疾病，增强信心，积极主动配合康复治疗。同时，建立良好的护患关系，给患者提供温馨、舒适的康复环境，心理护理贯穿疾病恢复的全过程，解决不同阶段患者出现的心理问题。不断激励患者，使其顺利地完成康复治疗。

第三节 ▍ 骨折的康复护理

一、康复评定

（一）X 线摄片

确诊骨折部位、形态、程度、分类。

（二）心理评定

评估患者和家属的心理情况，有无焦虑、恐惧家庭经济及社会关系，对疾病知识的掌握程度以及对康复的期望值等。

（三）专科评定

观察患者局部情况，石膏固定末端皮肤颜色有无苍白、发绀，皮温有无降低，肢体有无疼痛、肿胀，表浅动脉（如足背动脉、桡动脉、指间动脉）能否扪及，肌肉有无萎缩。测量关节活动度、肌力；ADL 的评定。

二、康复治疗

骨折的康复治疗贯穿于骨折治疗的全过程，康复治疗的原则必须是：①运动治疗一定是在骨折复位及固定牢靠后进行。②具体措施应根据骨折愈合的过程来判别，并及时调整。③骨折的康复治疗要因人而异，并与手术医师密切合作，熟悉手术过程及内固定物的性质及应用。

骨折的愈合可分为 6 期，即撞击期、诱导期、炎症期、软骨痂期、硬骨痂期及重建期。根据骨折的过程，康复治疗可分为早期和后期两个阶段。

（一）早期——骨折固定期

骨折的治疗有手法复位、手术复位、手术置内固定复位等。术后均需石膏、夹板固定。

1. 被动运动

当肢体不能随意活动时，可进行按摩和关节的被动活动。按摩损伤部位较远的肢体，以助消肿和缓解肌肉痉挛，为主动活动做准备。活动肢体要充分放松，置于舒适的自然体位，并固定近端关节以免产生替代动作。

2. 主动运动

主动运动一般在固定后 3 天开始，活动由患者自主完成，是功能训练的主要方式，既有增强和恢复肌力的作用，也可防止关节僵硬。

3. 患肢抬高

患肢抬高能有效消除水肿，减轻疼痛。

4. 物理因子治疗

直流电、超声波、低中频均能改善血液循环，消炎，消肿，减轻疼痛。

（二）后期——骨折愈合期

1. 恢复 ROM

主动运动，助力和被动运动，关节松动术。

2. 恢复肌力

恢复肌力可采用水疗，助力运动（沙袋、哑铃等），弹性训练带。

3. 物理治疗

蜡疗、中频电疗、超声波等。

4. 恢复 ADL 能力及工作能力

恢复 ADL 能力及工作能力可采用作业疗法和职业训练。

（三）常见部位骨折的康复训练

1. 肱骨外科颈骨折

对无移位的骨折，一般采用三角巾将上肢悬吊胸前，当天即应做腕与手指的主动运动。第 3～4 天起，于站立位将上体前屈及稍向患侧侧屈，肩部放松，利用重力的作用使肩关节自然的前屈及外展，同时做肩部摆动练习；在悬吊带内做肘关节的主动屈伸及前臂旋转练习，做腕关节与手指的抗阻练习。第 5～6 天，增加站立位的肩关节内收/外展摆动练习，和肘关节的屈伸抗阻练习。有移位的骨折复位外固定或手术内固定，同样可以按上述康复方案进行肢体功能训练。3～4周后，肩关节可进行各个方向活动度和肌力的练习。但须注意，外展型骨折禁止过早地做肩部的外展练习，内收型骨折禁止过早地做肩部的内收练习。

2. 肘部骨折

经临床处理后，当天即开始手指的主动练习，如握拳、伸拳、对指对掌活动，第2～3天开始肩与腕的主动运动或助力运动，即腕屈伸及肩部前后左右摆动练习，外固定解除后，主动作肘关节屈伸练习，伸直型骨折主要练习屈肘位的肌肉等张收缩，屈曲型骨折主要练习伸肘位的肌肉等张收缩，禁止暴力被动屈伸活动，以免发生骨化性肌炎。

3. Colles骨折

经复位固定后，尽量抬高患肢，尽早进行手部肌肉有节奏的收缩放松运动，促进静脉和淋巴回流，减轻肿胀。Colles骨折多发生在中老年人，应鼓励患者进行患侧肩、肘关节活动范围训练，以避免继发肩关节周围炎。

三、康复护理

（一）严密观察病情

测量生命体征，观察石膏固定肢体末端循环、皮肤颜色、温度、感觉等，局部疼痛与肿胀程度，表浅动脉能否扪及。

（二）疼痛与肿胀的护理

首先抬高患肢，有助于肿胀消退，患肢抬高使远端高于近端、近端高于心脏，鼓励患者积极进行主动运动，即肌肉等长收缩（不产生关节活动，肌肉长度不变，而张力发生改变），目的在于促进局部血液循环，有助于静脉和淋巴回流。

（三）骨折功能训练指导

1. 指导要点

（1）骨折肢体运动一定要在骨折复位及固定牢靠后进行。

（2）遵循个性化原则，因人而异，选择合适的活动方式。在医师的指导下，全面掌握患者情况，避免盲目活动。

（3）功能锻炼要依据骨折愈合的过程来制订，并适时调整。

（4）关节内骨折常遗留严重的关节功能障碍，为减轻障碍程度，在固定 2～3 周后，如病情允许应每天短时取下固定装置，在保护下进行关节不负重的主动运动。运动后继续位置固定，这样可以促进关节软骨的修复。

2. 康复辅助器具的使用和保养

骨折中期，部分患者仍须借助轮椅、拐杖、支具、压力用品等代偿功能完成 ADL 和消除各种并发症，康复护士应认真指导辅助器具的使用注意事项和保养方法。

（四）心理康复护理

由于骨折一般常常是突然发生，患者易出现紧张、焦虑、烦躁等心理反应，不良情绪对康复护理的实施和治疗效果有直接关系。特别是损伤较严重的患者情绪会低落，失去生活的信心，护理人员应多与患者交流，了解患者的心理状况和情绪变化及时进行心理疏导，鼓励患者积极治疗，使其树立信心，早日康复。

（五）日常生活能力（ADL）的训练

由于卧床休息和制动、关节活动受限及肌力下降，均使患者日常生活和工作受到影响。因此，患者在住院或康复治疗期间的不同阶段均要进行日常生活能力的指导和训练，如正确的患肢和体位的摆放、翻身、转移、步态、手的功能训练及穿衣、梳洗、如厕等。

（六）饮食指导

指导患者进食含钙量高的食物，补充维生素 D。

参考文献

[1] 张世叶. 临床护理与护理管理 [M]. 哈尔滨: 黑龙江科学技术出版社, 2020.

[2] 窦超. 临床护理规范与护理管理 [M]. 北京: 科学技术文献出版社, 2020.

[3] 王婷, 王美灵, 董红岩, 等. 实用临床护理技术与护理管理 [M]. 北京: 科学技术文献出版社, 2020.

[4] 方习红, 赵春苗, 高莹. 临床护理实践 [M]. 长春: 吉林科学技术出版社, 2019.

[5] 赵安芝. 新编临床护理理论与实践 [M]. 北京: 中国纺织出版社, 2020.

[6] 蒙黎. 现代临床护理实践 [M]. 北京: 科学技术文献出版社, 2018.

[7] 王林霞. 临床常见病的防治与护理 [M]. 北京: 中国纺织出版社, 2020.

[8] 沈燕. 实用临床护理实践 [M]. 北京: 科学技术文献出版社, 2019.

[9] 程娟. 临床专科护理理论与实践 [M]. 开封: 河南大学出版社, 2020.

[10] 张文燕, 冯英, 柳国芳, 等. 护理临床实践 [M]. 青岛: 中国海洋大学出版社, 2019.

[11] 彭旭玲. 现代临床护理要点 [M]. 长春: 吉林科学技术出版社, 2019.

[12] 尹玉梅. 实用临床常见疾病护理常规 [M]. 青岛: 中国海洋大学出版社, 2020.

[13] 张铁晶. 现代临床护理常规 [M]. 汕头: 汕头大学出版社, 2019.

[14] 周英, 赵静, 孙欣. 实用临床护理 [M]. 长春: 吉林科学技术出版社, 2019.

[15] 邵小平, 杨丽娟, 叶向红, 等. 实用急危重症护理技术规范 [M]. 上海: 上海科学技术出版社, 2020.

[16] 黄俊蕾, 赵娜, 李丽沙. 新编实用临床与护理 [M]. 青岛: 中国海洋大学出版社, 2019.

[17] 伍海燕, 贺大菊, 金丹. 临床护理技术实践 [M]. 武汉: 湖北科学技术出版社, 2018.

[18] 许家明. 实用临床护理实践 [M]. 北京: 中国纺织出版社, 2019.

[19] 沈燕. 现代临床护理精要 [M]. 北京: 科学技术文献出版社, 2018.

[20] 王绍利. 临床护理新进展 [M]. 长春: 吉林科学技术出版社, 2019.

[21] 刘淑芹. 综合临床护理实践 [M]. 北京: 科学技术文献出版社, 2020.

[22] 明艳. 临床护理实践 [M]. 北京: 科学技术文献出版社, 2019.

[23] 伍成华, 易倍. 支持性照护方案对原发性三叉神经痛病人心理应激、疼痛及满意度的影响 [J]. 临床神经外科杂志, 2020, 25 (12): 869-871.

[24] 陆梅. 舒适护理对原发性肝癌手术患者疼痛、睡眠及生活质量的改善效果 [J]. 中国医药指南, 2020, 18 (23): 14-16.

［25］季邦菊，朱美丽，陈江霞.自我效能和社会支持对大肠癌患者生活质量影响研究［J］.现代诊断与治疗，2020，36（05）：692-695.

［26］周芳.急诊快速绿色通道护理对急性有机磷农药中毒患者救治效果的影响［J］.黑龙江医学，2022，46（10）：1261-1263，1266.

［27］文昕，熊丽.精准护理对急性有机磷农药中毒合并呼吸衰竭患者康复的影响［J］.基层医学论坛，2022，26（15）：70-72.